全国中医药行业中等职业教育"十二五"规划教材

中医特色护理技术

（供中医护理专业用）

主　编　杨　频（甘肃省中医学校）

副主编　王春梅（曲阜中医药学校）

　　　　白建民（南阳医学高等专科学校）

编　委　（以姓氏笔画为序）

　　　　王　琳（安阳职业技术学院）

　　　　王春梅（曲阜中医药学校）

　　　　王晓燕（甘肃省中医学校）

　　　　白建民（南阳医学高等专科学校）

　　　　杨　频（甘肃省中医学校）

　　　　杨丽锋（云南省大理卫生学校）

U0201353

中国中医药出版社

·北京·

图书在版编目（CIP）数据

中医特色护理技术 / 杨频主编 . —北京：中国中医药出版社，2015.8
全国中医药行业中等职业教育"十二五"规划教材
ISBN 978 – 7 – 5132 – 2530 – 4

Ⅰ . ①中…　Ⅱ . ①杨…　Ⅲ . ①中医学—护理学—中等专业学校—教材
Ⅳ . ① R248

中国版本图书馆 CIP 数据核字（2015）第 112429 号

中国中医药出版社出版
北京市朝阳区北三环东路 28 号易亨大厦 16 层
邮政编码　100013
传真　010 64405750
廊坊成基包装装潢有限公司印刷
各地新华书店经销

*

开本 787×1092　1/16　印张 17　字数 375 千字
2015 年 8 月第 1 版　2015 年 8 月第 1 次印刷
书号　ISBN 978–7–5132–2530–4

*

定价　39.00 元
网址　www.cptcm.com

全国中医药职业教育教学指导委员会

张美林（成都中医药大学附属医院针灸学校党委书记、副校长）

张登山（邢台医学高等专科学校教授）

张震云（山西药科职业学院副院长）

陈　燕（湖南中医药大学护理学院院长）

陈玉奇（沈阳市中医药学校校长）

陈令轩（国家中医药管理局人事教育司综合协调处副主任科员）

周忠民（渭南职业技术学院党委副书记）

胡志方（江西中医药高等专科学校校长）

徐家正（海口市中医药学校校长）

凌　娅（江苏康缘药业股份有限公司副董事长）

郭争鸣（湖南中医药高等专科学校校长）

郭桂明（北京中医医院药学部主任）

唐家奇（湛江中医学校校长、党委书记）

曹世奎（长春中医药大学职业技术学院院长）

龚晋文（山西职工医学院/山西省中医学校党委副书记）

董维春（北京卫生职业学院党委书记、副院长）

谭　工（重庆三峡医药高等专科学校副校长）

潘年松（遵义医药高等专科学校副校长）

秘　书　长　周景玉（国家中医药管理局人事教育司综合协调处副处长）

前　言

　　中医药职业教育是我国现代职业教育体系的重要组成部分，肩负着培养中医药多样化人才、传承中医药技术技能、推动中医药事业科学发展的重要职责。教育要发展，教材是根本，是提高教育教学质量的重要保证，是人才培养的重要基础。为贯彻落实习近平总书记关于加快发展现代职业教育的重要指示精神和《国家中长期教育改革和发展规划纲要（2010—2020年)》，国家中医药管理局教材办公室、全国中医药职业教育教学指导委员会紧密结合中医药职业教育特点，适应中医药中等职业教育的教学发展需求，突出中医药中等职业教育的特色，组织完成了"全国中医药行业中等职业教育'十二五'规划教材"建设工作。

　　作为全国唯一的中医药行业中等职业教育规划教材，本版教材按照"政府指导、学会主办、院校联办、出版社协办"的运作机制，于2013年启动编写工作。通过广泛调研、全国范围遴选主编，组建了一支由全国60余所中高等中医药院校及相关医院、医药企业等单位组成的联合编写队伍，先后经过主编会议、编委会议、定稿会议等多轮研究论证，在400余位编者的共同努力下，历时一年半时间，完成了36种规划教材的编写。本套教材由中国中医药出版社出版，供全国中等职业教育学校中医、护理、中医护理、中医康复保健、中药和中药制药等6个专业使用。

　　本套教材具有以下特色：

　　1. 注重把握培养方向，坚持以就业为导向、以能力为本位、以岗位需求为标准的原则，紧扣培养高素质劳动者和技能型人才的目标进行编写，体现"工学结合"的人才培养模式。

　　2. 注重中医药职业教育的特点，以教育部新的教学指导意见为纲领，贴近学生、贴近岗位、贴近社会，体现教材针对性、适用性及实用性，符合中医药中等职业教育教学实际。

　　3. 注重强化精品意识，从教材内容结构、知识点、规范化、标准化、编写技巧、语言文字等方面加以改革，具备"精品教材"特质。

　　4. 注重教材内容与教学大纲的统一，涵盖资格考试全部内容及所有考试要求的知识点，满足学生获得"双证书"及相关工作岗位需求，有利于促进学生就业。

　　5. 注重创新教材呈现形式，版式设计新颖、活泼，图文并茂，配有网络教学大纲指导教与学（相关内容可在中国中医药出版社网站 www.cptcm.com 下载)，符合中等职业学校学生认知规律及特点，有利于增强学生的学习兴趣。

　　本版教材的组织编写得到了国家中医药管理局的精心指导、全国中医药中等职业教育学校的大力支持、相关专家和教材编写团队的辛勤付出，保证了教材质量，提升了教材水平，在此表示诚挚的谢意！

我们衷心希望本版规划教材能在相关课程的教学中发挥积极的作用，通过教学实践的检验不断改进和完善。敬请各教学单位、教学人员及广大学生多提宝贵意见，以便再版时予以修正，提升教材质量。

国家中医药管理局教材办公室

全国中医药职业教育教学指导委员会

中国中医药出版社

2015 年 4 月

编写说明

《中医特色护理技术》为"全国中医药行业中等职业教育'十二五'规划教材"之一。本教材的编写思路是：以"过程为导向"，坚持"贴近实际、关注需求、注重实践、突出特色"的基本原则，以培养目标为依据，以中医护理专业教学标准和本课程标准为纲领，根据新时期医药卫生岗位的实际需求，体现"以用为本，够用为度，增强实效"的特点，注重思想性、科学性、先进性、启发性和适用性相结合，建设"教-学-做"一体化的改革创新教材。

本教材的创新点是突出"两个特点"——实用性和趣味性；实现"三个对接"——教材内容与专业教学标准对接，与国家护士执业资格考试考点对接，与行业标准对接。

本教材由三部分构成：①内容及要求：将每章的知识点、技能点进行整合，以"过程为导向"设计结构导图，建构知识、技能的"脚手架"，引导学生进入情境，合作学习。结合课程标准，提炼认识目标、能力目标、情感目标，并用清晰、便于理解及可操作的行为动词描述具体要求。②理论与实践：基本知识紧紧围绕"内容及要求"，结合学生认知前提，依据完成实际工作任务的需要，精选理论教学内容，循序渐进，突出重点，化解难点。实践部分以实际工作任务为中心，以某一项工作过程为实训内容，通过"工作任务""引用标准""用物及器械""操作规范""注意事项""结果与讨论"等过程进行实践教学，保证教学过程中的实践内容、过程与医疗卫生岗位的实际工作过程对接。③同步训练：紧密结合教学过程、实际工作过程和国家护士执业资格考试，全面覆盖知识点、技能点、考点和素质要素，编制模拟测试试题进行同步训练，将重点放在通过完成工作过程所获得的成果，激发学生的成就动机，通过完成工作过程来提升职业能力，实现"教-学-练"一体化。

本教材的编写实行主编负责制，编写人员分工如下：

第一章、第三章、第四章由杨频、白建民、王春梅编写；第二章由王琳、白建民编写；第五章、第六章、第七章由王晓燕、杨丽锋编写。

本教材在编写过程中，编者倾注了大量的时间和精力，力求符合编写初衷，但限于一些主客观原因，书中错误和疏漏难免，恳切希望广大读者给予谅察和惠正。

《中医特色护理技术》编委会

2015 年 6 月

目　录

第一章　中医护理技术概论

结构导图

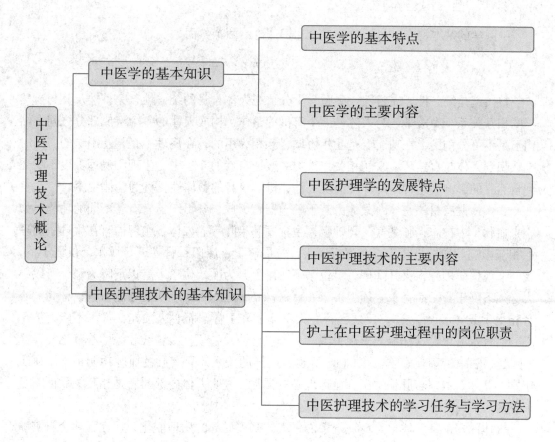

第一节　中医学的基本知识

教学要求

知识目标

1. 知道中医学的基本特点。
2. 熟悉中医学的主要内容。

情感目标

1. 体会中医学深厚的理论基础。
2. 增强学习的兴趣和自主性。

中医学是中华民族认识生命、认识疾病及诊疗疾病的经验结晶，是祖国传统文化宝库中的一颗璀璨明珠。"三分治疗，七分护理"，作为中医学的重要组成部分，中医护理学同中医学一样有着悠久的历史，中医护理技术就是在中医护理学的理论基础上将中医传统疗法应用于临床护理工作中，具有疗效独特、操作方便、适应范围广等特点。

一、中医学的基本特点

中医学的基本特点，包括整体观念和辨证论治两个方面。

（一）整体观念

整体就是统一性、完整性。中医学十分重视人体自身的统一性、完整性及其与自然界的相互关系。中医学认为人体是一个有机的整体，构成人体的各个组成部分之间在结构上是不可分割的，在功能上是互相协调、互相为用的，在病理上是相互影响的；同时也认识到人体与自然环境密切相关，人类在改造自然的斗争中，生理和病理上也不断受到自然界的影响。这种内外环境的统一性，机体自身的整体性，称为整体观念。

1. 人体是有机的整体 人体由若干脏腑器官组成，各组织器官有着不同的功能。如心主血脉，主神志；肺主气、司呼吸，主宣发和肃降等。人体各组织器官在生理、病理上相互影响。如心与肾，心在五行属火，位居于上，属阳；肾在五行属水，位居于下，属阴。根据阴阳、水火升降理论，位于下者以上升为顺，位于上者以下降为和，所以心火必须下降于肾，而肾水必须上济于心，这样心肾之间的生理功能才能协调，称为"心肾相交"或"水火既济"。反之，若心火不能下降于肾，而心火独亢，肾水不能上济于心，而肾水凝聚，这样就会出现失眠、心悸、怔忡、心烦、腰膝酸软等"心肾不交"或"水火失济"的病理表现。又如心与肝也有同样的关系，只有心主血脉功能正常，血运正常，肝才有藏；若肝不藏血，血运也必然失常。说明人体内部器官是相互关联而不是孤立的。

人体的局部和整体也是辩证统一的，人体某一局部的病理变化，往往反映全身脏腑气血、阴阳的盛衰。因此，我们在护理工作中，必须从整体出发，通过观察患者的外在变化，了解机体内脏病变，从而提出护理问题和采用适宜的护理措施，使疾病尽早痊愈。如临床上见到口舌糜烂的局部病变，实质是心火亢盛的表现，因心开窍于舌，心又与小肠相表里，患者除口舌糜烂外，还可见心胸烦热、小便短赤等证候表现，在护理上除局部给药外，还须嘱患者保持情志舒畅，不食油腻、煎炸、辛辣等助热生湿之品，宜食清淡泻火之物，如绿豆汤、苦瓜等，通过泻小肠之火而清心火，使口舌糜烂痊愈。

2. 人与自然界的统一性 人类生活在自然界中，自然界存在着人类赖以生存的必要条件，同时，自然界的变化又可直接或间接地影响人体，使机体产生相应的生理性反应，若超越生理范畴，则会产生病理变化。

（1）季节气候对人体的影响 在一年四季的气候变化中，有春温、夏热、秋凉和冬寒的气候变化规律，万物在这种气候变化的影响下就会产生春生、夏长、秋收和冬藏等相应的变化。人体也不例外，必须与之相适应才能保持身体健康。如《灵枢·五癃津液别》中记载："天暑衣厚则腠理开，故汗出……天寒则腠理闭，气湿不行，水下留于膀胱，则为溺与气。"说明春夏阳气发泄，气血易趋于体表，皮肤松弛，故疏泄多汗；而秋冬阳气收敛，气血易趋于里，表现为皮肤致密，少汗多尿。

（2）昼夜晨昏对人体的影响 在昼夜晨昏的阴阳变化过程中，虽在幅度上不像四季气候变化那样明显，但人体也必须与之相适应。如《素问·生气通天论》中说："故阳气者，一日而主外，平旦人气生，日中而阳气隆，日西而阳气已虚，气门乃闭。"《灵枢·顺气一日分为四时》记载："以一日分为四时，朝则为春，日中为夏，日入为秋，夜半为冬。"人体的阳气这种昼夜的变化，反映了人体生理活动能动地适应自然变化。昼夜晨昏的变化，同时也影响着疾病。如《灵枢·顺气一日分为四时》中记载："夫百病者，多以旦慧、昼安、夕加、夜甚……朝则人气始生，病气衰，故旦慧；日中人气长，长则胜邪，故安；夕则人气始衰，邪气始生，故加；夜半人气入脏，邪气独居于身，故甚也。"说明一般疾病，大多白天病情较轻，夜半加重，是因为早晨、中午、黄昏、夜半人体的阳气存在生、长、收、藏的变化规律，因而疾病也随之出现慧、安、加、甚的变化。综上所述，人体的生理和病理变化是随四时气候的变化而进行相应的改变。

了解人与自然的统一性后，在护理上应做好气象护理，加强夜间的病情观察及行为情志护理。根据春生、夏长、秋收、冬藏的自然规则，做好四时的生活起居护理。如"春三月……夜卧早起，广步于庭，被发缓形，以使志生……此春气之应，养生之道也……夏三月……夜卧早起，无厌于日，使志无怒……使气得泄……此夏气之应，养长之道也……秋三月……早卧早起，与鸡俱兴，使志安宁……使肺气清……此秋气之应，养收之道也……冬三月……早卧晚起，必待日光……去寒就温，无泄皮肤……此冬气之应，养藏之道也……"只有按照自然变化的特点，做好"春夏养阳，秋冬养阴"的护理，才能防止六淫之邪的侵袭，确保疾病早日康复和预防病证的发生。同时，根据昼夜变化对疾病的影响，夜间应加强病情观察，以防病情突变。

（二）辨证论治

辨证论治是中医学对疾病的一种特殊的研究和治疗方法。

所谓辨证，就是将四诊（望、闻、问、切）所收集的资料、症状和体征，通过分析、综合，辨清疾病的原因、性质、部位及邪正关系，概括、判断为某种性质的证。论治，则是根据辨的结果，确定相应的治疗方法。辨证是决定治疗的前提和依据，论治是治疗疾病的手段和方法。通过论治的效果可以检验辨证的正确与否。

辨证和论治，在中医诊疗及护理过程中既是相互联系不可分割的两个方面，又是理论联系实践的具体体现。中医学认为，证和症有不同的概念。"症"，即症状，如咳嗽、头痛、失眠等。"证"则是机体在疾病发展过程中的某一阶段的病理概括，如感冒所表现的风寒证、风热证等，由于它包括了病变的部位、原因、性质及邪正关系，因而比症状更全面、更深刻，从而也更正确地揭示了疾病的本质。但"证"与"病"的概念也不同，如清代医家徐灵胎说："病之总者谓之病，而一病总有数证。"这就是说病可概括证。如《伤寒论》对伤寒病以六经分证，可分太阳病证、阳明病证、少阳病证、太阴病证、少阴病证和厥阴病证。《温热论》将温热病分为卫分证、气分证、营分证和血分证。但中医治疗和护理患者，是既辨病又辨证的。辨证着眼于证的分辨，如见初起发热、恶寒、头身痛、脉浮的患者，初步印象为感冒；但由于致病因素和机体反应性不同，又可表现为风寒感冒和风热感冒，只有把感冒所表现的"证"是风寒证还是风热证辨别清楚，才能确定论治的方法。如属风寒感冒，根据"寒者热之"的护理原则，应避风寒保暖，室温宜偏高，饮食上可给豆豉汤、生姜红糖水等辛温解表之品；若属风热感冒，根据"热者寒之"的护理原则，应注意调节室温，使患者感到凉爽舒适，减轻心烦、口干之不适感，饮食宜给绿豆汤、西瓜、藕汁、苦瓜等清热生津辛凉之品。

临床上，有时可见到一种病包括几种不同的证，又可见到不同的病在其发展过程中出现同一种证，在护理时可以在辨证论治原则的指导下，采用"同病异护"和"异病同护"的方法处理。

所谓"同病异护"，是指同一种病由于发病的时间、地区以及患者机体反应性不同，或处在不同的发展阶段，所表现的证不同，施护的方法亦不同。以感冒为例，暑季感冒，由于感受暑湿之邪（暑多夹湿），护理应采用一些祛暑化湿的方法。如室内注意通风凉爽，饮食可给清热利湿之品，如西瓜、绿豆汤、番茄、苦瓜等，忌生冷、油腻和辛辣等助湿化热之物。如果是冬令时节感冒，宜采用中药温热服，给生姜红糖葱白汤等热饮以助药力，服药后覆盖衣被，使其周身微微汗出，而达到汗出表解的功效。可见，同属感冒，由于发病季节不同，施护的方法也不一样。又如风温感冒，在发病的不同阶段，施护方法也各异。如风温初起，邪在卫分，病位在表，宜用发汗解表的护理原则；若邪热进入肺胃，出现气分证时，由于病邪由表入里，护理上宜用"清"的方法，从室温、饮食、服药等方面应采取清、凉的措施，对高热不退者，可采用物理降温法；当热入营血时，护理上应注重预防并发症的发生；当热病后期、余热未尽时，护理上重在"调"字上，通过调养使病证得到痊愈。

所谓"异病同护"，是指不同的病在其发展过程中，由于出现了相同的病机，因而也可采用同一方法护理。比如，久痢脱肛、子宫下垂等，是不同的病，但如果均表现为中气下陷证，则可采用升提中气的护理方法，如用黄芪、党参炖母鸡，以及服用薏苡仁粥、茯苓粥等益气健脾之品；注意休息，避免疲劳，针刺百会、关元、长强穴，以补中益气；保持会阴部清洁，用五倍子、白矾煎水熏洗以促使回纳等。由此可见，疾病的护理主要不是着眼于"病"的异同，而是着眼于病机的区别和"证"的异同。相同的病机和证，可采用基本相同的护理方法；不同的病机和证，要采用不同的施护措施。

二、中医学的主要内容

《黄帝内经》的问世，标志着中医学理论体系的初步形成，之后中医学理论逐步完善。中医学理论的主要内容包括：阴阳五行学说、藏象学说、精气血津液学说、病因病机学说、经络学说、中医四诊、中医辨证等。

第二节　中医护理技术的基本知识

📖 教学要求

知识目标

1. 知道中医护理的发展史。
2. 熟记中医护理技术主要内容。
3. 知道护士在中医护理过程中的岗位职责。

情感目标

1. 体会中医护理学悠久的历史。
2. 增强民族自豪感，积极主动学习，掌握学习方法。

中医护理技术是以中医学理论为基础，以现代中医常用诊疗技术为主要内容，加入现代临床护理知识所形成的新型护理技术。

一、中医护理学的发展特点

中医护理学同中医学一样有着悠久的历史，中医护理学的发展史可分为七个时期。

（一）萌芽时期

大约170万年前，我们的祖先为了生活和生存，在与疾病做斗争中，逐步积累了不少护理知识。如用兽皮和树皮御寒，受伤后采用泥土、树叶、草茎等涂裹伤口，这成为最早护理的雏形。

夏、商、周时期，随着社会生产力和文化的发展，护理学进入萌芽时期。如河南安阳殷王墓中发掘出来的甲骨文中记载的"沐"字，很像人在盆中用水洗澡，说明当时人们已有定期沐浴的卫生习惯。周代，人们已懂得凿井和饮食护理，如《左传》有"土厚水深，居之不疾"和"土薄水浅……其恶易覯"的论述，说明当时人们已经初步了解水土等居住条件与人体健康的关系，并开始进行灭鼠、除虫、改善环境卫生等防病调护的活动。

（二）基本形成时期

春秋时期，人们已了解到四时气候变化与疾病的关系，如《周礼》记载四季发病："春时有痟首疾，夏时有痒疥疾，秋时有疟寒疾，冬时有嗽上气疾。"说明四季气候变化影响人体的健康，气候失常可导致疾病的流行。它提示人们要做好气象、起居等护理，顺应四时气候避免疾病的发生。《周礼·天官》中有："凡民之有疾病者，分而治之。死终，则各书其所以，而入于医师。"说明当时已开始分科治疗和护理，并建立了治疗、书写死亡报告等医疗文件的记录制度。这一时期护理学基本形成的另一标志，是护理和治疗患者不再求助于巫术占卜，而是通过客观检查和观察来判断疾病的吉凶。如《周记》记载以五音（角、徵、宫、商、羽）、五声（呼、笑、歌、哭、呻）和五色（青、赤、黄、白、黑）来判断疾病的吉凶。

（三）理论体系确立时期

战国时期，新兴封建制度建立，思想文化领域中出现了"百家争鸣"的局面。我国最早的医学理论专著《黄帝内经》，系统地总结了古代医学成就和护理经验，运用当时朴素的唯物论和辩证法思想对人体的生理、病理变化及疾病的诊断、治疗和护理等方面作了较全面的阐述，初步奠定了中医护理的理论基础。《黄帝内经》中有关护理的内容十分丰富，不但提出了"寒者热之""热者寒之""虚则补之""实则泻之"的正护原则，以及"热因热用""寒因寒用""通因通用""塞因塞用"的反护原则，还提出了中医观察患者的方法和生活起居、饮食、情志、服药等一般护理。

东汉时期，张仲景继承了《黄帝内经》等古医籍的护理精华，结合实践确立了临床护理学和辩证施护的原则。他提出了包括理、法、方、药、护一体的辩证施护原则。在《伤寒杂病论》中，不但有丸、散、膏、丹等内服药护理，还有洗、浴、熏、滴耳、吹鼻等外用药护理。他提出的汗、吐、下、和、温、清、消、补八法的护理，也是辩证施护的重要内容。张仲景确立的辩证施护原则，为后世中医护理学的发展奠定了基础。此外，三国时代的名医扁鹊、华佗等对护理理论体系的确立也有很大的贡献。如华佗模仿虎、鹿、熊、猿、鸟五种动物的姿态创造的"五禽戏"，至今仍广泛应用于护理实践。

（四）纵深发展时期

晋隋唐到五代，中医护理学纵深发展。晋代王叔和所著《脉经》一书，深入阐明了脉理，将脉、证、护相结合，把脉象归纳为28种，为中医护理观察病情提供了可靠依据。隋代巢元方所著的《诸病源候论》一书，对各种病证从病因、病理到治疗护理等内容描述得有相当的深度。唐代孙思邈所著的《备急千金要方》不仅是医学巨著，也是护理经典，书中记载了丰富的护理内容。孙思邈很重视医德，强调未病先防。书中记载了井水消毒和空气消毒的方药，首创了葱管导尿法，对消毒技术、疮疡切开引流术和换药术等护理操作均有很详细的记载。

（五）鼎盛时期

宋金元时期，涌现出金元四大医家。此期护理学的发展主要体现在分科护理方面。内科辩证施护在宋金元时期发展尤为突出，如《圣济总录》的"诸风"专著中，对中风的急救、预防、护理已有详细记载；宋代张锐《鸡峰普济方》中，根据水肿起始部位的特征,把水肿分为多种类型,根据不同类型分别给予相应的施护;朱丹溪的《格致余论》中还记载了一位瘀血痰积的患者,先通过精心护理,后用药治愈的例子,强调了情志护理的重要性。宋金元时期由于战争频发,外伤科护理发展迅速,如李迅的《集验背疽方》、危亦林的《世医得效方》等著作,对外科疾病的辨证、护理、用药等都有系统的论述。妇产科护理到宋代已积累了丰富的经验,如杨子建的《十产论》,详细记载了横产、碍产、倒产等各种难产及助产法;陈自明的《妇人大全良方》一书,对妇科常见病及孕期、分娩及产后护理都做了详细论述。儿科方面,钱乙《小儿药证直诀》一书中,对小儿的生理、病理特点和常见病的辨证施护都提出了独特的见解;刘昉的《幼幼新书》,对小儿消化系统疾病护理非常重视,提出以烧灼脐带预防小儿脐风的方法为世界首创。

(六)新趋势时期

明清时期,中医护理发展趋于成熟。李时珍在他的《本草纲目》一书中,详细记载了16世纪前的护理经验,为后世研究饮食、服药等护理提供了重要理论依据。温病学家叶天士以卫气营血四个发展阶段作为辨证施护的纲领,是明清护理发展史上一大成就。叶氏对老年病强调"颐养功夫,寒暄保暖,摄生尤当加意于药饵之先"和饮食应"薄味",力戒"酒肉厚味"等防护知识。在护理技术方面,胡正心提出了"凡患瘟疫之家,将初患者之衣于甑上蒸过,则一家不染"的蒸气消毒法。在养生护理方面,清代钱襄《侍疾要语》,是我国最早的护理专著;流传民间的"十叟长寿歌"记载了十位百岁老人延年益寿、防病防老的经验,是一本具有中国特色的保健书籍。

中医护理学发展到清代,虽趋向成熟,但由于历史条件的限制,长期处在医护不分的状态,使中医未能形成一支专门的护理队伍。

(七)蓬勃发展时期

新中国成立以后,随着中医事业的蓬勃发展,中医护理学有了很大发展。初步培养了一支中医护理专业队伍,其中还涌现出一批既有丰富临床经验,又有一定科研能力和管理水平的中医护理技术骨干;中医临床护理通过几十年的实践,总结出了一套从理论到临床的辨证施护方法和具有中医特色的操作技术;中医护理学的专业教育与在职教育已初具规模。

二、中医护理技术的主要内容

中医诊疗技术有着深厚的历史根基。在新石器时代,我们祖先就利用"砭石""砭针"切开脓肿腔排出脓液治疗脓肿,出现了最初的"砭石疗法";同时还出现了采用动物的角,进行类似今日拔罐疗法的"角法"。湖南长沙马王堆3号墓出土的《五十二病方》,记载的外治法有敷药、药浴、熏蒸、按摩、熨、砭、灸、腐蚀等;《黄帝内经》系统确立了传统外治法的治疗原则,提出针、灸、砭、按摩、熨帖、敷药等外治法。这些都成为中医常用诊疗技术的雏形。

中医护理技术源自中医诊疗技术，是中医学中的特殊疗法，具有"简、便、效、廉"的特点，是祖国传统医学护理的重要组成部分。主要包括针灸疗法（体针、头针、耳针、梅花针、穴位注射）、灸法、按摩疗法、刮痧疗法、中药内治法、中药外治法等。

三、护士在中医护理过程中的岗位职责

中医护理在发展过程中，充分汲取现代护理技术的精华，明确提出了护理岗位人员在中医护理过程中的岗位职责：

1. 在护士长领导下和护师指导下进行工作。

2. 认真执行各项中医护理制度、护理常规和技术操作规程，正确执行医嘱，准确及时地完成各项中医护理工作，做好查对及交接班工作，防止差错、事故的发生。

3. 掌握中医护理理论，运用护理程序，制定并执行具有中医特色的护理常规，实施整体护理，做好基础护理、情志护理、饮食护理和服药护理。

4. 经常巡视病房，密切观察与记录危重患者的病情变化，如发现异常情况应及时报告医师，并配合做好重、危、疑难患者的抢救及护理。

5. 热情接待新入院患者，做好入院宣传教育，宣传摄生及防病健身的知识，对出院患者进行健康教育及出院指导。

6. 运用中医术语认真书写交接班报告及护理记录。

7. 协助医师进行各种诊疗工作，负责采取各种检验标本。

8. 做好病房管理、消毒隔离、物资药品材料的保管工作。

四、中医护理技术的学习任务与学习方法

护理的目标是帮助公众满足基本需求，是通过"促进健康、预防疾病、恢复健康、减轻痛苦"这四项护士的基本职责来实现的。学习中医护理技术，运用合适的学习方法，对学好本门课有很重要的意义。

（一）学习任务

1. 解除患者对疾病的紧张、焦虑、悲观、抑郁的情绪，调动其主观能动性，树立战胜疾病的信心。

2. 帮助患者建立新的人际关系，特别是医患关系、护患关系、患者之间的关系，以适应新的社会环境。

3. 学会各项中医护理操作技能，协助医生开展各项治疗工作，减轻患者痛苦。

4. 指导患者进行合理的疾病预防与保健，避免并发症。

（二）学习方法

1. 案例法　利用实训中心，在中医护理实训室进行中医护理技能训练，结合具体病案，锻炼学生中医护理技能应用的能力，如对于感冒患者的刮痧法、慢性腰肌劳损患者的拔罐法、痛经患者的灸法、失眠患者的耳针法、哮证患者的穴位敷贴法等。严格按照

实训设计进行环境准备、用物准备，参照流程图进行操作。

2. 角色扮演法　由学生分别扮演患者、护士，设计好脚本，模拟医院场景，重点训练学生评估患者的能力和沟通交流能力，运用望、闻、问、切四诊评估患者。

3. 合作学习法　利用小组合作学习有利于提高学生综合应用知识解决问题的能力，提高学习兴趣，培养学生团队的合作精神、组织协调能力和人际沟通能力。

4. 医院见习法　在医院选择典型病例，接触真实患者，运用整体护理理念、护理程序的框架，从采集病史、护理体检等方面进行护理评估，提出护理诊断，制定护理计划，实施护理措施，做出护理评价，并对患者进行健康教育。从而使课堂与临床得到了有机的结合，不仅加深了对理论知识的理解，还巩固了对中医护理技术运用的认识。

同步训练

1. 中医学的基本特点是（　　　）

   A. 整体观念

   B. 恒动观念

   C. 辨证论治

   D. 整体观念与辨证论治

   E. 整体观念与恒动观念

2. 能反映疾病在某一阶段的病理变化本质的是（　　　）

   A. 病

   B. 证

   C. 症

   D. 体征

   E. 症状

3. 不同的疾病，在其发展过程中，出现了相同的病机，因而采用同一方法护理，是（　　　）

   A. 同病异护

   B. 辨证施护

   C. 异病同护

   D. 对症护理

   E. 对病护理

4. "寒者热之、热者寒之""虚则补之、实则泻之"是哪部古籍提出的护理原则（　　　）

   A.《伤寒杂病论》

   B.《黄帝内经》

   C.《诸病源候论》

   D.《备急千金要方》

   E.《金匮要略》

5. 首创葱管导尿法的医家是（　　　）

　　A. 张仲景

　　B. 巢元方

　　C. 孙思邈

　　D. 陈无择

　　E. 神农

6. 下列不属于中医特色护理技术的是（　　　）

　　A. 针刺手法

　　B. 拔罐法

　　C. 保健按摩

　　D. 正骨手法

　　E. 刮痧疗法

7. 下列不属于护士岗位职责的是（　　　）

　　A. 正确执行医嘱

　　B. 患者出现病情变化时能自行处理

　　C. 宣传防病健身知识

　　D. 做好病房管理

　　E. 热情接待新入院患者，做好入院宣传教育

8. 中医特色护理技术的学习任务是（　　　）

　　A. 协助医生开展各项治疗工作，减轻患者痛苦

　　B. 帮助患者建立新的人际关系，适应新的社会环境

　　C. 解除患者悲观、抑郁的情绪，帮助患者树立战胜疾病的信心

　　D. 指导患者进行合理的疾病预防与保健，避免并发症

　　E. 以上都是

第二章 经络腧穴

结构导图

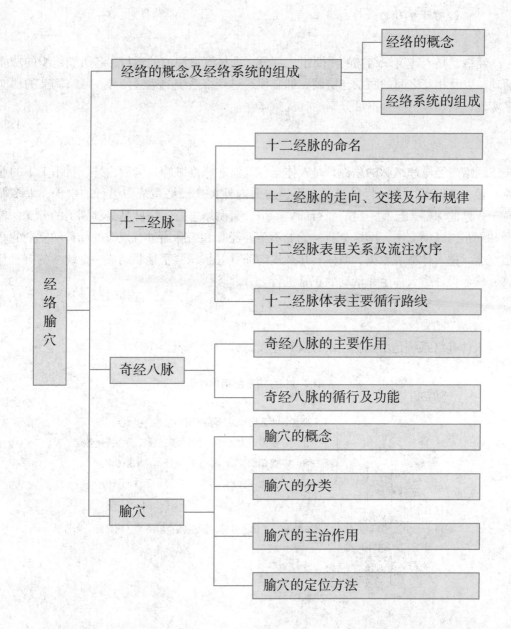

第一节 经络的概念及经络系统的组成

📖 教学要求

知识目标
1. 知道经络的概念。
2. 知道经络系统的组成。
情感目标
1. 体会经络系统在人体的分布特点。
2. 增强学习的兴趣和自主性。

经络，是人体组织结构的重要组成部分，人体气血津液的运行，各脏腑组织的功能活动，以及相互之间的联系与协调，都必须通过经络系统的运输传导、联络调节的功能来实现，从而成为一个不可分割的有机整体。

一、经络的概念

经络是经脉和络脉的总称，是人体运行气血、联络脏腑、沟通内外、贯串上下的通路。经，有路径之意。经脉贯通上下，沟通内外，是经络系统中纵行的主干，大多循行于人体的深部，且有一定的循行部位。络，有网络之意。络脉是经脉别出的分支，较经脉细小，纵横交错，网络全身，无处不至。经脉和络脉通过有规律的循行和复杂的联络交会，把人体五脏六腑、肢体官窍及皮肉筋骨等组织紧密地联结成一个统一的有机整体，从而保证了人体生命活动的正常进行。

二、经络系统的组成

人体经络系统是由经脉、络脉及其连属部分组成（表2-1）。

表2-1 经络系统结构简表

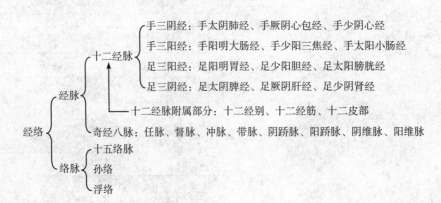

（一）经脉

经脉是经络系统的主干，包括正经、奇经和经别三大类。

1. 十二正经　即手足三阴经和手足三阳经，合称"十二经脉"，是气血运行的主要通道。

2. 奇经八脉　即督脉、任脉、冲脉、带脉、阴维脉、阳维脉、阴跷脉、阳跷脉的总称，它们与十二经脉不同，既不直属脏腑，又无表里配合关系，"别道奇行"，故称"奇经八脉"。奇经八脉具有统率、联络和调节十二经脉的作用。

3. 十二经别　是十二经脉别出的最大分支。分别起于四肢肘膝关节以上部位，作用是加强十二经脉中相为表里的两经之间的联系。因其能通达十二正经未能循行到的器官和形体部位，故具有补充十二经脉循行之作用。

（二）络脉

络脉是经脉分出的呈网状的大小分支。有十五别络、浮络和孙络之分。《针经指南》说："络有一十五，有横络三百余，有丝络一万八千，有孙络不知其纪。"

1. 别络　是络脉较大的分支，共有 15 条，是由手足三阴三阳经在腕踝关节上下分出的十二支络脉，及任脉之络、督脉之络和脾之大络组成，故又称十五别络。别络有本经别走领经之意，可加强十二经脉相为表里的两经之间在体表的联系，并能通达某些正经所没有到达的部位，可补正经之不足，还有统领一身阴阳诸络的作用。

2. 浮络　是络脉中浮行于浅表部位的分支。其分布广泛，没有定位，主要作用是输布气血以濡养全身。

3. 孙络　是从别络分出最细小的分支，分布全身，难以计数。其作用同浮络。

（三）连属部分

经筋和皮部是十二经脉与筋肉和皮肤的连属部分。

1. 十二经筋　是十二经脉之气"结、聚、散、络"于筋肉、关节的体系，故称"十二经筋"。具有联络四肢百骸、主司关节运动的作用。正如《素问·痿论》所说："宗筋主束骨而利机关也。"

2. 十二皮部　是按十二经脉的循行分布把体表皮肤划分为十二个区域。十二皮部是人体经络系统的重要组成部分。《素问·皮部论》说："凡十二经络脉者，皮之部也。"

第二节　十二经脉

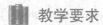 教学要求

知识目标

1. 熟记十二经脉的名称。

2. 知道十二经脉的走向、交接及分布规律、十二经脉的表里关系及流注次序。

3. 了解十二经脉在体表的主要循行路线。

技能目标

学会十二经脉的循行路线。

情感目标

1. 体会经脉的循行。

2. 通过学习，激发学习兴趣。

一、十二经脉的命名

十二经脉对称地分布于人体的两侧，并分别循行于上肢或下肢的内侧或外侧，每一条经脉分别归属于某一个脏或某一个腑，因此，十二经脉的名称各不相同。十二经脉中每一经脉的名称均是依据阴阳消长所衍化的三阴三阳、经脉分别循行上肢和下肢的部位特点、经脉与脏腑的属络关系三个方面来确定。经脉行于上肢，起于或止于手者，称"手经"；经脉行于下肢，起于或止于足者，称"足经"。分布于四肢内侧面的经脉，属"阴经"，隶属于脏；分布于四肢外侧面的经脉，属"阳经"，隶属于腑。

而三阴、三阳，主要是根据古代阴阳的演绎之理，认为阴阳既是万物发生的原动力，也是万物成长、毁灭的根源，因而将阴阳演变的过程，划分为三个阶段：阴气初升时叫作少阴，大盛时叫作太阴，消尽时叫作厥阴；阳气初升时叫作少阳，太盛时叫太阳，盛极时叫作阳明，合称六气，古代医家借用这六个名称命名人体的经脉。如手太阴肺经，其循行于上肢而冠以手经，其阴气最盛而称太阴，经脉连属于肺而加用该脏名称。其他各经同样如此。

按照阴阳的三分法，一阴分三阴，即太阴、厥阴、少阴；一阳分三阳，即阳明、少阳、太阳。胸中三脏，肺为太阴，心包为厥阴，心为少阴，其经脉皆行于上肢，故肺经称为手太阴经，心包经称为手厥阴经，心经称为手少阴经，并依次分布于上肢内侧的前、中、后线；与此三脏相表里的大肠、三焦和小肠，则分属阳明、少阳和太阳，其经脉分别称为手阳明经、手少阳经和手太阳经，并依次分布于上肢外侧的前、中、后线。腹中三脏，脾为太阴，肝为厥阴，肾为少阴，其经脉皆行于下肢，故分别称为足太阴经、足厥阴经和足少阴经，并依次分布于下肢内侧的前、中、后线（在小腿下半部，足厥阴经在前缘，足太阴经在中线）；与此三脏相表里的胃、胆和膀胱，则分属阳明、少阳和太阳，其经脉分别称为足阳明经、足少阳经和足太阳经，依次分布于下肢外侧的前、中、后线。

二、十二经脉的走向、交接及分布规律

十二经脉的循行走向、相互交接及分布都呈现一定的规律性，其大致情况如下：

（一）十二经脉的走向规律

《灵枢·逆顺肥瘦》说："手之三阴，从脏走手；手之三阳，从手走头；足之三阳，从头走足；足之三阴，从足走腹。"即：手三阴经均起于胸中，从胸走向手，在手指各与其相为表里的手三阳经交会；手三阳经均起于手指，从手走向头，在头面各与其同名的足三阳经交会；足三阳经均起于头面部，从头走足，在足趾各与其相为表里的足三阴经交会；足三阴经均起于足趾，从足走向胸腹（并继续延伸至头部），在胸部各与手三阴经交会。这样十二经脉就构成如《灵枢·营卫生会》所说的"阴阳相贯，如环无端"的循行径路（图2-1）。

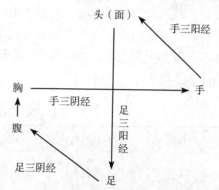

图 2-1 十二经脉循行走向及交接规律示意图

（二）十二经脉的交接规律

十二经脉按照一定的循行走向，相互联系所体现的交接规律大致为：

1. 相为表里的阴经与阳经在四肢末端交接 如手太阴肺经在食指端与手阳明大肠经交接，手少阴心经在小指端与手太阳小肠经交接，手厥阴心包经在无名指端与手少阳三焦经交接，足阳明胃经于足大趾与足太阴脾经交接，足太阳膀胱经于足小趾与足少阴肾经交接，足少阳胆经在足大趾爪甲后丛毛处与足厥阴肝经交接。

2. 同名的手、足阳经在头面部相接 如手阳明大肠经和足阳明胃经交接于鼻旁，手太阳小肠经和足太阳膀胱经交接于目内眦，手少阳三焦经和足少阳胆经交接于目外眦。由于手三阳经和足三阳经均交会于头部，因此称"头为诸阳之会"。

3. 手足阴经在胸部交接 如足太阴脾经与手少阴心经交接于心中，足少阴肾经与手厥阴心包经交接于胸中，足厥阴肝经与手太阴肺经交接于肺中。

（三）十二经脉的分布规律

十二经脉的分布包括体内和体表两部分。十二经脉在体内的分布，基本上为纵行。但是，每一条经脉在体内的循行，都有或多或少的迂回曲折、交错出入之处。因此，在十二经脉之间，以及十二经脉与经别、奇经、络脉之间，其循行分布，多有交叉和交会关系。交叉一般在相交之后，走向对侧；交会大多在相交之后，走向仍与原来的方向一致。但也有少数特殊情况例外。这样更为加强了机体各部分的多种复杂的联系，构成了全身的统一性和整体性。

十二经脉在体表左右对称地分布于头面、躯干和四肢，纵贯全身。阴经分布于四肢内侧和胸腹，阳经分布于四肢外侧和头面、躯干，具体循行有一定的规律。

1. 头面部的分布 十二经脉在头面部的分布特点是：手三阳经止于头面，足三阳经起于头面,手三阳经与足三阳经在头面部交接,所有阳经皆上于头面。所以说"头为诸阳之会"。具体分布为:手足阳明经分布于面额部;手足太阳经分布于面颊、头顶及枕部;手足少阳经分布于耳颞部。另外,足厥阴经也循行至顶部。

2. 四肢部的分布　十二经脉在四肢的分布特点是:阴经行于内侧面,阳经行于外侧面。上肢内侧为太阴在前,厥阴在中,少阴在后;上肢外侧为阳明在前,少阳在中,太阳在后;下肢内侧,内踝尖上 8 寸以下为厥阴在前,太阴在中,少阴在后;内踝尖上 8 寸以上则为太阴在前,厥阴在中,少阴在后;下肢外侧为阳明在前,少阳在中,太阳在后(表 2-2)。

表 2-2　十二经脉四肢部的分布规律

部位	分布	内 侧	外 侧
手	前	太阴肺经	阳明大肠经
	中	厥阴心包经	少阳三焦经
	后	少阴心经	太阳小肠经
足	前	太阴脾经	阳明胃经
	中	厥阴肝经	少阳胆经
	后	少阴肾经	太阳膀胱经

注:其中,足三阴经在足内踝 8 寸以下为厥阴在前、太阴在中、少阴在后。

3. 躯干部的分布　十二经脉在躯干部的分布特点是:手三阴经均从胸部行于腋下;手三阳经行于肩部和肩胛部;足三阳经中阳明经行于前(胸腹面),太阳经行于后(背面),少阳经行于侧面;足三阴经均行于腹胸面。循行于腹胸面的经脉自内向外依次为足少阴肾经、足阳明胃经、足太阴脾经和足厥阴肝经,并具有明显的规律,其中足少阴肾经在胸中线旁开 2 寸,腹中线旁开 0.5 寸处;足阳明胃经分布于胸中线旁开 4 寸,腹中线旁开 2 寸处;足太阴脾经行于胸中线旁开 6 寸,腹中线旁开 4 寸处;足厥阴肝经循行规律性不强。

十二经脉循行于躯干胸腹面、背面及头面、四肢,均是左右对称地分布于人体两侧,每侧十二条。左右两侧经脉除特殊情况外(如手阳明大肠经在头面部走向外侧),一般不走向对侧。相为表里的阴阳两经在体内与脏腑相互属络,在四肢则行于内外相对应的部位,并在手足末端相交接。

三、十二经脉表里关系及流注次序

(一)十二经脉的表里关系

十二经脉在体内与脏腑相连属,其中阴经属脏主里,阳经属腑主表,手足三阴经、三阳经,每一条经脉都通过经别和别络相互沟通,与相表里的脏腑构成属与络的关系,从而组成六对阴阳表里脏腑相配合的"表里络属"关系。即手阳明大肠经与手太阴肺经为表里；手少阳三焦经与手厥阴心包经为表里；手太阳小肠经与手少阴心经为表里；足阳明胃经与足太阴脾经为表里；足少阳胆经与足厥阴肝经为表里；足太阳膀胱经与足少阴肾经为表里（表2-3）。

表 2-3 十二经脉表里关系表

表	手阳明大肠经	手少阳三焦经	手太阳小肠经	足阳明胃经	足少阳胆经	足太阳膀胱经
里	手太阴肺经	手厥阴心包经	手少阴心经	足太阴脾经	足厥阴肝经	足少阴肾经

（二）十二经脉的流注次序

十二经脉是气血运行的主要通道，它们首尾相贯、依次衔接，因而脉中气血的运行也是循经脉依次传注的。由于全身气血皆由脾胃运化的水谷精微化生，故十二经脉气血的流注从起于中焦的手太阴肺经开始，依次流注各经，最后传至足厥阴肝经，复再回到手太阴肺经，从而首尾相贯，如环无端（图2-2）。

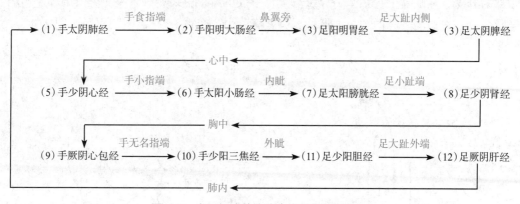

图 2-2 十二经脉的流注次序及衔接部位图

上述十二经脉的流注次序是十二经脉气血循环的主规律。气血在体内除了循十二经脉流注外，还通过多种途径和方式运行往复。如营气行脉中，按十二经脉走向，按时循经运行；卫气行脉外，昼行于阳，夜行于阴，环周运行；经别中的气血着重于表里经内部的循行；络脉中的气血着重于体表的弥漫分布；奇经八脉以蓄溢方式调节气血的运行等。它们之间既有体系之间大小主次的区别，又有密切的联系，共同组成一个以十二经脉为主体的完整的气血循环系统。

四、十二经脉体表主要循行路线

十二经脉是经络系统中的主要组成部分，它们的特点是：各条经脉的分布部位都有一定的规律，每条经脉都有内属脏腑与外络肢节两个部分，每条经脉隶属于一个内脏，在脏与腑之间有表（腑）里（脏）相互络属关系；每条经脉在经气发生病理变化时都有其特殊的证候表现；各条经脉在体表相应处都有腧穴的分布等。各经脉对于维持人体生命活动，调整机体虚实，治疗疾病等方面有着重要的意义。

（一）手太阴肺经

循行路线：起于中焦→下络大肠→返回向上行经胃上口（贲门）→穿膈肌→属肺脏→从肺系（气管及其上端的喉咙）横向循行至腋下出胸腔→（中府）→向下沿着上肢内侧前缘，行于肱二头肌桡侧沟中→入肘窝（尺泽）→向下行于前臂内侧桡骨下缘（孔最）→入寸口（太渊）→向下沿着大鱼际的边缘（鱼际）→止于拇指的桡侧端（少商）。手腕部的支脉，从手腕后（列缺）分出→止于食指桡侧端，交手阳明大肠经（图 2-3）。

（二）手阳明大肠经

循行路线：起于食指桡侧端（商阳）→沿食指桡侧缘（三间）→行于手背第 1、2 掌骨之间（合谷）→进入手腕桡侧两筋（拇长、短伸肌腱）之间（阳溪）→沿着前臂上缘（手三里）→进入肘外侧（曲池）→沿着上臂外侧前缘（臂臑）→过肩峰前（肩髃）→上肩上→交项后大椎→向前进入缺盆（锁骨上窝）→络肺→穿过膈肌→属大肠。颈部的分支，从缺盆上行颈旁→穿过下颌骨→入下齿→出来夹口角→交会人中部左边的经脉向右，右边的经脉向左→上抵鼻翼旁之鼻唇沟（迎香），交足阳明胃经（图 2-4）。

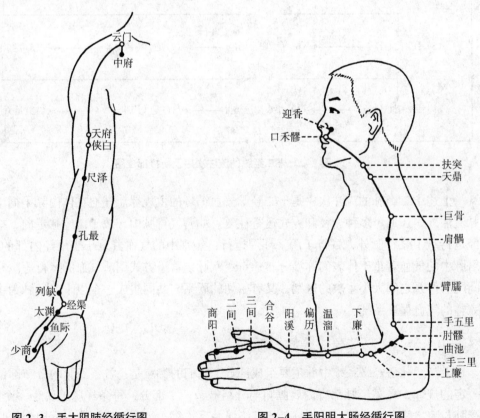

图 2-3　手太阴肺经循行图　　　　图 2-4　手阳明大肠经循行图

（三）足阳明胃经

循行路线：起于鼻翼旁（会迎香）→交会鼻根中，旁边会足太阳膀胱经（会睛明）→向下循鼻外侧（承泣、四白）→进入上颌（巨髎）→出来绕口角（地仓）→环口唇→向下交会于颏唇沟（会承浆）→返回沿下颌骨下缘，经过大迎脉和下颌角（颊车）→向上行于耳前（下关），经过颧弓上缘（会上关）沿鬓角发际至额角（头维）。面颊的分支，从大迎脉之前向下，经过颈总动脉（人迎）→沿喉咙两旁→进入缺盆→穿过膈肌→属胃→络脾。外行线的主干，从缺盆向下→经过乳房正中→向下夹脐旁→进入腹股沟。内行线的支脉，起于胃下口，→向下行于腹里→至腹股沟部与外行主干会合→向下行于大腿的前面（髀关、梁丘）→穿过膝髌（犊鼻）→向下沿胫骨外侧（足三里、上巨虚、下巨虚、丰隆）→下抵足背（解溪）→进入中趾内侧趾缝。脚上的支脉，从足背上分出→进入大趾外侧趾缝→止于大趾内侧端，交足太阴脾经（图 2-5）。

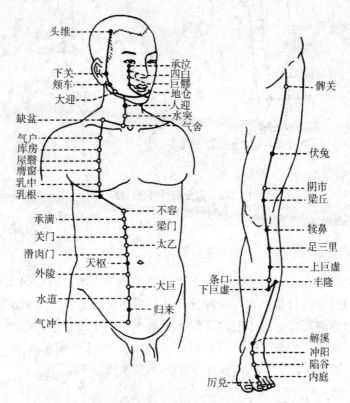

图 2-5　足阳明胃经循行图

（四）足太阴脾经

循行路线：起于大趾内侧端（隐白）→循大趾内侧白肉际（大都）→过第 1 跖骨头

（太白）→沿足内侧行至内踝前（公孙）→向上行于小腿内侧胫骨后缘（三阴交）→在内踝上 8 寸处与足厥阴肝经交叉，行至其前面→上行膝关节内侧前面（阴陵泉）→循大腿内侧前面（血海）→进入腹部（大横）→属脾，络胃→穿过膈肌→沿食管旁→连舌根，布散舌下。支脉，从胃发出→穿过膈肌→注入心中，交接手少阴心经（图2-6）。

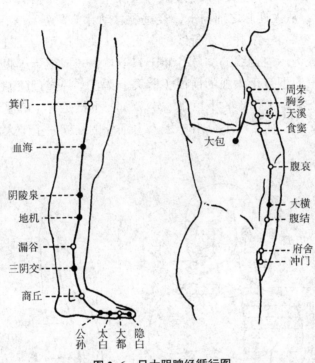

图 2-6　足太阴脾经循行图

（五）手少阴心经

循行路线：起于心中→属心系→向下穿过膈肌→络小肠。胸中的支脉，从心系→沿着食管、咽→向上连目系。直行的部分，从心系→上行至肺→从腋窝部出胸腔（极泉）→沿着上臂内侧后缘→行于肘窝下缘（少海）→向下沿着前臂内侧，行于尺侧腕屈肌腱桡侧沟（通里、阴郄）→抵达豌豆骨（神门），行于手掌第 4、5 掌骨之间（少府）→止于手小指桡侧端（少冲），交手太阳小肠经（图 2-7）。

（六）手太阳小肠经

循行路线：起于小指尺侧端（少泽）→沿手背尺侧上行（后溪）→经手腕尺侧（腕骨）→过桡骨的尺切迹与尺骨头之间（养老）→循尺骨下缘→出肘内侧尺骨鹰嘴和肱骨内上髁之间（小海）→循上臂外侧后缘→经肩关节（肩贞、臑俞）→绕肩胛骨（天宗、秉风）→交肩上→向前入缺盆→络心→循食管→过膈肌→到胃→属小肠。

颈部的支脉，从缺盆沿颈旁上行→上面颊（颧髎）→到外眼角→再向后入耳中（听宫）。另一条支脉，从面颊部分出→抵达鼻根旁→止于内眼角，交足太阳膀胱经（图2-8）。

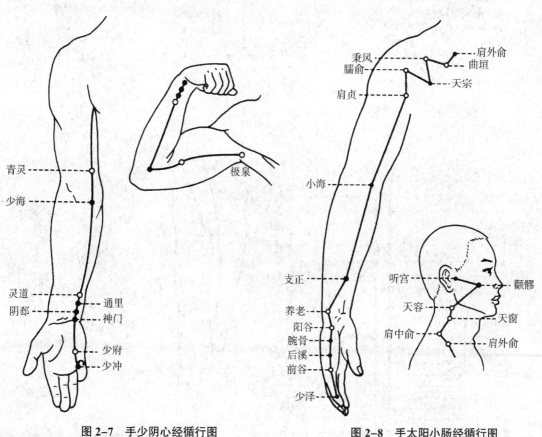

图 2-7 手少阴心经循行图　　　　　图 2-8 手太阳小肠经循行图

（七）足太阳膀胱经

循行路线：起于内眼角（睛明）→上额（攒竹）→行前头→交于头顶百会穴。头部的支脉，从头顶分出→抵达耳上角。直行的主干，从头顶入络脑，复出下行→至项部分为两支。第 1 支沿脊柱旁下行→抵达腰部→进入脊旁筋肉，入腹腔→络肾→属膀胱。腰中的支脉，沿脊柱旁下行→贯穿臀部（承扶）→沿大腿后侧下行→进入腘窝中央（委中）。第 2 支从项部分出后，沿肩胛骨内侧下行→贯穿肩胛骨（膏肓）→沿脊柱旁下行→经过髋关节（会环跳）→沿大腿后外侧下行（委阳）→与第 1 支会合于腘窝中央，由此向下通过腓肠肌→沿小腿后外侧下行→出外踝后方（昆仑）→沿足背外侧→止于足小趾外侧端（至阴），交足少阴肾经（图 2-9）。

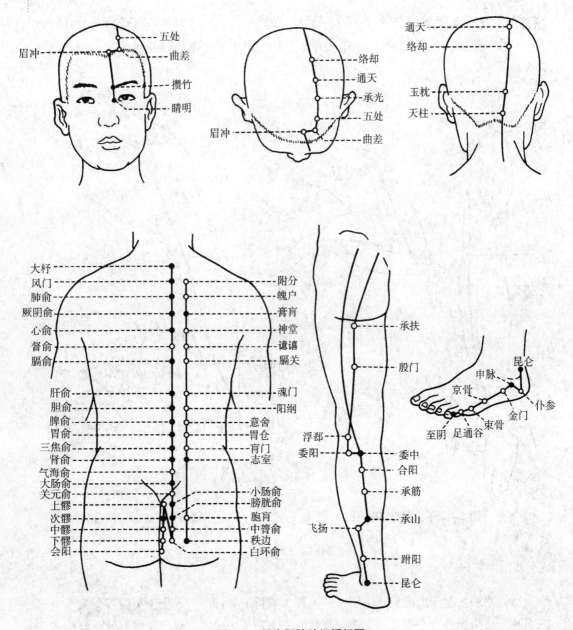

图 2-9 足太阳膀胱经循行图

（八）足少阴肾经

循行路线：起于小趾之下→斜走足心（涌泉）→出于足舟骨粗隆之下（照海）→循内踝之后（太溪）→分支进入足跟中→向上行于小腿内侧后面（复溜）→出腘窝内侧→贯穿脊柱进入腹腔→属肾，络膀胱。直行的主干，从肾上行→穿过肝、膈肌→进入肺中→循喉咙→夹舌本。胸中的支脉，从肺中出来→络心→流注于胸中，交于手厥阴心包经（图 2-10）。

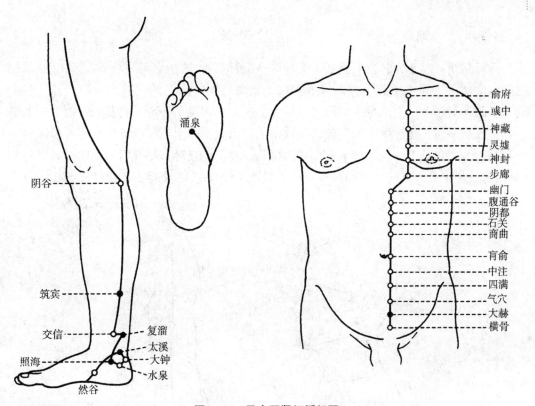

图 2-10 足少阴肾经循行图

（九）手厥阴心包经

循行路线：起于胸中→属心包，络上焦→向下穿过膈肌→络中、下焦。胸中的分支，从胁部出胸腔→当腋下三寸向上至腋窝的上方→沿上臂内侧中间→入肘窝（曲泽）→向下行于前臂内侧桡侧腕屈肌腱和掌长肌腱之间→行掌心第 2、3 掌骨之间（劳宫）→止于中指尖端（中冲）。手掌的分支，从掌中分出，沿无名指的尺侧缘至手指端，交手少阳三焦经（图 2-11）。

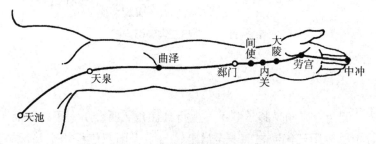

图 2-11 手厥阴心包经循行图

（十）手少阳三焦经

循行路线：起于无名指尺侧端（关冲）→上行第 4、5 指之间→沿手背第 4、5 掌骨之间（中渚）上行至手腕→行前臂外侧尺、桡骨之间→向上经过肘尖→沿上臂外侧中间→上肩（肩髎）→交出足少阳胆经之后（交肩井、大椎）→进入缺盆→布膻中→散络心包→下膈→属三焦。胸中的支脉，从膻中上行出缺盆→上项→沿耳后上行（翳风）→至耳郭上方（角孙）→屈向前下方，行至颧骨。耳后的支脉，从耳后入耳中→出走耳前（耳门）→经上关→向前交于面颊→止于外眼角（丝竹空），交足少阳胆经（图 2-12）。

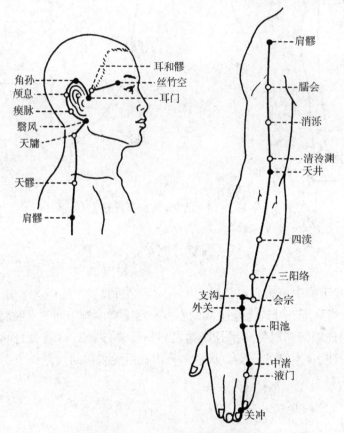

图 2-12　手少阳三焦经循行图

（十一）足少阳胆经

循行路线：起于外眼角（瞳子髎）→上行到额角（听会）→下行耳后（率谷）→沿颈旁，向下行于手少阳三焦经之前→至肩上，与手少阳三焦经相交并行与其后（肩井，会大椎）→返回向前进入缺盆。耳后的支脉，从耳后进入耳中→出耳前→至外眼角。外眼角的支脉，从外眼角向下至大迎→与手少阳三焦经脉会于颧骨→向下过下颌角→沿颈的外侧下行→与主干会合于缺盆。内行部分由此进入胸中→穿过膈肌→络肝→属胆→沿胁肋的内侧→出于气街（腹股沟）→绕阴毛边际→向后横行进入髀厌。外行的主干，从缺盆走向腋下→循胸前→过季胁→下行腹外侧→与内行线会于髀厌（环跳）→沿大腿外侧下行（风市）→出膝外侧→向下行于腓骨下段（悬钟）→出外踝之前（丘墟）→沿足背外侧第4、5跖骨之间（足临泣）→进入第4、5趾之间→止于第4趾外侧端。足背上的支脉，从足背分出→进入第1、2趾之间→沿第1跖趾关节内侧出其端→复向外行穿过爪甲→出于足大趾背的毫毛部，交足厥阴肝经（图2-13）。

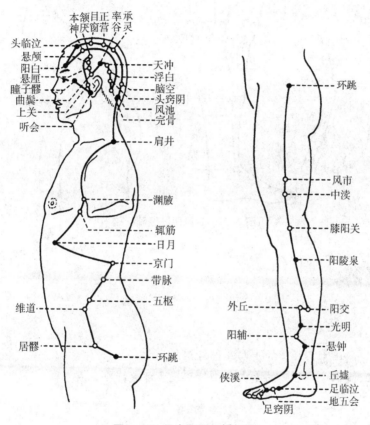

图2-13 足少阳胆经循行图

（十二）足厥阴肝经

循行路线：起于大趾外侧端（大敦）→沿足背第1、2跖骨之间上行（行间、太冲）→经内踝前1寸处→沿胫骨内侧面中央上行（蠡沟）→在内踝上8寸处交出足太阴脾经的后面→行于腘窝内侧（曲泉）→沿大腿内侧中间上行→进入阴毛中，环绕阴器→上抵小腹→进入腹腔→夹胃旁→属肝，络胆（章门）→穿膈肌→布胁肋→沿喉咙的后面→向上进入鼻咽部→连目系→上行出于额部→与督脉会于头顶的百会穴。面部的支脉，从目系发出→下行面颊内侧→环绕口唇内侧。腹部的支脉，从肝发出→穿过膈肌→上注于肺，接手太阴肺经（图2-14）。

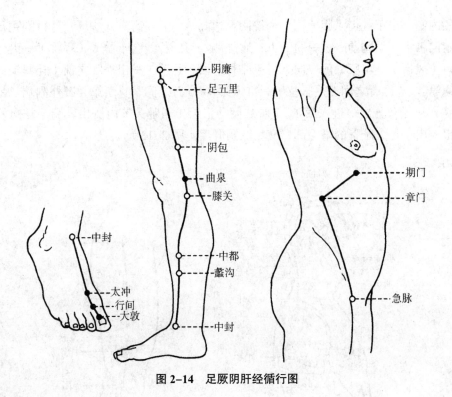

图 2-14 足厥阴肝经循行图

实践操作

一、工作任务

1. 叙述十二经脉的走向及循行路线。
2. 画出十二经脉的走向及循行路线（评分标准见表2-4）。

二、用物及器械

1. 治疗床、水彩笔、模特。
2. 辅助工具：挂图、模型人。

三、操作规范

1. 操作前准备
（1）评估。
（2）物品准备。
2. 操作过程
（1）口述是否正确。
（2）操作步骤是否熟练。

3. 操作后整理

（1）整理

（2）记录

四、注意事项

1. 教师集中示教，学生分组进行练习。

2. 以学生模拟练习为主，发现问题及时修正。

五、结果与讨论

1. 结果

2. 讨论

表 2-4 十二正经画经操作评分标准

编号	大步骤	操作步骤	要 点	分数
1	画经前准备	准备用物	标记笔	1
2	画经	手太阴肺经	体表标志准确确定，起止点正确	8
3		手阳明大肠经		8
4		足阳明胃经		8
5		足太阴脾经		8
6		手少阴心经		8
7		手太阳小肠经		8
8		足太阳膀胱经		8
9		足少阴肾经		8
10		手厥阴心包经		8
11		手少阳三焦经		8
12		足少阳胆经		8
13		足厥阴肝经		8
14	整理	整理归位	整理物品，清洗画经点穴对象肢体，使用物品归置原处	2
15	记录	洗手、记录、签名	洗手，按要求记录，签全名	1
16	总计	得分		

第三节　奇经八脉

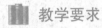教学要求

奇经八脉是督脉、任脉、冲脉、带脉、阴维脉、阳维脉、阴跷脉、阳跷脉的总称。是经络的重要组成部分。

"奇"同"异",即异常之义。奇经八脉是十二经脉之外的特殊通路,有别于十二经脉,其循行分布与十二正经不同,没有十二经脉那样规则,既不直接隶属脏腑,又无表里相配关系,没有循环流注和交接规律,而是"别道奇行",故称为"奇经"。但有的经脉与奇恒之府有密切联系。

一、奇经八脉的主要作用

奇经八脉纵横交错地循行分布于十二经脉之间,其生理功能主要有三个方面:

1. 沟通十二经脉之间的联系　奇经八脉将部位相近,功能相似的经脉联系起来,有统摄经脉气血,协调阴阳的作用。八脉的循行与其他各经交叉相接,加强了各条经脉之间的联系。如督脉"总督诸阳";任脉"总任诸阴";冲脉通行上下,渗灌三阴、三阳;带脉"约束诸经";"阴维维于阴",组合所有的阴经;"阳维维于阳",组合所有的阳经;阴跷脉、阳跷脉都起于足,对下肢内外侧的阴经与阳经有协调作用。

2. 对十二经脉气血有蓄积和渗灌的调节作用　奇经八脉错综分布和循行于十二经脉之间,当十二经脉及其脏腑的气血旺盛时,则气血流注于奇经八脉加以蓄积备用;当人体活动需要时,则奇经八脉提供气血以渗灌全身。

3. 与某些脏腑关系密切　奇经与女子胞、脑、髓等奇恒之府以及肾等有较为密切的联系。

二、奇经八脉的循行及功能

奇经八脉的循行分布不同于十二经脉,主要具备以下三个特点:

1. 奇经八脉不同于十二经脉遍布全身，如上肢无奇经分布。

2. 八脉中除带脉横绕腰腹，冲脉一分支下行之外，其余诸脉都从下肢、少腹部上行，不似十二经脉有上下、内外、顺逆的阴阳表里规律。

3. 奇经八脉除督脉外，均不与脏腑直接络属，无表里相配关系；只有几条经脉与脏腑连属，如督脉入属脑，络肾，贯心；冲、任、督三脉都与胞宫相联系。

具体各经的循行分布和功能如下（表2-5）：

表2-5　奇经八脉循行分布功能表

经脉名称	循行分布	功能
督脉	腰、背、头面正中	督六阳经，调节全身阳经的经气，为"阳脉之海"
任脉	腹、胸、颏下正中	总任六阴经，调节全身阴经的经气，为"阴经之海"
冲脉	与足少阴经相并上行，环绕口唇，与任、督、足阳明经有联系	总涵蓄十二经气血，为"十二经之海""血海"
带脉	起于胁下，环腰一周，状如束带	约束纵行躯干的诸条经脉
阴维脉	小腿内侧，并行太阴、足厥阴经上行，至咽喉合于任脉	调节六阴经的经气
阳维脉	足跗外侧，并足少阳经上行，至项后合于督脉	调节六阳经的经气
阴跷脉	足跟内侧，伴足少阴经上行，至目内眦与阳跷脉会合	调节肢体运动，司眼睑开合
阳跷脉	足跟外侧，伴足太阳经上行，至目内眦与阴跷脉会合	

（一）督脉

1. 循行部位　起于少腹→向下经过骨盆中央→下出会阴→经尾骨尖端（长强）→沿脊柱正中上行（腰阳关、命门、大椎）→至项部（哑门、风府）→入属于脑→循脑后→至头顶（百会）→行脑前→沿前额下行→至鼻柱→行于人中沟中（水沟）→止于上唇系带（图2-15）。

2. 基本功能　督，有总督、统率的含义。督脉的主要功能为：

（1）调节阳经气血　督脉行于背部正中，多次与手、足三阳经及阳维脉交会，是阳脉之督纲，对全身阳经的气血起到调节作用，故称之为"阳脉之海"。

（2）反映脑、髓和肾的功能　督脉循行于脊柱里，上行入络脑，并从脊柱内分出属肾。肾生髓，脑为髓海。督脉与脑、髓和肾的功能活动密切相关。

（3）与男子性功能有关　督脉起于脐下，且循行经过阴器，联络肾，故督脉经气的盛衰可影响精室的生理功能。如督脉经气虚衰，可产生阳痿、早泄、精冷不育等病症。

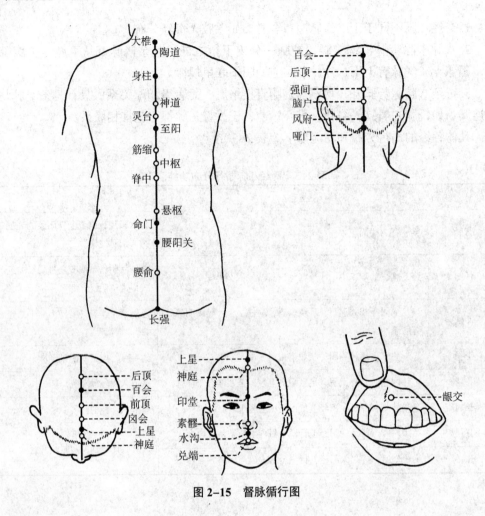

图 2-15 督脉循行图

（二）任脉

1. 循行部位 起于小腹内→下出会阴→向上行于阴毛部→沿腹内上行（中极、关元、气海）→过脐（神阙）→沿腹中线上行（下脘、中脘）→行胸骨正中（膻中、天突）→经喉结（廉泉）→至咽喉→经颏唇沟（承浆）→循面入目（图 2-16）。

2. 基本功能 任，有担任、妊养的含义。任脉的主要功能为：

（1）调节阴经气血 任脉行于腹面正中线，多次与足三阴经及阴维脉交会，能加强阴经之间的相互联系，调节一身阴经的气血，故称之为"阴脉之海"。

（2）调节月经，妊养胎儿 任脉起于胞中。任，含妊养之义。任脉能调节月经，促进女子生殖机能，与女子妊娠相关，为生养之本，故称"任主胞胎"。

（三）冲脉

1. 循行部位 起于胞中→下出气街→向上与足少阴肾经并行→至胸中上行→会咽喉→络口唇。

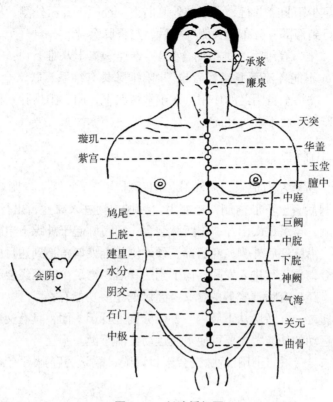

图 2-16　任脉循行图

2. 基本功能　冲，有要冲的含义。冲脉的主要功能为：

（1）调节十二经气血　冲脉上行于头，下至于足，后行于背，前布于胸腹，贯穿全身，通十二经之气血，是总领诸经气血之要冲。当脏腑经络气血充盛有余时，冲脉能加以容纳和贮存；而在脏腑经络气血不足之时，冲脉能予以渗灌补充，以维持各脏腑器官正常生理活动的需要。因冲脉可以调节十二经之气血，故称之为"十二经脉之海"。

（2）与女子月经及孕育功能有关　女子月经来潮及孕育功能，皆以血为基础，而冲脉起于胞中，为"十二经脉之海"，又称"血海"，因此女子月经来潮及妊娠都与冲脉气血的盛衰关系密切。

（四）带脉

1. 循行部位　起于季胁，斜向下行至带脉穴，绕身一周。到腹面的带脉下垂到少腹。

2. 基本功能　带脉围腰一周，状如束带，以约束纵行诸经，调节脉气，使之通畅而不下陷，故有"诸脉皆属于带"的说法。又主司妇女带下。

（五）阴、阳维脉

1. 循行部位　阴维脉起于小腿内侧足三阴经交会之处，沿下肢内侧上行，至腹部，与足太阴脾经同行到胁部，与足厥阴肝经相合，然后上行至咽喉，与任脉相会；阳维脉起于外踝下，与足少阳胆经并行，沿下肢外侧向上，经躯干部后外侧，从腋后上肩，经颈部、耳后，前行到额部，分布于头侧及项后，与督脉会合。

2. 基本功能 维，有维系、维络的含义。《难经·二十八难》说："阳维、阴维者，维络于身，溢蓄，不能环流灌溉诸经者也。"阳维脉具有维系、联络全身阳经的作用，阴维脉具有维系、联络全身阴经的作用。在正常情况下，阴、阳维脉互相维系，对气血盛衰起调节溢蓄作用，而不参与环流。

（六）阴、阳跷脉

1. 循行部位 跷脉左右成对，阴跷脉、阳跷脉均起于足踝下。阴跷脉起于内踝下照海穴处，沿内踝后直上下肢内侧，经前阴，沿腹、胸进入缺盆，出行于人迎穴之前，经鼻旁，到目内眦，与手足太阳经、阳跷脉会合；阳跷脉起于外踝下申脉穴处，沿外踝后上行，经腹部，沿胸部后外侧，经肩部、颈外侧，上夹口角，到达目内眦，与手足太阳经、阴跷脉会合，再上行进入发际，向下到达耳后，与足少阳胆经会于项后。

2. 基本功能 跷，有跷捷轻健的含义。跷脉的主要功能有：

（1）主司下肢运动 跷脉从下肢内、外侧分别上行于头面，具有交通一身阴阳之气和调节肢体肌肉运动的功能，主要可使下肢运动灵活跷健。

（2）司眼睑开合 由于阴阳跷脉交会于目内眦，故认为跷脉具有濡养眼目和司眼睑开合而影响寤寐的作用。

实践操作

一、工作任务

1. 叙述奇经八脉的循行路线。
2. 画出任、督、冲、带四脉的循行路线（评分标准见表2-6）。

二、用物及器械

1. 治疗床、水彩笔、模特。
2. 辅助工具：挂图、模型人。

三、操作规范

1. 操作前准备
（1）评估。
（2）物品准备。
2. 操作过程
（1）口述是否正确。
（2）操作步骤是否熟练。

3. 操作后整理

（1）整理

（2）记录

四、注意事项

1. 教师集中示教，学生分组进行练习。

2. 以学生模拟练习为主，发现问题及时修正。

五、结果与讨论

1. 结果

2. 讨论

表 2-6　任、督、冲、带四脉画经操作评分标准

编号	大步骤	操作步骤	要点	分数
1	画经前准备	准备用物	标记笔	5
2	画经	任脉	体表标志准确确定，起止点正确	20
3		督脉		20
4		冲脉		20
3		带脉		20
5	整理	整理归位	整理物品，清洗画经点穴对象肢体，使用物品归置原处	10
6	记录	洗手、记录、签名	洗手，按要求记录，签全名	5
7	总计	得分		

第四节　腧　穴

教学要求

知识目标

1. 理解腧穴的基本概念和常用术语。

2. 知道腧穴的分类。

3. 了解腧穴的主治作用。

技能目标

1. 学会腧穴的定位方法。

2.记住常用腧穴的定位。

情感目标

1.体会腧穴的作用。

2.增强学习的兴趣和自主性。

一、腧穴的概念

腧穴是人体脏腑经络之气输注于体表的部位。"腧",通"输",或从简作"俞",含有转输、输注之意;"穴",有孔隙之意。腧穴既是针灸的施术部位,又是疾病的反应点。腧穴在古代文献中有"砭灸处""孔穴""气穴"等名称。

《灵枢·九针十二原》称腧穴为"神气之所游行出入也,非皮肉筋骨也"。说明腧穴并不是孤立于体表的,而是通过经络与深部组织器官有着密切联系、互相输通的特殊部位。"输通"是双向的,从内通向外,脏腑的生理、病理变化可以反映到腧穴;从外通向内,通过针灸对腧穴给予各种适当刺激,可以调节经络脏腑的生理功能,从而起到防治疾病的作用。因此,腧穴既是内脏疾病在体表的反映点,又是针灸施术的刺激点。

二、腧穴的分类

人体分布的腧穴很多,大体可分为十四经穴、经外奇穴、阿是穴三类。

1.十四经穴 十四经穴指分布在十二经脉和任督二脉的腧穴,简称"经穴"。经穴共有361个,是腧穴的主要部分。十四经穴有固定的穴名、位置、归经。经穴因其分布在十四经脉的循行线上,所以与经脉关系密切,它不仅可以反映本经经脉及其所属脏腑的病症,也可以反映本经经脉所联系的其他经脉、脏腑之病症,同时又是针灸施治的部位。因此,腧穴不仅可以治疗本经脏腑的病症,还可以治疗与本经相关经络脏腑之病症。

2.经外奇穴 指不归属于十四经,但具有一定名称、固定位置和一定主治作用的腧穴,简称为奇穴。这类腧穴的主治范围比较单纯,多数对某些病证有特殊疗效。治疗针对性较强,如四缝治疳积、太阳治目赤等。经外奇穴的分布比较分散,大多不在十四经循行路线上,但与经络系统仍有一定关系。有的经外奇穴并不专指某一个部位,而是指一组腧穴,如十宣、八邪、八风等。

3.阿是穴 又称压痛点、天应穴、不定穴等。这一类腧穴既无固定的名称和位置,又无固定的归经,以压痛点或其他反应点作为针灸部位。阿是穴多位于病变的附近,也可在与其距离较远的部位。临床上医生根据按压时患者有酸、麻、胀、痛、重等感觉和皮肤变化等而予以临时认定。

三、腧穴的主治作用

腧穴是人体脏腑经络之气输注的部位，也是邪气所客之处。当脏腑有病或邪气侵犯人体后引起脏腑经络气血功能失调时，均会在相应的腧穴发生病理反应。运用针刺、艾灸等刺激作用于腧穴，达到平衡阴阳、调和脏腑、畅通真元、邪去正安的治疗目的，这就是腧穴的治疗作用，概括起来主要有以下三个方面：

1. 近治作用 腧穴的近治作用是指所有的腧穴均可治疗其所在部位局部及邻近组织、器官的病症。如晴明、承泣、攒竹、瞳子髎等穴位均在眼区及其邻近部位，所以它们均可治疗眼病；中脘、梁门等穴位均在胃脘部，所以均可治疗胃脘痛；迎香在鼻旁，可治鼻病；地仓在口角旁，可治口㖞；膝眼、梁丘、阳陵泉等穴位在膝关节及其附近，所以均可治疗膝关节疼痛等。腧穴的近治作用是一切腧穴主治作用所具有的共同特点，即"腧穴所在，主治所在"。因为所有的腧穴均可在针灸治疗中泻散其所在部位的邪气或瘀滞，并可使局部络脉之气得以调和，经气运行得以疏通，所以能发挥出对其所在局部及邻近组织器官病痛的治疗作用。

2. 远治作用 腧穴的远治作用是十四经穴主治作用的基本规律，主要是指十四经腧穴尤其是十二经脉在四肢肘膝关节以下的腧穴，不仅能治疗局部病症，而且还能治疗本经循行所过的远隔部位的脏腑、组织器官的病症，有的还具有全身性的作用。即"经脉所过，主治所及"。这种远治作用表现在两个方面：①本经腧穴作用：在十四经脉中有许多腧穴，除能治疗局部病症外，还可治疗其所属经脉经过的远隔部位脏腑或组织器官病症，如合谷穴，不仅能治疗上肢病症，还能治疗本经经脉所过处的颈部和头面、五官病症；足三里不仅能治下肢病症，而且能治本经经脉所过部位的腹痛、胃痛、乳痈等病症。②异经腧穴作用：有些经穴除能治疗本经远隔部位的病症外，还能治疗其表里经远隔部位的病症。如足三里除治疗胃病（本经）外，还有健脾功效（异经）；列缺除治咳喘、胸闷等肺经（本经）病症外，还可治疗手阳明大肠经（异经）的病症如头痛、项强等。

3. 特殊作用 临床实践证明，有些腧穴对某脏腑器官的疾病或某种病理状态有相对特异的治疗作用。如大椎穴退热，至阴穴矫正胎位，少商穴治咽喉肿痛，四缝穴治疗疳积等，均有较好的效果和较高的特异性。另外某些腧穴还具有双向良性调整作用的特殊主治，即同一腧穴可以产生两种截然相反的作用。如天枢可治泻泄，又可治便秘；内关在心动过速时可减慢心率，心动过缓时又可提高心率。

四、腧穴的定位方法

腧穴的定位正确与否，将直接影响治疗效果，常用的腧穴定位方法可分为体表解剖标志定位法、"骨度"分寸定位法、手指同身寸取穴法和简便取穴法四种。

1. 体表解剖标志定位法 是以人体解剖学的各种体表标志为依据来确定腧穴位置的方法，也叫自然标志定位法。体表解剖标志，可以分为固定标志和活动标志两种。

（1）**固定标志** 指骨节、肌肉所形成的突起或凹陷、五官轮廓、发际、指（趾）甲、乳头、脐窝等，是在自然姿势下可见的标志，这些标志可用来确定腧穴的位置。如两眉头之间可定印堂穴，肚脐中央为神阙穴等。

（2）**活动标志** 指各部的关节、肌肉、肌腱、皮肤随活动而出现的空隙、凹陷、皱纹、尖端等，是在活动姿势下才会出现的标志，可用于确定腧穴的位置。如颊车穴在下颌角前上方约1横指（中指）按之凹陷处，当咀嚼时咬肌隆起最高点；听宫穴在耳屏前、下颌骨髁状突后方，张口时呈现凹陷处。

2. "骨度"分寸定位法 是以骨节为主要标志测量全身各部位的大小、长短，并依比例折算尺寸作为定穴标准的方法。不论男女、老少、高矮、胖瘦都是一样。如腕横纹至肘横纹作12寸，也就是将这段距离划成12个等分，取穴就以它作为折算的标准。常用的骨度分寸如下（表2-7、图2-17）：

表2-7　常用的骨度分寸表

部位	起止点	折量寸	量法	说明
头部	前发际正中至后发际正中	12寸	直量	若前后发际不明，从眉心至大椎定18寸，眉心至前发际定3寸，大椎至后发际定3寸
	两额角发际之间	9寸	横量	
胸腹部	两乳头之间	8寸	横量	用于胸腹部横向距离
	胸剑联合中点至脐中	8寸	直量	用于胸腹部纵向距离
	脐中至耻骨联合上缘	5寸	直量	
背部	两肩胛骨内侧缘之间	6寸	横量	
上肢	腋前皱襞至肘横纹	9寸	直量	用于手三阴三阳经穴的纵向距离
	肘横纹至腕横纹	12寸	直量	
下肢	臀横纹至腘横纹	14寸	直量	用于足三阴三阳经穴的纵向距离
	膝中至外踝高点	16寸	直量	
	胫骨内侧髁下缘至内踝高点	13寸	直量	

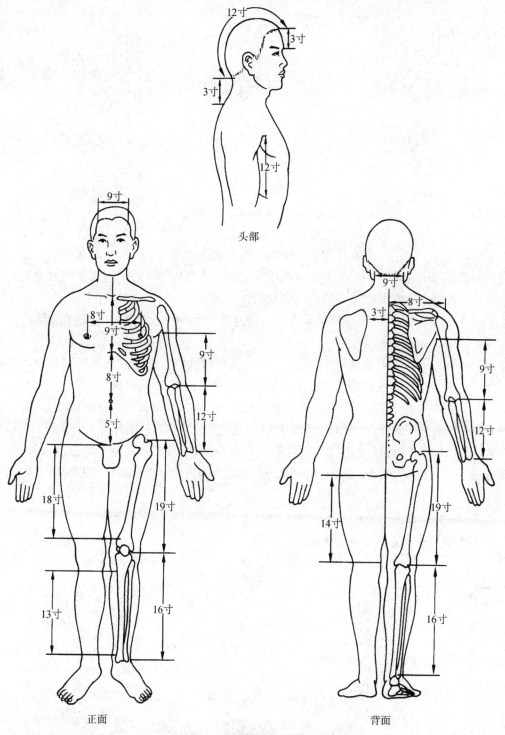

图 2-17 常用骨度分寸示意图

3. 手指同身寸定位法 是指以患者本人手指为尺寸折量标准来量取腧穴的定位方法，又称"指寸法"。常用的有以下 3 种（图 2-18）：

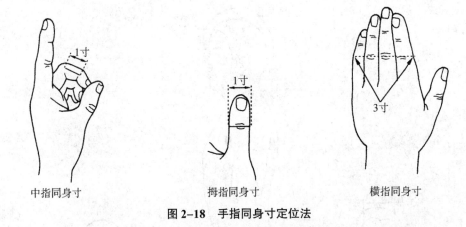

中指同身寸　　　　　　　　　拇指同身寸　　　　　　　　横指同身寸

图 2-18　手指同身寸定位法

（1）中指同身寸　患者将拇指与中指屈曲对接，形成环状，伸直其余手指，使中指桡侧面得到充分显露，取其中节上下两横纹之间的距离作为 1 寸。适用于四肢部腧穴的纵向比量和背、腰、骶部腧穴的横向取穴。

（2）拇指同身寸　以患者拇指指关节的宽度作为一寸，主要适用于四肢部的直寸取穴。

（3）横指同身寸　也叫"一夫法"，是让患者将食指、中指、无名指和小指者四指并拢，以中指中节横纹处为准，四指横量作为 3 寸。适用于下肢部的取穴。

4. 简便取穴法　是临床上常用的一种简便易行的取穴法，又称"经验取穴法"。例如：患者两手臂自然下垂而立，于股外侧中指尖到达处就是风市穴；两耳尖直上连线中点取百会穴；手半握拳，以中指的指尖切压在掌心的第二横纹上取劳宫穴等。此法是一种辅助取穴方法，为了定穴的准确，最好结合体表解剖标志和骨度分寸折量法等方法取穴。

五、常用腧穴表

临床常用腧穴见表 2-8 ~ 表 2-22。

表 2-8　手太阴肺经常用穴

腧穴名	定位	功效或主治
中府	胸前壁外上方，前正中线旁开 6 寸，平第 1 肋间隙	理气健脾，泻胸中热
尺泽	肘横纹中，肱二头肌腱桡侧凹陷处	清泻肺热，滋养肺阴，舒筋止痛
孔最	前臂掌面桡侧，尺泽与太渊连线上，腕横纹上 7 寸处	凉血止血，清宣肺热
列缺	桡骨茎突上方，腕横纹上 1.5 寸，当肱桡肌与拇长展肌腱之间	解表散寒，清利头目，利咽调任
太渊	腕掌侧横纹桡侧，桡动脉搏动处	补肺气，降逆气，通脉止痛
少商	拇指桡侧甲角旁约 0.1 寸	苏厥开窍，息风止痛

表 2-9　手阳明大肠经常用穴

腧穴名	定位	功效或主治
商阳	食指桡侧距爪甲角约 0.1 寸	苏厥开窍，利咽止痛
合谷	手背第 1、2 掌骨之间，第 2 掌骨桡侧中点处	解表退热，理气止痛，活血调肠
手三里	前臂背面桡侧，当阳溪与曲池连线上，曲池下 2 寸	调理肠胃，通络止痛，祛风止痒
曲池	肘横纹外侧端，肘横纹外侧端与肱骨外上髁连线中点	祛风清热，调和营卫，清利头目，调理肠胃
肩髃	肩部，三角肌上，上臂外展或向前平伸时，当肩峰前下方凹陷处	通经活络，调和营卫
迎香	鼻翼外缘中点旁开约 0.5 寸，当鼻唇沟中	宣肺气，通鼻窍

表 2-10　足阳明胃经常用穴

腧穴名	定位	功效或主治
承泣	目正视，瞳孔直下，当眶下缘与眼球之间	目赤肿痛，夜盲，迎风流泪，眼睑瞤动，口眼㖞斜
巨髎	目正视，瞳孔直下，平鼻翼下缘处，当鼻唇沟外侧	口角㖞斜，鼻衄，齿痛，唇颊肿
地仓	口角旁约 0.4 寸，直对瞳孔	口角㖞斜，流涎，面痛
颊车	下颌角前上方约 1 横指，按之凹陷处，当咀嚼时咬肌隆起最高点处	齿痛，牙关不利，颊肿，口角㖞斜
下关	下颌骨髁状突前方，在颧弓与下颌切迹形成的凹陷中，闭口形成凹陷，张口即闭，宜闭口取穴。	舒筋活络，祛邪散滞
头维	前正中线旁开 4.5 寸，入发际 0.5 寸	头痛，目眩，目痛
梁门	脐上 4 寸，前正中线旁开 2 寸	和胃降逆，消积导滞，温中散寒
天枢	脐中旁开 2 寸	疏调大肠，调中和胃，理气健脾，扶土化湿
归来	脐下 4 寸，前正中线旁开 2 寸	温经散寒，活血散滞，摄胞固脱
髀关	髂前上棘与髌骨外缘连线上，屈髋时平会阴	下肢痿痹，腰痛，膝冷
伏兔	髂前上棘与髌骨外缘连线上，髌骨外上缘上 6 寸	下肢痿痹，腰痛，膝冷，疝气，脚气
梁丘	髂前上棘与髌骨外缘连线上，髌骨外上缘上 2 寸	缓急止痛，消痈散结
犊鼻	屈膝，髌韧带外侧凹陷中	膝痛，屈伸不利，下肢麻痹
足三里	犊鼻下 3 寸，胫骨前嵴外 1 横指	调理肠胃，化痰开窍，补益气血
丰隆	外踝尖上 8 寸，胫骨前嵴向外 2 横指	健脾和胃，攻逐顽痰，导滞降浊，清热宁神

续表

腧穴名	定位	功效或主治
内庭	足背第2、3趾间缝纹端	清泻胃火,疏风理气
厉兑	第2趾外侧端,距趾甲角0.1寸许	苏厥开窍,泻热醒神,回阳救逆

表 2-11　足太阴脾经常用穴

腧穴名	定位	功效或主治
隐白	在足大趾内侧端,距爪甲角0.1寸许	健脾摄血,醒神清脑
公孙	第1跖骨基底部的前下方,赤白肉际处	健脾理气,通调冲脉,活血化瘀
三阴交	内踝尖上3寸,当胫骨内侧面的后缘处	滋阴健脾,活血化瘀,疏肝补肾
阴陵泉	胫骨内侧髁后下方凹陷处	健脾益肾,化湿利水
血海	髌底内侧端上2寸,当股四头肌内侧头隆起处	调经血,和营血,利小便
大横	肚脐旁开4寸	腹胀,腹痛,便秘,泄泻
大包	腋中线上,第6肋间隙	胁肋痛,气喘,全身疼痛,四肢无力

表 2-12　手少阴心经常用穴

腧穴名	定位	功效或主治
极泉	腋窝顶点,腋动脉搏动处	上肢瘫痪,肩臂疼痛;心痛,胸闷,咽干烦渴;胁肋疼痛,瘰疬
通里	腕横纹上1寸,尺侧腕屈肌腱的桡侧	宁神定志,开通舌窍
阴郄	腕横纹上0.5寸,尺侧腕屈肌腱的桡侧缘	清心安神,固表止汗,止痛止血
神门	腕横纹尺侧端,尺侧腕屈肌腱的桡侧凹陷中	安神定志,清心凉营,通络止痛
少府	第4、5掌指关节后方,仰掌屈指,小指端定穴	清心安神,通络止痛
少冲	小指桡侧端,距爪甲角0.1寸	开窍泻热,醒神回阳

表 2-13　手太阳小肠经常用穴

腧穴名	定位	功效或主治
少泽	小指尺侧距爪甲角0.1寸	开窍泻热,利咽通乳
后溪	握拳,第5掌指关节后尺侧,掌横纹头赤白肉际	通调督脉,利黄止疟
肩贞	正坐,上肢下垂,腋后纹头上1寸	肩胛痛,手臂麻痛,不能举;耳鸣,耳聋,头痛;瘰疬

腧穴名	定位	功效或主治
天宗	肩胛骨冈下窝的中央，约平第 4 胸椎。肩胛线上，肩胛冈与肩胛下角连线上、中 1/3 交界处	肩胛疼痛，肘臂外后侧痛，气喘，乳痈
秉风	肩胛骨冈上窝的中央，天宗穴直上，举臂有凹陷处	肩胛疼痛，上肢酸痛
颧髎	目外眦直下，颧骨下缘凹陷中	口㖞，眼睑𥆧动，齿痛，颊肿
听宫	耳屏前，下颌骨髁状突的后缘，张口呈凹陷处	耳鸣，耳聋，齿痛，癫狂，痫证

表 2-14 足太阳膀胱经常用穴

腧穴名	定位	功效或主治
睛明	面部，目内眦角稍上方凹陷处	疏风泻热，通络明目
攒竹	眉头凹陷中，眶上切迹处	前额痛，眉棱骨痛；目眩，视物不明，目赤肿痛，近视，口眼㖞斜，眼睑𥆧动；急性腰扭伤；呃逆
肺俞	第 3 胸椎棘突下，旁开 1.5 寸	调肺气，补虚损，清虚热，和营血
心俞	背部，第 5 胸椎棘突下，旁开 1.5 寸	调气血，通心络，宁心神
膈俞	第 7 胸椎棘突下，旁开 1.5 寸	调营血，理肠胃，通经络
肝俞	第 9 胸椎棘突下，旁开 1.5 寸	疏肝利胆，清利头目
脾俞	第 11 胸椎棘突下，旁开 1.5 寸	健脾摄血，和胃化湿
胃俞	第 12 胸椎棘突下，旁开 1.5 寸	健脾胃，消积滞
肾俞	第 2 腰椎棘突下，旁开 1.5 寸	益肾气，壮元阳，强腰膝，明耳目
大肠俞	第 4 腰椎棘突下，旁开 1.5 寸	调肠腑，利腰膝
承扶	臀横纹中点	腰、骶、臀、股部疼痛；痔疾
殷门	承扶与委中连线上，承扶下 6 寸	腰痛，下肢痿痹
委中	腘横纹中点	舒经活络，醒神泻热
膏肓	第 4 胸椎棘突下，旁开 3 寸	补益虚损，调理肺气
承山	足跟上提时腓肠肌肌腹下出现尖角凹陷处，约在委中与昆仑连线中点	舒筋解痉，强健腰膝，调肠理气
昆仑	外踝尖与跟腱之间凹陷处	清头目，安神志，理胞宫，疏经脉
申脉	外踝直下方凹陷中	清头目，安神志，利腰膝，疏经脉
至阴	足小趾末节外侧，距趾甲角 0.1 寸	正胎位，催胎产，清头目，调阴阳

表 2-15　足少阴肾经常用穴

腧穴名	定位	功效或主治
涌泉	足跖屈，约当足底 2、3 趾缝与足跟连线（去趾）前 1/3 与后 2/3 交点上	苏厥开窍，回阳救逆，降逆止呕，清心泻热
太溪	内踝尖与跟腱之间凹陷处	退虚热，滋肾阴，补肾气，理胞宫
照海	内踝尖正下方凹陷中	退虚热，滋肾阴，宁神志，调经血
复溜	太溪穴直上 2 寸，当跟腱前缘	温肾利水，调和营卫

表 2-16　手厥阴心包经常用穴

腧穴名	定位	功效或主治
曲泽	肘横纹上，当肱二头肌腱尺侧缘	清心泻火，调理肠胃
间使	在腕横纹上 3 寸，掌长肌腱与桡侧腕屈肌腱之间	理气解郁，通畅心络，宽胸利气，清神定志
内关	腕横纹上 2 寸，掌长肌腱与桡侧腕屈肌腱之间	益心安神，和胃降逆，宽胸理气，镇静止痛
大陵	腕横纹上，掌长肌腱与桡侧腕屈肌腱之间	宁心安神，调肠胃，通经络
劳宫	掌心第 2、3 掌骨之间偏于第 3 掌骨，握拳屈指时中指尖处	开窍泻热，清心安神，和胃调营
中冲	中指末节尖端中央	苏厥开窍，清心泻热

表 2-17　手少阳三焦经常用穴

腧穴名	定位	功效或主治
关冲	无名指尺侧距爪甲角 0.1 寸	泻热开窍，利喉舌
中渚	手背第 4、5 掌骨小头后缘之间凹陷处	清热通络，开窍益聪
外关	腕背横纹上 2 寸，桡骨与尺骨之间	清热解表，通经活络
支沟	腕背横纹上 3 寸，桡骨与尺骨之间	清三焦，降逆火，通腑气，调气机
肩髎	臂外展时，肩峰后下方呈现凹陷处	肩痛，肩重不举
翳风	耳垂后方，当乳突与下颌角之间的凹陷处	泻热，通络，聪耳
角孙	折耳郭向前当耳尖直上入发际处	头痛、项强；目赤肿痛，目翳；齿痛，颊肿
耳门	耳屏上切迹的前方，下颌骨髁状突后缘，张口呈凹陷处	耳鸣，耳聋，聤耳，齿痛
丝竹空	正坐或仰卧位，眉梢外侧凹陷处取穴	癫痫；头痛，目眩，目赤肿痛，眼睑瞤动

表 2-18　足少阳胆经常用穴

腧穴名	定位	功效或主治
听会	耳屏间切迹的前方，下颌骨髁状突的后缘，张口有凹陷处	耳鸣，耳聋，聤耳，面痛，齿痛，口㖞
率谷	耳尖直上入发际 1.5 寸	偏头痛，眩晕，目赤肿痛，呕吐，小儿急、慢惊风
风池	枕骨下，胸锁乳突肌与斜方肌上端之间的凹陷中，平风府穴	解表散寒，清利头目，通窍安神
肩井	肩上，大椎穴与肩峰连线的中点	通经理气，豁痰开郁
环跳	侧卧屈股，当股骨大转子高点与骶管裂孔连线的外 1/3 与内 2/3 交界处	腰胯疼痛，半身不遂，下肢痿痹，腰腿痛
阳陵泉	腓骨小头前下方凹陷处	疏肝利胆，舒筋活络
悬钟	在小腿外侧，当外踝尖上 3 寸，腓骨前缘	通经活络，强筋壮骨
丘墟	外踝前下方，趾长伸肌腱外侧凹陷处	清宣少阳，利胆疏肝
足临泣	在第 4、5 跖骨结合部前方，小趾伸肌腱的外侧凹陷处	疏肝利胆，镇肝息风

表 2-19　足厥阴肝经常用穴

腧穴名	定位	功效或主治
大敦	足大趾末节外侧，距爪甲角 0.1 寸	理气，苏厥，调经
太冲	足背侧，当第 1、2 跖骨结合部之前凹陷处	平肝泻热，清利头目，调理下焦
曲泉	膝内侧，屈膝，当膝关节侧面横纹内侧端，股骨内侧髁的后缘，半腱肌、半膜肌止端的前缘凹陷处	清湿热，理下焦
期门	胸部，当乳头直下，第 6 肋间隙，前正中线旁开 4 寸	疏肝理脾，清利湿热，理气散结

表 2-20　督脉常用穴

腧穴名	定位	功效或主治
长强	尾骨尖端与肛门连线中点	清热散结，通畅督脉
腰阳关	腰部，当后正中线上，第 4 腰椎棘突下凹陷中。约与髂嵴高点相平	月经不调，赤白带下；遗精，阳痿；腰骶痛，下肢痿痹
命门	腰部，当后正中线上，第 2 腰椎棘突下凹陷中	补肾培元，温肾益脾，益火生土
至阳	后正中线上，第 7 胸椎棘突下凹陷中。平肩胛下角	黄疸，胸胁胀满；咳嗽，气喘；腰背疼痛，脊强

腧穴名	定位	功效或主治
大椎	项部，当后正中线上，第 7 颈椎棘突下凹陷中	清热散寒，肃调肺气，镇惊安神
风府	项部，当后发际正中直上 1 寸	祛风散邪，醒神开窍，清热泻火，镇静安神
百会	头部，当后发际正中直上 7 寸，或两耳尖连线的中点处	清利头目，镇静安神，醒脑开窍，升阳举陷
水沟	人中沟上 1/3 与下 2/3 交点处	醒脑开窍，通经止痛，调理下焦
印堂	两眉头之中间	失眠，健忘，头痛，眩晕，鼻衄，鼻渊，小儿惊风

表 2-21　任脉常用穴

腧穴名	定位	功效或主治
中极	下腹部，前正中线上，当脐中下 4 寸	壮阳调经，理气利尿
关元	下腹部，前正中线上，当脐中下 3 寸	培元固本，调理冲任
气海	下腹部，前正中线上，当脐中下 1.5 寸	补益气血，升阳益气，益肾固精
神阙	腹中部，脐中央	回阳救逆，温中散寒
下脘	上腹部，前正中线上，当脐中上 2 寸	腹痛，腹胀，泄泻，呕吐，食谷不化，小儿疳积，痞块
中脘	上腹部，前正中线上，当脐中上 4 寸	调理中焦，健脾利湿，和胃降逆，宁神开窍
上脘	上腹部，前正中线上，当脐中上 5 寸	胃痛，呕吐，呃逆，腹胀；癫狂
膻中	胸部，当前正中线上，平第 4 肋间隙，两乳头连线的中点	调气宽胸，利膈化痰，调理心肺
天突	颈部，当前正中线上，胸骨上窝中央	宣肺止咳，降气化痰，利咽喉
廉泉	颈部，当前正中线上，喉结上方，舌骨体上缘凹陷处	开窍利咽，清火化痰
承浆	当颏唇沟的正中凹陷处	祛风，消肿，活络

表 2-22　经外奇穴

腧穴名	定位	功效或主治
鱼腰	瞳孔直上，眉毛正中	眉棱骨痛，眼睑瞤动，眼睑下垂，目赤肿痛，目翳，口眼㖞斜

续表

腧穴名	定位	功效或主治
太阳	眉梢与目外眦之间，向后约1横指的凹陷处	头痛，目疾，面瘫，齿痛
安眠	翳风穴与风池穴连线中点	失眠，头痛，眩晕
华佗夹脊	背腰部，当第1胸椎至第5腰椎棘突下两侧，后正中线旁开0.5寸，左右共34穴	第1~6胸椎穴位治疗心肺、胸背、上肢疾病；第7~12胸椎穴位治疗肝、胆、脾、胃疾病；腰椎旁的穴位治疗肾、膀胱、腰腹、下肢疾病
腰眼	腰部，当第4腰椎棘突下，旁开约3.5~4寸凹陷中	腰痛，月经不调，带下
外劳宫	手背侧，第2、3掌骨间，掌指关节后约0.5寸	手背肿痛，麻木，不能屈伸；落枕，脐风
腰痛点	手背侧，第2、3掌骨及第4、5掌骨间，腕横纹与掌指关节中点处，一手2穴	急性腰扭伤
四缝	第2~5指掌侧，近端指关节的中央，一手4穴	小儿疳积，顿咳，小儿泄泻，消化不良
十宣	十指尖端，距指甲游离缘0.1寸，一手5穴	昏迷，高热，咽喉肿痛，癫痫，手指麻木

实践操作

一、工作任务

常用腧穴的定位、点穴（评分标准见表2-23）。

二、用物及器械

1. 治疗床、水彩笔、模特、等分尺。
2. 辅助工具：挂图、模型人。

三、操作规范

1. 操作前准备
（1）评估。
（2）物品准备。
2. 操作过程
（1）口述是否正确。
（2）操作步骤是否熟练。

3.操作后整理

（1）整理

（2）记录

四、注意事项

1.教师集中示教，学生分组进行练习。

2.以学生相互练习为主，发现问题及时修正。

五、结果与讨论

1.结果

2.讨论

表 2-23　点穴操作评分标准

编号	大步骤	操作步骤	要点	分数
1	点穴前准备	准备用物	标记笔	2
2		手太阴肺经		6
3		手阳明大肠经		6
4		足阳明胃经		6
5		足太阴脾经		6
6		手少阴心经		6
7		手太阳小肠经		6
8		足太阳膀胱经		6
9	点穴	足少阴肾经	取穴方法合理，依据标准正确，定位准确	6
10		手厥阴心包经		6
11		手少阳三焦经		6
12		足少阳胆经		6
13		足厥阴肝经		6
14		任脉		6
15		督脉		6
16		经外奇穴		6
17	整理	整理归位	整理物品，清洗画经点穴对象肢体，使用物品归置原处	4

续表

编号	大步骤	操作步骤	要点	分数
18	记录	洗手、记录、签名	洗手，按要求记录，签全名	4
19	总计	得分		

同步训练

1. 正经指的是（　　　）

  A. 十二经筋   B. 十二经别   C. 十二皮部

  D. 十二经脉   E. 督脉、任脉

2. 内踝上 8 寸以下分布在下肢内侧前的经脉是（　　　）

  A. 足太阴脾经   B. 足太阳膀胱经   C. 足厥阴肝经

  D. 足少阴肾经   E. 足阳明胃经

3. 手三阴经的走向是（　　　）

  A. 从手走头   B. 从头走手   C. 从胸走手

  D. 从足走腹   E. 从头走足

4. 十二经脉中相为表里的两经交接部位是（　　　）

  A. 头部   B. 胸部   C. 四肢末

  D. 腹部   E. 背部

5. 手三阳经在上肢的分布规律是（　　　）

  A. 太阳在前，阳明在中，少阳在后

  B. 阳明在前，太阳在中，少阳在后

  C. 太阳在前，少阳在中，阳明在后

  D. 阳明在前，少阳在中，太阳在后

  E. 以上都不对

6. 十二经脉中属于正确的表里配对的关系是（　　　）

  A. 手太阴与手少阳

  B. 手太阳与手太阴

  C. 足太阳与足太阴

  D. 足少阴与足少阳

  E. 手少阴与手太阳

7. 符合十二经脉气血流注顺序的是（　　　）

  A. 手阳明、足阳明、足太阴、手少阴

  B. 手阳明、足太阳、足阳明、手少阴

  C. 足阳明、手少阴、足太阴、手厥阴

  D. 手太阳、手阳明、足少阴、足厥阴

  E. 以上都不对

8. 能统摄全身阳气和真元的经脉是（　　　　）

    A. 手阳明经   B. 足阳明经   C. 足太阳经

    D. 督脉   E. 阳跷脉

9. 有"十二经之海"之称的是（　　　　）

    A. 督脉   B. 任脉   C. 冲脉

    D. 带脉   E. 阴维脉

10. 十五络脉的作用是（　　　　）

    A. 加强了表里经脉和脏腑之间的联系

    B. 加强了十二经脉和头部之间的联系

    C. 加强了表里两经的联系

    D. 能溢蓄十二经的气血

    E. 以上都不对

11. 现有经穴的数目是（　　　　）

    A. 365   B. 361   C. 360

    D. 354   E. 349

12. 具有远治作用的是（　　　　）

    A. 十二经腧穴   B. 十四经腧穴   C. 经外奇穴

    D. 阿是穴   E. 一切腧穴

13. 针刺天枢既能通便，又能止泻，这属于腧穴的（　　　　）

    A. 近治作用   B. 远治作用   C. 双向良性调整作用

    D. 相对特异性   E. 以上都不对

14. 前发际到后发际为（　　　　）寸

    A. 9   B. 10   C. 12

    D.18   E.6

15. 肘横纹到腕横纹为（　　　　）寸

    A. 9   B.10   C.12

    D.18   E. 6

第三章 刺灸法

结构导图

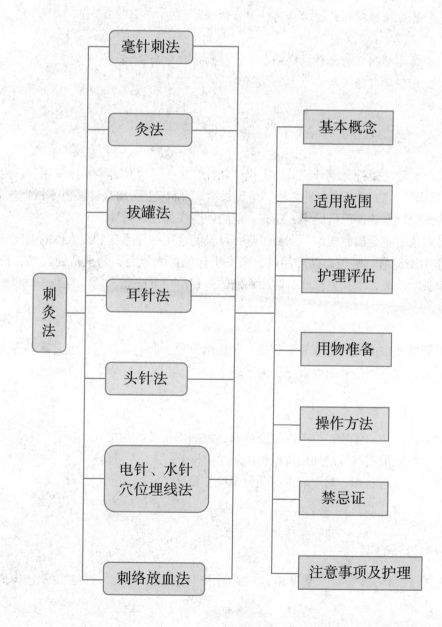

第一节 毫针刺法

知识目标

1. 知道常用刺灸法的适用范围、常用手法、禁忌证及注意事项。

2. 知道毫针刺法的概念及操作流程。

技能目标

1. 学会毫针刺法的操作方法。

2. 能正确预防和处理常见的针刺异常情况。

情感目标

1. 体会针刺法的操作感受和护士在操作过程中的责任。

2. 增强学习的兴趣和自主性。

一、基本概念

毫针，又称"微针""小针"，是古代"九针"之一，也是古今临床应用最广的一种针具。《标幽赋》曰："观夫九针之法，毫针最微。"临床上所用毫针多由不锈钢丝制成，它不仅防锈蚀、耐热、价格低廉，还有一定的硬度、弹性和韧性。

毫针刺法是将金属制成的不同型号毫针针具，运用一定手法刺激人体的腧穴，或深或浅，作用于经络、脏腑，循经感传，激发机体的抗病能力，乃至疏通经络，行气活血，调节脏腑功能，以扶正祛邪、防治疾病的一种治疗方法。

二、适用范围

毫针刺法的临床适用范围非常广泛，包括内、外、妇、儿、骨、五官等多科的常见病、多发病，尤其对各种痛症效果更为显著。

三、护理评估

1. 患者的病情、体质，目前的主要症状，发病部位及既往史。

2. 患者针刺取穴部位的局部皮肤情况。

3. 患者的心理状态、对疼痛的耐受性及合作程度。

四、针刺前的准备

（一）选择针具

1. 毫针的结构及规格 毫针由针尖、针身、针根、针柄、针尾五部分构成（图

3-1）。针尖是针身的尖端锋锐部分，又称"针芒"，尖而不锐，圆而不钝，形如松针；针身是针尖与针柄之间的主体部分，又称"针体"，针身必须挺直、光滑、富有弹性，没有斑驳锈痕；针根是针身与针柄连接的部分，是临床断针发生的常见部位；针柄是针身与针根之后执针着力、操作施术的部分，上端绕金属丝，缠绕应紧密均匀；针尾是针柄的末端，是温针灸放置艾绒之处。

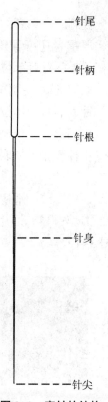

图 3-1　毫针的结构

毫针的规格主要以针身的直径和长度区分，其规格见表3-1、表3-2。临床一般以粗细28～30号（0.28～0.32mm）和长短为1～3寸（25～75mm）者最为常用。

2. 针具的选择　毫针针具的选择应根据患者的体质、年龄、胖瘦、病情的虚实、病变部位的表里浅深和所取腧穴所在具体部位的不同，选择长短、粗细适宜的毫针（表3-1、表3-2）。一般来说，男性、肥胖、体壮者，皮厚肉多之处，以及作深刺透刺之用的宜选取较粗较长的毫针；反之，女性、消瘦、体弱者，皮薄肉少之处，以及作浅刺之用的宜选取较细较短的毫针。正如《灵枢·官针》所说："九针之宜，各有所为，长短大小，各有所施也。"

临床上选择的毫针应长于腧穴刺入深度，针身应有部分露在皮肤外。如刺入0.5寸者，可选用1寸的毫针；刺入1寸者，应选用1.5～2寸的毫针。

表 3-1　毫针的长度规格表

长度 / 寸	0.5	1	1.5	2	2.5	3	3.5	4	4.5
长度 /mm	15	25	40	50	65	75	90	100	115

表 3-2　毫针的粗细规格表

号数	26	27	28	29	30	31	32	33
直径 /mm	0.45	0.42	0.38	0.34	0.32	0.3	0.28	0.26

（二）检查针具

毫针是防病治病的工具，施针前须按照要求认真检查，以免在针刺施术过程中，给患者造成不必要的痛苦。针身应挺直光滑、坚韧而富有弹性，若针身有锈蚀、急弯，应弃之不用，以免折针；针尖应正直光滑，尖中带圆，圆而不钝，形如松针，锐利适度，若过锐则易弯成勾，过钝则针刺时易痛；针根与针身要衔接牢固，无剥蚀、伤痕，若衔接不牢，则不宜使用；针柄的长短、粗细适中，便于持针、运针。

（三）选择体位

针刺时，患者体位的选择是否恰当，不仅影响腧穴的正确定位、施术操作和留针时间，严重者还可导致针刺意外（如晕针、滞针、弯针、断针等）的发生。因此，为了更好地暴露针刺部位，便于操作，防止针刺意外的发生，针刺体位的选择应遵循舒适安稳、取穴准确、操作方便、持久留针、宁少勿多的原则。

针刺的常用体位有以下几种：

1. 仰卧位 舒适自然，全身放松，不易疲劳，易于持久，为针刺最佳体位。对初针、精神紧张、体弱病重者尤为适宜。适用于前身部的腧穴，如头面、胸腹、四肢（图3-2）。

2. 侧卧位 适用于侧身部的腧穴，如侧头、胁肋、臀部、四肢（图3-3）。

3. 俯卧位 适用于后身部的腧穴，如后头、脊背、肾、腰臀部、下肢背侧及上肢（图3-4）。

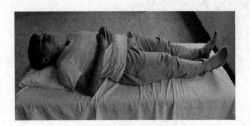

图3-2 仰卧位

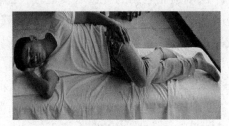

图3-3 侧卧位

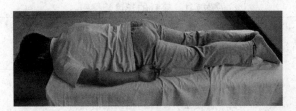

图3-4 俯卧位

4. 仰靠坐位 适用于前头、颜面、颈前、上胸部、肩部、四肢的前面、侧面的腧穴（图3-5）。

5. 俯伏坐位 适用于后头、头顶、项背、肩部的腧穴（图3-6）。

6. 侧伏坐位 适用于侧头、面颊、颈侧、耳前后部位的腧穴（图3-7）。

注意：临床上，若一种体位能针刺处方所列所有腧穴时，就不应采取两种或两种以上的体位；若因治疗需要或某些腧穴定位的特点而必须采用两种不同体位时，应根据患者体质、病情等具体情况灵活掌握。

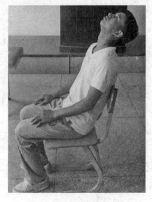 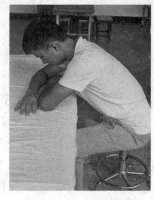 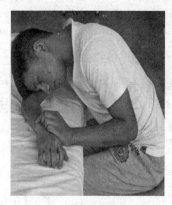

图 3-5 仰靠坐位　　　　图 3-6　俯伏坐位　　　　图 3-7　侧伏坐位

（四）消毒

针刺前消毒包括病室消毒、针具消毒、医者手指的消毒和针刺部位的消毒。

1.病室内消毒　室内保持清洁干燥，空气流通，定期用紫外线灯进行空气消毒（1～2次/日）。

2.针具消毒　目前临床上多采用一次性针具。

（1）高压蒸气灭菌法　将毫针用布包好后，放入高压蒸气灭菌容器内消毒灭菌，灭菌时间为 15～30 分钟。

（2）浸泡消毒法　将针具放入盛有消毒液（如 75% 酒精、"84 液"等）的消毒容器内浸泡 30～60 分钟，取出用消毒干毛巾擦干后放入消毒针盒内备用。

3.医者手指消毒　针刺前，医者先用肥皂水清洗双手，待干后再用 75% 酒精棉球涂擦手指后方可持针操作。

4.针刺部位消毒　在患者需要针刺的腧穴部位皮肤上用 75% 酒精棉球擦拭，以针刺点为中心由内向外环形螺旋擦拭消毒 2 次即可；抑或先用 2% 碘酊消毒 2 次，待干 30 秒后再用 75% 酒精脱碘即可。穴位皮肤消毒后，必须保持洁净，防止再污染。

（五）心理护理

患者的情绪将直接影响针刺的作用。初次针刺治疗者多有紧张、恐惧感，故针刺前应向患者解释针刺的作用、效果、针感，消除其疑虑。对初次施针者，应尽量选择不易发生疼痛或针感不是很强烈的穴位，且选择的穴位数目要少，进针操作手法宜轻，避免强烈的针感。

五、操作方法

毫针刺法包括持针法、进针法、行针法、补泻法、留针和出针法等手法。

（一）持针法

1. 刺手与押手 刺手，是指针刺治疗时，执针进行操作的手。临床上一般为右手，故常称右手为"刺手"。刺手的主要作用是掌握毫针，进针时将臂力、腕力和指力集于刺手，使针尖快速透入皮肤后，再进行手法操作，如左右捻转、上下提插和弹震刮搓等。押手，又称压手，是指针刺治疗时，配合刺手按压穴位局部、协同刺手进针、行针的手。临床上一般为左手，故常称左手为"押手"。押手的主要作用是固定腧穴位置，夹持针身协助刺手进针，使针身有所依附，保持针垂直，力达针尖，以利于进针，减少刺痛和协助调节、控制针感（图3-8）。正如《灵枢·九针十二原》所说："右主推之，左持而御之。"

刺手和押手常配合使用，古代医家十分重视。《标幽赋》曰："左手重而多按，欲令气散；右手轻而徐入，不痛之因。"强调进针时，刺手与押手配合得当，动作协调，可以减轻痛感，使行针顺利，并能调整和加强针感，提高治疗效果。

2. 持针姿势 持针姿势，状如执持毛笔，故称为执毛笔式持针法（图3-9）。常用的持针法有二指持针法和多指持针法两种。

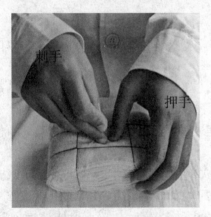

图3-8 刺手与押手

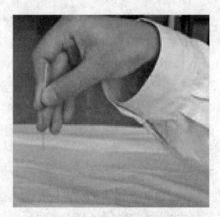

图3-9 持针姿势

（1）二指持针法 又称拇食指持针法，是用右手拇食两指指腹持针柄，针身与拇指呈90°角。一般用于短毫针浅刺的持针法。

（2）多指持针法 右手拇、食、中、无名指指腹持针柄，小指指尖抵于针旁皮肤，支持针身垂直，用力下压进针。一般用于长针深刺进针的持针法，熟练者多用。

（二）进针法

进针法，是指将毫针刺入腧穴皮下的方法。进针时刺手和押手密切配合，指力、腕力、臂力协调一致，做到无痛进针。

1. 进针方法 常用的进针法有四种。

（1）速刺法　是将针尖抵于腧穴皮肤，运用指力快速刺透表皮，针入皮下。适用于四肢腧穴和耳穴。

（2）缓刺法　是将针尖抵于腧穴皮肤时，运用指力缓缓刺透表皮，针入皮下的手法。适用于头身腧穴。

（3）单手进针法　是指用右手拇食指持针，中指指端紧靠穴位，中指指腹抵住针身下段，当拇食指向下用力按压时，中指随势屈曲将针刺入皮下，直至所要求的深度。

（4）双手进针法　临床常用有以下几种：①指切进针法：又称"爪切进针法"，用左手拇指或食指端切按在腧穴位置的旁边，右手持针，紧靠左手指甲面将针刺入腧穴（图3-10）。此法适用于短针的进针。②夹持进针法：又称"骈指进针法"，是指用左手拇、食二指持捏消毒干棉球，夹住针身下端，将针尖固定在所刺腧穴的皮肤表面位置，右手捻动针柄，将针刺入腧穴（图3-11）。此法适用于长针和肌肉丰厚处的进针。③舒张进针法：是指用左手拇、食二指将所刺腧穴部位的皮肤向两侧撑开，使皮肤绷紧，右手持针，使针从左手拇、食二指的中间刺入（图3-12）。此法主要用于皮肤松弛部位或有皱纹处的腧穴。④提捏进针法：是指用左手拇、食二指将针刺腧穴部位的皮肤捏起，右手持针，从捏起的上端将针刺入（图3-13）。此法主要用于皮肉浅薄部位的腧穴进针，如印堂穴等。

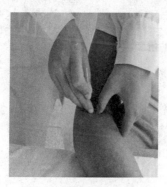

图3-10　指切进针法

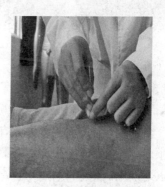

图3-11　夹持进针法

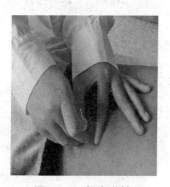

图3-12　舒张进针法

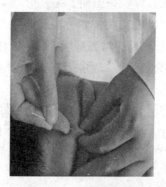

图3-13　提捏进针法

2. 针刺的角度、深度及方向

（1）针刺的角度 是指进针时针体与所刺部位皮肤表面所成的夹角。根据进针部位、肌肉的厚薄和治疗的目的而定。一般分为以下三种（图3-14）：

①直刺：是指针身与所刺部位皮肤表面呈90°垂直刺入。此法适用于大多数部位，尤其是肌肉肥厚的部位。

②斜刺：是指针身与所刺部位皮肤表面呈45°左右刺入。此法适用于肌肉较浅薄、靠近重要脏器的部位。如肺俞穴。

③横刺：又称平刺，指针体与所刺部位皮肤表面呈15°刺入。此法常用于头部。

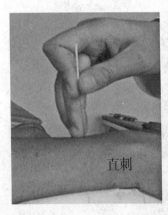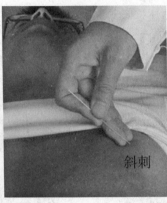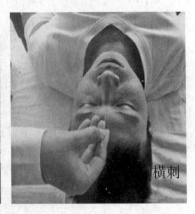

图3-14 针刺的角度

（2）针刺的深度 是指在针刺施术过程中，针身刺入腧穴的深浅。针刺的深度一般以既有针感而又不伤及重要脏器为宜。一般来说，身体瘦弱者，宜浅刺；身强体肥者，宜深刺。年老体弱及小儿娇嫩之体，宜浅刺；中青年身强体壮者，宜深刺。阳证、表证、新病宜浅刺；阴证、里证、久病宜深刺。头面和胸背及皮薄肉少处的腧穴，宜浅刺；四肢、臀、腹及肌肉丰满处的腧穴，宜深刺。

（3）针刺的方向 又称"针向"，是指进针时和进针后针尖所朝的方向。针刺方向主要是依据经脉循行方向、腧穴分布部位和不同病症治疗的需要等情况而定。针刺方向与腧穴分布部位有关，如头面部腧穴多用平刺，颈项、咽喉部腧穴多用横刺，胸部正中线腧穴多用平刺，侧胸部腧穴多用斜刺，腹部腧穴多用直刺，腰背部腧穴多用斜刺或直刺，四肢部腧穴一般多用直刺等。针刺方向与不同病症的治疗需要有关，以颊车穴为例，当用于治疗颌病、颊痛、口噤不开等症时，针尖应朝向颞部进行斜刺，使针感放射至整个颊部；当用于治疗面瘫、口眼歪斜时，针尖则向口唇部进行横刺；当用于治疗痄腮时，针尖向腮腺部斜刺；但治疗牙痛时则用直刺等。

（三）行针法

行针，又名"运针"，是指针刺入腧穴后，为使患者产生针刺感应或进一步调整针感的强弱，以及使针感向某一方向扩散传导和进行补泻而施行的手法。针感，又称"得气"，是指毫针刺入腧穴后，通过提插、捻转行针，术者能感到针下有一种如鱼吞饵的沉紧感，同时，针刺部位出现酸、麻、胀、重、痛感，甚至还会沿一定方向扩散、传导。《灵枢·九针十二原》载："刺之而气不至，无问其数；刺之而气至，乃去之……刺之要，气至而有效。"强调得气与否直接影响治疗效果。临床上一般是得气迅速时，疗效较好；得气较慢时，效果就差；若不得气，则可能无效。《金针赋》也说："气速效速，气迟效迟。"因此，临床上若刺之而不得气时，就要分析原因，或因取穴不准，手法运用不当，或为针刺角度有误。

行针的手法分为基本手法和辅助手法两种。

1.基本手法　包括提插法和捻转法两种。

（1）提插法　是将针刺入腧穴的一定深度后，用拇、食、中三指捏住针柄将针从浅层插至深层，再由深层提到浅层，如此反复地一上一下均匀进退的操作方法（图3-15）。把针从浅层向下刺入深层为插；由深层向上退到浅层为提。提插操作时要求针身垂直，深浅适宜，幅度均匀。一般来说，提插幅度越大、频率越快，刺激量就越强；反之则小。如果停止提插，针感往往会减弱，可以根据治疗需要，进行连续或间歇操作。

（2）捻转法　是将针刺入腧穴一定深度后，用拇指和食指持针，并用中指微抵针体，通过拇指、食指一前一后来回旋转捻动的操作方法（图3-16）。捻转时，拇指与食指必须均匀用力，其幅度与频率可因人而异，切忌朝单一方向转动，以免肌纤维缠绕针身而致弯针等意外。一般来说，捻转幅度越大、频率越快，刺激量就越强；反之则小。

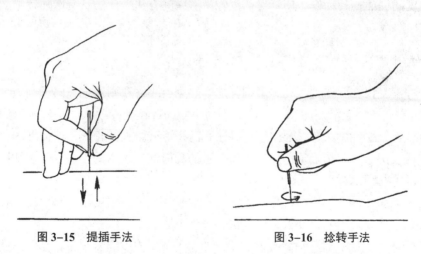

图3-15　提插手法　　　　　　　　　　图3-16　捻转手法

2.辅助手法　是指针刺时，对针柄、针体和腧穴所在经脉进行的辅助动作。常用的辅助手法有五种（图3-17）。

（1）弹柄法　是将针身刺入腧穴一定深度后，用手指轻弹针尾，使针身微微振动，以加强针感的手法。

（2）刮柄法　是将针身刺入腧穴一定深度后，用右手拇指或食指的指腹抵住针尾，用拇指、食指或中指爪甲，由下而上频频刮动针柄的方法。此法可加强针感、促使针感扩散。多用于针刺不得气时，可用之激发经气，促其得气。

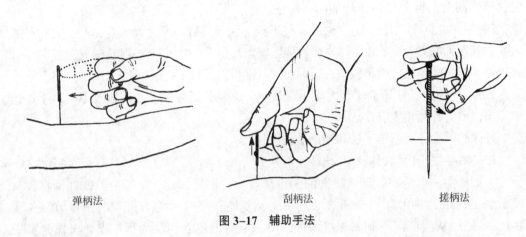

弹柄法　　　　　　　　　　刮柄法　　　　　　　　搓柄法

图 3-17　辅助手法

（3）搓柄法　是将针刺入腧穴一定深度后，用右手拇、食、中三指将针柄向单方向捻转，如搓线状，每次搓 2~3 周或 3~5 周，搓时注意和提插法配合使用，防止肌纤维缠绕针身。此法有行气、催气和补虚泻实的作用。

（4）摇柄法　针身刺入腧穴一定深度后，用拇、食、中三指持针柄，直立针身，轻轻摇动针体，如摇辘轳之状，可加强针感。

（5）震颤法　是将针身刺入腧穴一定深度后，用右手拇、食、中三指持针柄用小幅度、快频度的提插捻转动作，使针身产生轻微震颤的方法。此法具有增强针感、祛邪扶正的作用。

（四）补泻法

针刺补泻是根据"盛则泻之，虚则补之，热则疾之，寒则留之，陷下则灸之"（《灵枢·经脉》）这一针灸治病的基本理论原则而确立的针刺治疗手法，是针刺治病的一个重要环节，也是毫针刺法的核心内容。补法，泛指能鼓舞人体正气，使低下的功能恢复正常的方法。泻法，泛指能疏泄病邪，使亢进的功能恢复正常的方法。临床常用的补泻手法包括以下几种：

1.提插补泻　针下得气后，先浅后深，重插轻提，提插幅度小，频率慢为补法；先深后浅，轻插重提，提插幅度大，频率快者，为泻法。

2.捻转补泻　针下得气后，捻转角度小，频率慢，用力轻，先浅后深，重插轻提，操作时间短者，为补法；捻转角度大，频率快，用力重，先深后浅，轻插重提，操作时间长者，为泻法。

3.徐急补泻　进针慢，出针快，捻转少者，为补法；进针快，出针慢，捻转多者，为泻法。

4.呼吸补泻　呼气时进针，吸气时出针者，为补法；吸气时进针，呼气时出针者，为泻法。

5. 开阖补泻 出针后急按针孔为补法；出针时摇大针孔且不按针孔为泻法。

（五）留针法与出针法

1. 留针 是指针刺入腧穴，运针得气后施以或补或泻的手法，再将针留置穴内一定时间，以增强针感和针刺作用时间的一种方法。留针是毫针刺法的一个重要环节，留针与否和留针时间长短依病情而定。一般来说，治疗一般病症，针下得气后，施术完毕后即可出针；治疗慢性病，可留针 10～30 分钟，期间可以行针 1～2 次；对于顽固性、疼痛性疾病，则需留针 1 小时以上，并在留针过程中间歇行针。留针时患者不能移动体位，小儿及精神病患者禁忌留针。

2. 出针 又称"起针""退针"，是指针刺达到预定目的或治疗要求后，术者用左手拇、食指持消毒干棉球轻轻按压针孔周围皮肤，右手持针作轻微的小幅度捻转，并随势将针缓缓提至皮下（不可单手猛拔），静留片刻，迅速拔出毫针，并用干棉球按压针孔防止出血。出针后应清点针数，同时嘱患者注意保持针孔清洁，以防感染。出针是毫针施术的最后一个程序，预示针刺结束。

六、禁忌证

1. 患者疲劳、饥饿或精神高度紧张时，慎用针法。
2. 皮肤有感染、瘢痕或肿痛部位，禁用针法。
3. 有出血倾向及高度水肿患者不宜针刺。
4. 小儿囟门未闭合时，头顶腧穴不宜针刺。
5. 女性怀孕 3 个月以内者，小腹及腰骶部穴位禁针；3 个月以上者，上腹部、腰骶部及一些能引起子宫收缩的腧穴（如合谷、三阴交、至阴穴等）应禁针；有习惯性流产史者慎用针刺；月经期间如不是为了调经，也不宜用针。
6. 皮肤有感染、溃疡、瘢痕、肿瘤及有出血倾向、高度水肿者，不宜针刺。

七、注意事项及护理

（一）注意事项

1. 针刺前应耐心做好解释工作，消除患者紧张恐惧心理。
2. 针刺用毫针需消毒后方可使用。针刺前认真检查针具，对有硬弯、锈蚀、有钩等不合要求的针具应弃之不用。
3. 针刺时严格执行操作程序，准确取穴，正确运用进针方法。针刺过程中认真观察患者的反应，出现意外应紧急处理。
4. 对身体瘦弱、气虚血亏的患者，进行针刺时手法不宜过强，针刺时应尽量选取卧位。
5. 针刺时应避开血管，防止出血。
6. 针刺时，防止刺伤重要脏器。如针刺眼区腧穴，要掌握一定的角度和深度，不宜大幅度提插捻转或长时间留针，防止刺伤眼球；背部第11胸椎两侧、侧胸（胸中线）第8肋间、前胸（锁骨中线）第6肋间以上的腧穴，禁止直刺、深刺，以免刺伤心、肺。尤其对肺气肿患者，更需谨慎，防止发生气胸；两胁及肾区的腧穴，禁止直刺、深刺，以免刺伤肝、脾、肾脏，尤以肝脾肿大患者，更应注意；针刺颈部及背部正中线第1腰椎以上的腧穴，如进针角度、深度不当，易误伤延髓和脊髓，引起严重后果。

7.起针后认真核对穴位及针数，防止将毫针遗留在患者身上，发生意外。

（二）常见针刺异常及护理

1.晕针 是指在针刺过程中患者出现的晕厥现象。晕针是可以避免的，术者应该注意防止。

（1）原因 多见于初次接受针刺疗法的患者，或患者体质虚弱、过度紧张、劳累、饥饿、大汗或体位不当，或医生在针刺时手法过重而致针刺时或留针过程中发生此症。

（2）临床表现 患者突然出现头晕目眩、面色苍白、出冷汗、恶心呕吐、心慌，甚至四肢厥冷、血压下降、昏迷、脉微等症状。

（3）护理措施 立即停止针刺，将针全部起出。患者平卧，注意保暖，轻者仰卧片刻，给予温开水或糖水后，即可恢复正常。晕厥者在上述处理基础上，指掐、针刺或艾灸急救穴，如人中、内关、足三里，灸百会、关元、气海等，若仍不缓解者，配合其他急救措施。

（4）预防措施 晕针重在预防。如初次接受针刺治疗或精神过度紧张，身体虚弱者，应先做好解释，消除对针刺的顾虑，同时选择舒适持久的体位，最好采用卧位，选穴宜少，手法要轻。若饥饿、疲劳、大渴时，应令进食、休息、饮水后再予针刺，术者在针刺治疗过程中，要精神专一，随时注意观察患者的神色，询问患者的感觉，一旦有不适等晕针先兆，可及早采取处理措施，防患于未然。

2.弯针 是指进针时或将针刺入腧穴后，针身在体内出现弯曲的现象。

（1）原因 多见于术者进针手法不熟练，用力过猛、过速，以致针尖碰到坚硬组织器官或患者在针刺或留针时移动体位，或因留针时针柄受到某种外力压迫、碰击等所致。

（2）临床表现 针柄改变了刺入或留针时的方向和角度，提插、捻转及出针均感困难或患者感到疼痛。

（3）护理措施 出现弯针后，即不得再行提插、捻转等手法。如针轻微弯曲，应慢慢将针拔出；若弯曲角度过大，应顺弯曲方向将针拔出；若弯曲多处，须按弯曲的方向分段退出。如果因患者改变体位引起，应使其慢慢恢复原来体位，局部肌肉放松后，再将针缓缓拔出，切忌强行拔针，以免针断入体内。

（4）预防措施 术者进针手法要熟练，指力要均匀，并要避免进针过速、过猛。选择适当体位，在留针过程中，嘱患者不要随意更动体位，注意保护针刺部位，针柄不得受外物碰撞和压迫。

3. 滞针　是指在行针时或留针后术者感觉针下涩滞，捻转、提插、出针均感困难而患者感觉疼痛加剧。

（1）原因　多因患者过度紧张，针刺后局部肌肉强烈收缩，或医生行针时角度过大、向单一方向捻针太过，以致肌肉组织缠绕针体而成滞针。若留针时间过长，也可出现滞针。

（2）临床表现　针在体内捻转不动，提插、出针均感困难，若勉强捻转、提插时，则患者痛不可忍。

（3）护理措施　若患者精神紧张，局部肌肉过度收缩时，可稍延长留针时间，或于滞针腧穴附近，进行循按或叩弹针柄，或在附近再刺一针，以宣散气血，而缓解肌肉的紧张。若行针不当，或单向捻针而致者，可向相反方向将针捻回，并用刮柄、弹柄法，使缠绕的肌纤维回释，即可消除滞针。

（4）预防措施　对精神紧张者，应先做好解释工作，消除患者不必要的顾虑；注意行针的操作手法和避免单向捻转，若用搓法时，应注意与提插法的配合，可避免肌纤维缠绕针身而防止滞针的发生。

4. 断针　又称"折针"，是指针体折断在人体内。若操作前做好检修和操作中正确施术，断针是可以避免的。

（1）原因　多因为针根松动、锈蚀，针身有折痕，针刺前未细致检查；或行针时强力提插、捻转致肌肉猛烈收缩；或留针时患者随意改变体位；或弯针、滞针未能做及时、正确的处理所致。

（2）临床表现　行针或出针后发现针身折断，其断端部分针身尚露于皮肤外，或断端全部没入皮肤之下。

（3）护理措施　术者态度必须从容镇静，嘱患者切勿更动原有体位，以防断针向肌肉深部陷入。若残端部分针身显露于体外时，可用手指或镊子将针起出。若断端与皮肤相平或稍凹陷于体内者，可用左手拇、食二指垂直向下按压针孔两侧皮肤，使断针残端露出皮肤之外，右手持镊子将针取出。若断针完全深入皮下或肌肉深层时，应在X线下定位，手术取出。

（4）预防措施　为了防止折针，应认真仔细地检查针具，对不符合质量要求的针具，应剔除不用；避免过猛、过强的行针。在行针或留针时，应嘱患者不要随意更换体位。针刺时更不宜将针身全部刺入腧穴，应留部分针身在体外，以便于针根断折时取针。在进针行针过程中，如发现弯针时，应立即出针，切不可强行刺入行针。

5. 血肿　是指针刺部位出现皮下出血而引起的肿痛。

（1）原因　多因为刺伤血管或针尖弯曲带钩，使皮肉受损所致。

（2）临床表现　出针后，针刺部位肿胀疼痛，皮肤呈现青紫色。

（3）护理措施　若微量的皮下出血而局部小块青紫时，一般不必处理，使其自行消退。若局部肿胀疼痛较剧，青紫面积大而且影响到活动功能时，可先做冷敷（24小时内）止血后，再做热敷（24小时后）或在局部轻轻揉按，促使局部瘀血消散吸收。

（4）预防措施　仔细检查针具，熟悉人体解剖部位，避开血管针刺，出针时立即用消毒干棉球按压针孔片刻。

实践操作

一、工作任务

1. 单手进针法的操作。
2. 双手进针法的操作。
3. 针刺异常的护理。

二、用物及器械

1. 针刺用具：毫针、消毒棉球。
2. 辅助工具：治疗盘、75%酒精、针盘、镊子。

三、操作规范

1. 操作前准备
（1）评估。
（2）物品准备。
2. 操作过程（操作流程见图 3-18，操作评分标准见表 3-3）。
（1）选择毫针。
（2）消毒定位。
（3）进针。
（4）行针。
（5）出针。
（6）观察。
3. 操作后整理
（1）整理。
（2）记录。

四、结果与讨论

1. 结果
2. 讨论

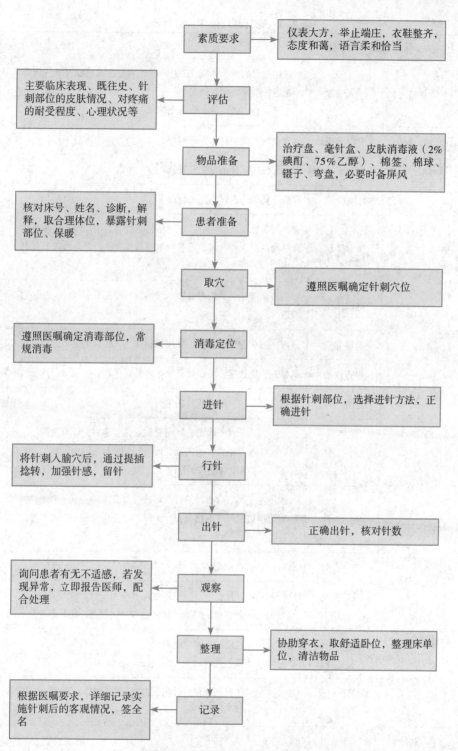

图 3-18　毫针刺法操作流程图

表 3-3　毫针刺法操作评分标准

编号	大步骤	操作步骤	要点	分数
1	评估	评估患者	1. 评估患者病情、体质、发病部位、目前主要症状及既往病史 2. 患者针刺部位皮肤情况 3. 患者的心理状态，合作程度等	6
2	针刺前准备	用物准备	治疗盘、无菌毫针、无菌棉球、皮肤消毒剂、弯盘	4
3		护士准备	洗手、戴口罩，消毒毫针针具	4
4		环境准备	安静、整洁、通风，注意保暖	4
5	针刺操作	核对解释	备齐用物携至患者床旁，核对床号、姓名、治疗卡，向患者解释针刺的原理、注意事项及针刺的操作方法，并告知需要配合的事项	6
6		选取体位	根据针刺部位，协助患者取合理体位，暴露针刺部位，并注意保暖	8
7		确定部位	遵照医嘱确定针刺穴位，并用拇指按压穴位，询问有无感觉	10
8		检查消毒	选择并检查针具，消毒针具、术者持针手指、针刺部位皮肤	8
9		进　针	根据针刺部位，选择相应的进针方法，正确进针	16
10		行　针	根据病情，选择正确的行针与补泻手法，患者局部产生酸、麻、重、胀等感觉，或向远处传导，即"得气"。得气后调节针感，一般留针 10～20 分钟	12
11		出　针	一般用左手拇、食指持消毒棉球按住针孔周围皮肤，右手持针柄，边捻边退至皮下迅速拔针，随即用无菌干棉签轻轻按压针孔片刻防出血	8
12		核　对	核对针数，防止遗漏	2
13	观察病情	观察针刺反应	在针刺及留针过程中，密切观察患者有无晕针、滞针等情况。认真询问患者感觉，消除其紧张心理，出现意外应紧急处理	4
14	整理归位	整理床单位和针具	操作完毕，协助穿衣，取舒适卧位，整理床单位。消毒针刺用具，整理归位	4
15	记录	洗手、记录、签名	洗手，记录（针刺部位、体位、方法、留针时间及患者的反应等），签全名	4
16	总计	得分		

第二节 灸 法

教学要求

知识目标
1. 知道灸法的适用范围、常用手法、禁忌证及注意事项。
2. 知道灸法的概念及操作流程。

技能目标
1. 学会灸法的操作方法，并能正确预防和处理异常情况。
2. 具有应用灸法治疗常见疾病的能力。

情感目标
1. 体会灸法的操作感受和护士在灸法操作过程中的责任。
2. 增强学习的兴趣和自主性。

一、基本概念

"灸"，灼烧之意。灸法是以艾绒或药物为主要灸材，点燃后烧灼或温熨体表一定部位，借助灸火的温热刺激及药物作用，温通经络，调和气血，调整脏腑功能，扶正祛邪，达到防病治病目的的一种方法。

施灸的原料很多，但以艾叶制成的艾绒为主要灸料。艾属草菊科多年生草本植物，我国各地均有生长，以蕲州产者为佳，故有"蕲艾"之称。艾叶制成的艾绒气味芳香，辛温味苦，容易燃烧，热力温和，具有温经散寒、消瘀止痛、回阳固脱、预防保健等功效，故艾绒为施灸佳料。《名医别录》曰："艾味苦，微温，无毒，主灸百病。"

二、适用范围

灸法具有温阳补气、温经通络、消瘀散结、补中益气等作用。可以广泛用于内科、外科、妇科、儿科、五官科疾病，尤其对于乳腺炎、前列腺炎、肩周炎、盆腔炎、颈椎病、糖尿病等有特定疗效。《医学入门·针灸》载："凡病药之不及，针之不到，必须灸之。"同时，灸法也是防病保健、益寿延年的绝好保健法。《扁鹊心书》曰："人无治病时，常灸关元、气海、命门、中脘，虽未得长生，亦可保百余年寿矣。"

三、护理评估

1. 评估患者当前主要症状、临床表现、既往史及对疼痛的耐受程度。
2. 评估患者施灸部位的皮肤情况。
3. 了解患者的年龄、文化程度、目前心理状态及对疾病的认识。

4.向患者解释操作的目的，取得配合。

四、用物准备

治疗盘、艾炷或艾条、火柴、凡士林、消毒液、毫针、温灸器、棉签、镊子、弯盘、纱布，必要时备浴巾、屏风，间接灸时酌情另备药饼（如附子片、盐、姜片、蒜片等）。

五、操作方法

常用的灸法有艾炷灸、艾条灸、温针灸、温灸器灸四种。

（一）艾炷灸

艾炷灸，是将纯净的艾绒放在平板上，用右手拇、食、中三指边捏边旋转成大小不同的圆锥形艾炷，置于施灸部位点燃来防治疾病的方法。

1.艾炷的制作 小炷，可将一小团艾绒平置于平板上，用拇指指面与食指远节桡侧缘单方向搓捻即成。中、大炷，须将艾绒一团放在左手掌心，右手相合对搓，除却杂质，再用右手鱼际与左掌心对合用力而搓，可将艾绒搓成纺锤状，一分为二，置于平板上，再用拇、食、中三指边捏边旋转，形成上尖下圆的圆锥体（图3-19）。

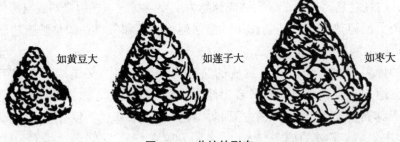

如黄豆大　　　　如莲子大　　　　如枣大

图3-19 艾炷的形态

2.分类

（1）直接灸 是将艾炷直接放在穴位上施灸的一种方法（图3-20）。包括化脓灸和非化脓灸两种：①化脓灸：是用黄豆大或枣核大艾炷直接放置腧穴部位进行施灸，局部组织经烧伤后产生无菌性化脓现象（灸疮）的灸法。这种烧伤化脓现象，古称"灸疮"。因灸疮愈合之后，多有瘢痕形成，故又称"瘢痕灸"。②非化脓灸：又称"无瘢痕灸"，是用麦粒大的小艾炷直接在腧穴施灸，灸后不引起化脓的灸法。

（2）间接灸 是在艾炷与皮肤之间衬垫某些

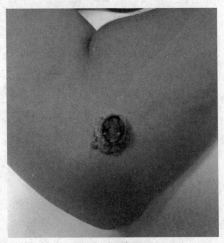

图3-20 直接灸

药物而施灸的一种方法（图3-21）。此法具有艾灸与药物的双重作用，火力温和，患者易于接受。常用的间接灸有隔姜灸、隔蒜灸、隔附子灸、隔盐灸四种。

3. 操作方法

（1）备齐用物，携至患者床旁，核对患者床号、姓名、治疗卡。

（2）向患者解释，根据所灸部位协助取舒适体位，暴露灸治部位，注意保暖。必要时遮挡屏风。

（3）核对腧穴部位及施灸方法。

（4）直接灸的灸法有瘢痕灸和无瘢痕灸两种。

①化脓灸：施灸前先在所灸腧穴部位皮肤涂以少量的凡士林或大蒜汁（以增强黏附和刺激作用），然后再将大小适宜的艾炷置于腧穴上，点燃艾炷施灸，待艾炷燃尽除去灰尘后，

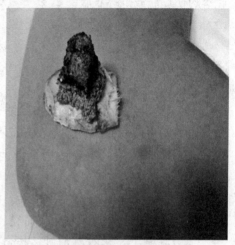

图3-21　间接灸

继续易炷再灸，待规定壮数灸完为止。施灸壮数一般为5～10壮。一般情况下施灸5～7天后施灸部位皮肤形成无菌性灸疮，5～6周左右灸疮自行结痂脱落，留下瘢痕。

②非化脓灸：施灸前先在施灸部位皮肤上涂上少量凡士林，上置大小适宜的艾炷并点燃，当艾炷剩余2/5或1/4时，患者若感到微有灼痛，即用镊子将艾炷移掉，换炷再灸，待规定壮数灸完为止。一般灸5～7壮，以局部皮肤充血、红润而不起泡为度。

（5）间接灸的灸法有隔姜灸、隔蒜灸、隔盐灸、隔附子灸等。

①隔姜灸：先将鲜姜切成直径大约2～3cm，厚约0.2～0.3cm的薄片，中间以针刺数孔，然后将姜片置于应灸的腧穴部位或患处，再将艾炷放在姜片上点燃施灸，待艾炷燃尽易炷再灸，直至灸完规定的壮数（壮数遵医嘱，一般为3～5壮），或以施灸处皮肤红润而不起泡为度。

②隔蒜灸：先将新鲜大蒜头，切成厚约0.2～0.3cm的薄片，中间以针刺数孔（捣蒜如泥亦可），置于应灸腧穴或患处，然后将艾炷放在蒜片上，点燃施灸，待艾炷燃尽，易炷再灸，直至灸完规定的壮数。

③隔盐灸：患者仰卧屈膝，肚脐凹陷者，将干燥的食盐（以青盐为佳）填平脐孔，再在盐上隔以姜片，置艾炷于其上，点燃灸之。待患者出现灼痛时更换艾炷再灸。一般灸5～10壮（亡阳脱证不拘壮数，灸至病情好转为止）。

④隔附子灸：先将附子用水浸透后，切成0.3～0.5cm的薄片，用针扎数孔，置于应灸腧穴或患处，点燃施灸，待艾炷燃尽，易炷再灸，直至灸完规定的壮数；或取生附子切细研末，用黄酒调和作饼，大小适度，厚0.4cm，中间用针扎孔，置于应灸腧穴或患处，然后将艾炷放在附子饼上，点燃施灸，待艾炷燃尽，易炷再灸，若附子饼干焦后立即换新饼，直到灸至肌肤内有温热、局部肌肤红晕为度。

每日灸 1 次。

（6）施灸过程中，除瘢痕灸外，其他灸法均以皮肤潮红而不起泡为度，并防止艾火脱落灼伤皮肤或烧坏衣服。

（7）施灸完毕，用镊子取走艾炷，清洁局部皮肤。

（8）清理用物，协助患者穿衣，取舒适体位，整理床单位。

（9）终末处理，洗手、记录。

4. 临床应用

（1）化脓灸　适用于全身各系统顽固病症而又适于灸法者，如哮喘、瘰疬、肺结核、慢性肠胃病、骨髓炎、关节病等。

（2）非化脓灸　主要适用于慢性虚寒性疾病，如泄泻、脱肛、阳痿、遗尿、遗精等。

（3）隔姜灸　具有温中、祛寒、止呕、解表作用。适用于感冒、呕吐、腹痛、泄泻、遗精、阳痿、早泄、不孕、痛经、面瘫及风寒湿痹等。

（4）隔蒜灸　具有有消肿、拔毒、散结、止痛的作用。适用于治疗痈、疽、疮、疖、肺痨、腹中积块及蛇蝎毒虫所伤等病症。

（5）隔盐灸　具有回阳、救逆、固脱的作用。适用于急性腹痛、吐泻、痢疾、四肢厥冷和脱证等。多用于治疗伤寒阴证或吐泻并作、中风脱证等，有回阳、救逆、固脱之力。

（6）隔附子灸　附子性味辛温大热，具有温肾壮阳的作用，与艾灸并用，适用于治疗各种阳虚证，如阳痿、早泄、遗精、疮疡久溃不敛等症。

（二）艾条灸

艾条是用细草纸卷裹艾绒，外面加质地柔软而坚韧的桑皮纸加工制成。艾条灸，是用艾条在腧穴部位灸灼的方法。

1. 分类　常用的艾条灸有温和灸、雀啄灸、回旋灸三种。

（1）温和灸　是指施灸时将艾条的一端点燃，对准应灸的腧穴部位或患处，距皮肤2~3cm，进行熏烤，使患者局部有温热感而无灼痛为宜，一般每处灸 10~15 分钟，以皮肤出现红晕为度（图 3-22）。对于昏厥、局部知觉迟钝的患者，操作时可将中、食二指分张，置于施灸部位的两侧，这样可以通过手指的感觉来测知患者局部的受热程度，以便随时调节施灸的距离和防止烫伤。

（2）雀啄灸　是指施灸时将艾条点燃的一端与施灸部位的皮肤并不固定距离（约3cm），像鸟雀啄食一样，艾条一起一落，忽近忽远上

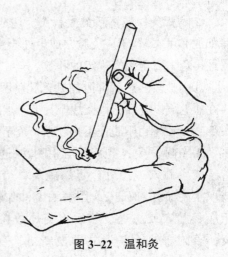

图 3-22　温和灸

下移动而施灸的方法（图3-23）。一般每穴灸5分钟。

（3）回旋灸　是指施灸时将艾条一端点燃，与穴位皮肤保持一定距离，但不固定，上下或左右方向移动，亦可反复旋转施灸，一般持续3~5分钟，以局部潮红、患者有温热感为宜（图3-24）。

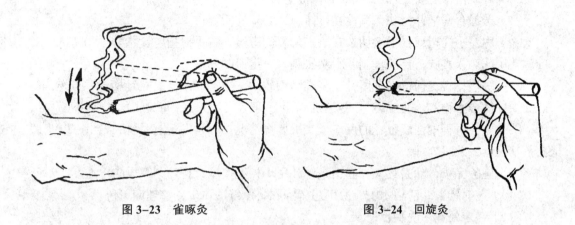

图3-23　雀啄灸　　　　　　　　　　　　图3-24　回旋灸

2. 操作方法

（1）备齐用物，携至患者床旁，核对患者床号、姓名、治疗卡。

（2）向患者解释，根据所灸部位协助患者取舒适体位，暴露灸治部位，注意保暖。必要时遮挡屏风。

（3）核对腧穴部位及施灸方法。

（4）手持艾条，点燃一端后弹去艾灰，对准所灸腧穴部位，距离皮肤约2~3cm处进行熏烤，以患者感到局部温热而无痛为度，一般每穴灸5~15分钟为宜。

（5）施灸完毕，熄灭艾火，投入小口玻璃瓶。

（6）清洁局部皮肤，必要时涂凡士林。

（7）清理用物，协助患者穿衣，取舒适体位，整理床单位。

（8）终末处理，洗手、记录。

3. 临床应用

（1）温和灸　此法临床应用广泛，适应于一切灸法主治病症。

（2）雀啄灸　多用于昏厥急救、小儿疾患、胎位不正、无乳等。此法热感较强，注意防止烧伤皮肤。

（3）回旋灸　适用于风寒湿痹及瘫痪。

（三）温针灸

温针灸，是将针刺与艾灸结合应用的一种方法。

1. 操作方法

（1）备齐用物，携至患者床旁，核对患者床号、姓名、治疗卡。

（2）向患者解释，根据所灸部位协助患者取舒适体位，暴露灸治部位，注意保暖。必要时遮挡屏风。

（3）核对腧穴部位及施灸方法，再用拇食指循经按压腧穴询问患者有无酸胀感觉，以便校准穴位。

（4）常规消毒皮肤（直径＞5cm），待干。

（5）选择合适毫针，并认真检查针体、针尖和针柄。

（6）用左手拇指或食指端切按在腧穴位置的旁边，右手拇指、食指、中指持针，对准腧穴快速刺入皮肤，再按直刺或斜刺法刺入一定深度。

（7）缓慢捻转提插得气后留针，将纯净细软的艾绒搓成团捻裹在针柄上并点燃，使热力沿针体传入腧穴，艾绒燃尽后换绒再灸。一般灸2~5壮，每日1次。

（8）施灸过程中注意患者的反应及艾火燃烧情况，一旦发现有晕针、弯针、艾火脱落等情况者，及时处理。

（9）施灸完毕，除去艾灰，起出毫针，用干棉签按压针孔片刻，以防出血。

（10）核对针数，清理用物，协助患者穿衣，取舒适体位，整理床单位。

（11）终末处理，洗手、记录。

2. 临床应用 主要适用于由风、寒、湿、热等病邪引起的以肌肉、筋骨、关节疼痛、酸楚、麻木、重着、灼热、屈伸不利甚或关节肿大变形为主要临床表现的病症，如风寒湿痹症、骨质增生、腰腿痛、痛风、关节痛等。亦可用于冠心病、高脂血症、胃脘痛、腹痛、腹泻等病证。

（四）温灸器灸

温灸器灸，是将艾绒放入特制的温灸器内，点燃后施灸的方法。

1. 操作方法

（1）备齐用物，携至患者床旁，核对患者床号、姓名、治疗卡。

（2）向患者解释，根据所灸部位协助患者取舒适体位，暴露灸治部位，注意保暖。必要时遮挡屏风。

（3）核对腧穴部位及施灸方法。

（4）选择大小适宜的灸器，并检查有无裂痕。

（5）将艾绒或加掺药物后置于温灸器中，点燃后将温灸器盖盖好，再将灸器置于施灸部位或腧穴上方，进行熨灸，直至所灸部位的皮肤红润为度。一般灸15~30分钟。

（6）施灸完毕，移去灸器，清洁皮肤。

（7）清理用物，协助患者穿衣，取舒适体位，整理床单位。

（8）终末处理，洗手、记录。

2. 临床应用 此法具有调和气血、温中散寒等作用。一般施灸者均可采用，对于妇女、儿童、畏灸者最为适宜。

六、禁忌证

1. 颜面部、眼球、心前区、大血管走行的区域以及关节活动部位，禁止用瘢痕灸。

2. 幼儿囟门未闭合前的囟会穴及妊娠期妇女的腰骶部、下腹部，男女的乳头、阴部、睾丸等不宜施灸。

3. 凡极度疲劳、过饥、过饱、酒醉、过劳、大渴、大惊、大恐、大怒、大汗淋漓、情绪不稳者及妇女经期忌用灸法。

4. 凡属实热证、阴虚发热或邪热内炽等证，如高热、高血压危象、大量咯血、急性传染性疾病、皮肤痈疽疔疖等，均不宜施灸。

5. 过敏体质者慎用灸法。

七、注意事项及护理

1. 室内注意通风，保持空气清新，注意保暖，避免烟雾过浓。

2. 施灸前要与患者讲清灸治的方法及疗程，尤其是瘢痕灸，一定要取得患者的同意与合作。施灸时体位必须舒适自然而且持久，不能移动，防止艾炷脱落，灼伤皮肤。

3. 施灸时，一般是先灸上部，后灸下部，先灸阳部，后灸阴部，壮数是先少而后多，艾炷是先小而后大。用艾炷大小、壮数多少或艾条熏灸时间，应根据患者的病情、施灸部位而决定。艾炷灸一般 5~7 壮，艾条灸一般为 10~15 分钟。

4. 化脓灸者，施灸前施灸部位应用消毒液消毒，在灸疮化脓期间，要注意适当休息，加强营养，保持局部清洁，并可用敷料保护灸疮，以防感染，待其自然愈合。若因处理不当，灸疮脓液呈黄绿色或有渗血现象时，可用外涂消炎药膏或生肌玉红膏。

5. 灸后患者偶有身体不适者，如身热感、头昏、烦躁等，嘱其饮少量糖水，或针刺合谷、后溪等穴位，缓解其不适症状。

6. 灸后局部皮肤出现微红灼热，属正常现象，无须处理。若因施灸过度局部出现小水泡时，注意不擦破，使其自行吸收；出现水泡较大时，用酒精消毒局部皮肤后，再用消毒毫针刺破水泡，放出水液，或用无菌注射针抽出水液，涂以龙胆紫，并盖以无菌敷料。

7. 对于昏厥、局部知觉迟钝的患者，术者可将中、食二指分张，置于施灸部位的两侧，这样可以通过术者手指的感觉来测知患者局部的受热程度，以便随时调节施灸的距离和防止烫伤。

实践操作

一、工作任务

1. 艾炷的制作方法。

2. 间接灸的操作。

3. 艾条灸的操作。

（操作流程见图 3-25，操作评分标准见表 3-4。）

二、用物及器械

1. 施灸用具：粗艾绒或艾条、火柴。

2. 辅助工具：治疗盘、凡士林、针盘、镊子，间接灸时另备药饼。

三、操作规范

1. 操作前准备

（1）评估。

（2）物品准备。

2. 操作过程

（1）艾炷制作方法是否准确。

（2）穴位定位是否准确。

（3）施灸方法是否正确，操作是否熟练。

（4）灸疗的量是否正确。

3. 操作后整理

（1）整理。

（2）记录。

四、注意事项

1. 教师集中示教，学生分组进行练习。

2. 以学生相互练习为主，发现问题及时修正。

五、结果与讨论

1. 结果

2. 讨论

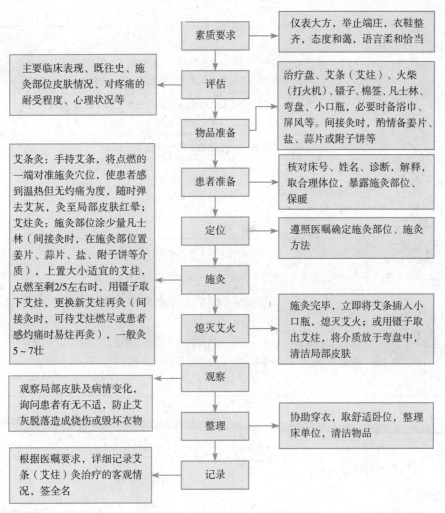

图 3-25 艾条（艾炷）灸操作流程图

表 3-4 艾条（艾炷）灸操作评分标准

编号	大步骤	操作步骤	要点	分数
1	评估	评估患者	1. 评估患者病情、体质、发病部位、目前主要症状及既往病史 2. 患者施灸部位的皮肤情况 3. 患者的心理状态，合作程度等	6
2	施灸前准备	用物准备	治疗盘，艾条（艾炷），火柴（打火机），镊子，棉签，凡士林，弯盘，小口瓶，必要时备浴巾、屏风。间接灸时，酌情备姜片、盐、蒜片或附子饼等	4
3		护士准备	洗手、戴口罩	2
4		环境准备	安静、整洁、开窗通风，注意保暖	2

续表

编号	大步骤	操作步骤	要点	分数
5	艾灸操作	核对解释	备齐用物携至患者床旁，核对床号、姓名、治疗卡，向患者解释操作目的、方法及注意事项，并告知需要配合的事项	6
6		选取体位	根据施灸部位，协助患者取合理体位，暴露施灸部位，并注意保暖	12
7		定位	再次核对，明确腧穴部位及施灸方法	12
8		施灸 （遵医嘱选择正确灸法）	点燃艾条（艾炷），灸法正确	8
9			艾条与皮肤距离符合要求	16
10			及时除掉艾灰	12
11		清洁皮肤	灸后艾条（艾炷）彻底熄灭，清洁局部皮肤	8
12	观察病情	观察灸后反应	观察局部皮肤及病情，询问患者有无不适	4
13	整理	整理归位	操作完毕，协助穿衣，取舒适卧位，整理床单位； 清理用物，归还原处	4
14	记录	洗手、记录、签全名	洗手，记录（施灸部位、体位、方法、施灸时间、局部皮肤情况及患者的反应等），签全名	4
15	总计	得分		

第三节　拔罐法

教学要求

知识目标

1. 知道拔罐法的适用范围、常用手法、禁忌证及注意事项。

2. 知道拔罐法的概念及操作流程。

技能目标

1. 学会拔罐法的操作方法。

2. 能正确预防和处理常见的拔罐异常情况。

情感目标

1. 体会拔罐法的操作感受和护士在操作过程中的责任。

2. 增强学习的兴趣和自主性。

一、基本概念

拔罐法，又称名"拔火罐法""吸筒疗法"，古称"角法"，是以罐为工具，利用燃火、抽气等方法排除罐内空气，形成负压，使之吸附于腧穴或应拔部位的体表，产生刺激并使局部皮肤充血、瘀血，以达到防治疾病目的的一种方法。

二、适用范围

拔罐法具有通经活络、行气活血、消肿止痛、祛风散寒等作用。其适用范围十分广泛，临床内、外、妇、骨伤等各科疾病均可使用。一般多用于风寒湿痹、腰背肩臂腿痛、关节痛、软组织闪挫扭伤、伤风感冒、头痛、咳嗽、哮喘、胃脘痛、呕吐、腹痛、泄泻、痛经、中风偏枯等病症。

三、护理评估

1. 评估患者当前主要症状、临床表现、既往史和体质。
2. 评估患者拔罐部位的皮肤情况。
3. 了解患者年龄、文化层次、目前心理状态、对疾病的认识及合作程度。

四、用物准备

治疗盘、火罐（玻璃罐、竹罐、陶罐或其替代品）数个、95％酒精棉球、打火机（火柴）、弯盘、弯血管钳、灭火瓶（小口瓶）、凡士林油膏、纱布。拔水（药）罐时，另备湿毛巾、水、中药（遵医嘱加入祛风活血药物，如羌活、独活、当归、红花、麻黄、艾叶、川椒、木瓜、川乌、草乌等）、煮锅。必要时备屏风。

常用的火罐有竹罐、陶罐、玻璃罐、抽气罐四种。

1. 竹罐 是用直径 3～5cm 坚固无损的竹子，制成 6～8cm 或 8～10cm 长的竹管，一端留节作底，另一端作罐口，用刀刮去青皮及内膜，制成形如腰鼓的圆筒。用砂纸磨光，使罐口光滑平正。其优点是取材较容易，经济易制，轻巧价廉，不易摔碎，适于煎煮；缺点是容易燥裂、漏气，吸附力不大。

2. 陶罐 是用陶土烧制而成，有大有小，罐口光整，肚大而圆，口、底较小，其状如腰鼓。其优点是吸附力大；缺点是质地较重，易于摔碎、损坏。

3. 玻璃罐 是在陶罐的基础上，改用玻璃加工而成，其形如球状，罐口平滑。其优点是质地透明，使用时可以观察所拔部位皮肤充血、瘀血程度，便于随时掌握情况；缺点也是容易摔碎、损坏。

4. 抽气罐 常用青霉素、链霉素药瓶，将瓶底磨掉，制成平滑的罐口，瓶口处的橡皮塞应保持完整，留作抽气用。也可用透明塑料瓶制成，不易破碎，上置活塞便于抽气。抽气罐的特点是可随意调节罐内负压，控制吸力，用小瓶制成者，可用于皮薄肉少之处。

五、操作方法

（一）拔火罐法的操作方法

1. 准备 备齐用物，携至患者床旁，核对患者床号、姓名、治疗卡，向患者解释操作目的及注意事项。

2.体位 协助患者取舒适体位，松开衣裤，暴露拔罐部位，注意保暖。必要时遮挡屏风。

3.检查 核对并检查拔罐部位皮肤情况。

4.选罐 根据拔罐部位选择大小适宜的火罐，并检查罐口是否光滑及有无损坏。

5.点火吸罐

（1）闪火法 用长纸条或用镊子夹酒精棉球一个，用火将纸条或酒精棉球点燃后，使火在罐内绕1~3圈后，将火退出，迅速将罐扣在应拔的部位，即可吸附在皮肤上（图3-26）。此法在罐内无火，比较安全，是最常用的吸拔方法。但需注意切勿将罐口烧热，以免烫伤皮肤。

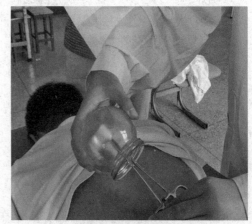

图3-26 闪火法

（2）滴酒法 是用白酒或95%酒精，滴入罐内1~3滴（切勿滴酒过多，以免拔罐时流出，烧伤皮肤），沿罐内壁摇匀，用火点燃后，将罐迅速扣在应拔部位。

（3）贴棉法 是用大小适宜的酒精棉花一块，贴在罐内壁的下1/3处，用火将酒精棉花点燃后，迅速扣在应拔的部位（图3-27）。此法需注意棉花浸酒精不宜过多，否则燃烧的酒精滴下时，容易烫伤皮肤。

（4）投火法 是用易燃纸片或棉花，点燃后投入罐内，迅速将罐扣在应拔的部位，即可吸附在皮肤上。此法由于罐内有燃烧物质，容易落下烫伤皮肤，故适宜于侧面横拔。

6.拔罐 根据病情选择适宜的方法，以局部皮肤出现红紫现象为宜。

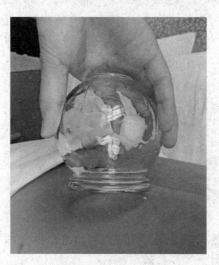

图3-27 贴棉法

（1）留罐法 又称"坐罐法"，是指将罐拔住后，留罐5~10分钟（图3-28）。拔罐过程中要随时观察火罐吸附情况和皮肤颜色。此法是临床上最常用的拔罐法，且单罐、多罐皆可应用。

（2）走罐法 又称"推罐法"，即拔罐时先在所拔部位的皮肤或罐口上，涂一层凡

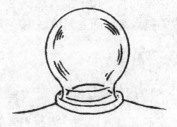

图3-28 留罐法

士林等润滑剂，再将罐拔住。然后，术者用右手握住罐子，向上、下或左、右需要拔的部位，往返推动，至所拔部位的皮肤红润、充血，甚或瘀血时，将罐起下（图3-29）。此法适宜于面积较大、肌肉丰厚部位，如脊背、腰臀、大腿等部位。

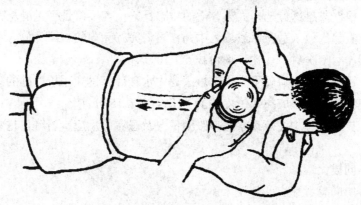

图 3-29　走罐法

（3）闪罐法　是将罐拔住后，立即起下，如此反复多次地拔住、起下，起下、拔住，直至皮肤潮红、充血，或瘀血为度。此法多用于局部皮肤麻木、疼痛或功能减退等病证，尤其适用于不宜留罐的患者，如小儿、年轻女性的面部。

（4）刺血拔罐法　又称"刺络拔罐法"，是将应拔部位的皮肤消毒后，用三棱针点刺出血或用皮肤针叩打，再将火罐吸拔于点刺的部位，使之出血，以加强刺血治疗的作用。一般刺血后拔罐留置 10~15 分钟，多用于治疗丹毒、扭伤、乳痈等。

（5）留针拔罐法　又称"针罐"，是指在针刺留针时，将罐拔在以针为中心的部位上，时间5~10分钟，待皮肤红润、充血或瘀血时，将罐起下，然后将针起出。此法可起到针罐配合的作用（图3-30）。

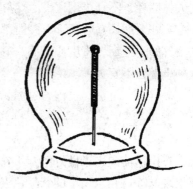

图 3-30　留针拔罐法

7. 起罐　起罐时，先用左手手指向下按压罐口周边皮肤，用右手握住罐体将其略向对侧扳动，使罐口与皮肤间形成一孔隙，让空气进入罐内，罐即松脱。起罐时，方向要准确，用力宜轻缓，以免损伤皮肤。

8. 整理　拔罐完毕，协助患者穿衣，取舒适体位，整理床单位。

9. 记录　清理用物，洗手、记录。

（二）拔水（药）罐法的操作方法

1. 准备　备齐用物，携至患者床旁，核对患者床号、姓名、治疗卡，向患者解释操作目的及注意事项。嘱患者排空小便。

2.体位　协助患者取舒适体位，松开衣裤，暴露拔罐部位，注意保暖，必要时遮挡屏风。

3.检查　核对并检查拔罐部位皮肤情况。

4.选罐　根据拔罐部位选择大小合适的竹罐，并检查罐口是否光滑及有无裂痕。

5.煮罐　煮锅内放入适量水或放入中药，再将完好无损的竹罐，放入水中（水浸没竹罐）加热煮5~10分钟。一次一般可拔5~10个罐。

6.吸罐　用镊子将罐口朝下夹出，甩去罐中水珠后，迅速用折叠好的冷毛巾紧扣罐口，趁热快速将罐扣按在应拔部位皮肤上，留罐10~15分钟。

7.留罐　拔罐过程中注意观察罐口吸附情况及患者的反应，若罐口过紧、过烫，应立即起罐。

8.起罐　同拔火罐法。

9.整理　协助患者穿衣，整理床单元。

10.记录　清理用物，洗手、记录。

六、禁忌证

1.有凝血功能障碍、自发性出血倾向或损伤后出血不止者，不宜使用拔罐疗法，如血友病、紫癜、白血病等。

2.皮肤严重过敏或皮肤患有疖疮等传染性疾病者不宜拔罐。

3.恶性皮肤肿瘤患者或局部破损溃烂、外伤骨折、静脉曲张、体表大血管处、皮肤丧失弹性者，不宜拔罐。

4.妊娠期妇女的腹部、腰骶部及乳房部位不宜拔罐。

5.妇女经期、重度心脏病、心力衰竭、全身抽搐痉挛、狂躁不安、呼吸衰竭及严重水肿患者，不宜拔罐。

6.醉酒、过饥、过饱、过渴、过劳者，慎用拔罐。

七、注意事项及护理

1.操作前向患者做好解释工作，拔罐过程中局部可能会出现水泡或烫伤，局部皮肤会出现与罐口相当大小的紫红色瘀斑，数日后自然消失。

2.拔罐时要选择适当体位，在拔罐过程中勿随意更换体位，如感不适，应立即通知医护人员。

3.拔罐时应选择肌肉丰满的部位；骨骼凸凹不平及毛发较多的部位，火罐容易脱落，均不宜拔罐。

4.拔罐时要根据病情及所拔部位的面积大小而选取大小适宜的罐具以及拔罐的方法。拔罐前应仔细检查罐口是否光滑，罐体有无裂痕，以免损伤皮肤，或在操作中出现罐体破裂、漏气。

5.拔罐动作需稳、准、快，点燃之棉球切勿烧烤罐口，以免烫伤皮肤。若因烫伤或留罐时间太长而出现水泡，水泡小时无须处理，防止擦破，待其自行吸收；水泡较大时，应消毒局部皮肤后，再用无菌注射器抽出渗出液，涂以龙胆紫。必要时覆盖无菌纱布，防止感染。

6. 留罐时间一般为 10 ~ 15 分钟。留罐期间，应为患者加盖衣被以免受凉；并应观察罐内皮肤隆起程度及皮色变化，即要防止吸力不够，火罐脱落，影响疗效，又要避免因拔罐时间过长、吸力过大而出现较大水泡。

7. 起罐时，一般先用一手夹住火罐，另一手拇指或食指从罐口旁边按压一下，使空气进入罐内，火罐即可取下。

实践操作

一、工作任务

1. 火罐的选择。

2. 闪火法拔罐的操作（操作流程见图 3-31，操作评分标准见表 3-5）。

3. 走罐的操作。

二、用物及器械

1. 拔罐用具：玻璃罐、酒精灯、95% 酒精。

2. 辅助工具：治疗盘、75% 酒精、消毒棉球、镊子、火柴。

三、操作规范

1. 操作前准备

（1）评估。

（2）物品准备。

2. 操作过程

（1）火罐的检查方法是否准确。

（2）拔罐部位选择是否准确。

（3）闪火法操作是否准确，操作是否熟练。

（4）起罐方法是否正确。

3. 操作后整理

（1）整理。

（2）记录。

四、注意事项

1.教师集中示教，学生分组进行练习。

2.以学生模拟练习为主，发现问题及时修正。

五、结果与讨论

1.结果

2.讨论

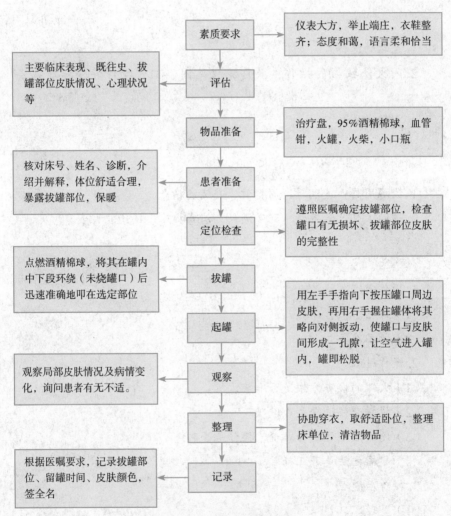

图 3-31　拔罐法操作流程图

表 3-5 拔罐法操作评分标准

编号	大步骤	操作步骤	要点	分数
1	评估	评估患者	1. 评估患者病情、体质、发病部位、目前主要症状及既往病史 2. 患者拔罐部位皮肤情况 3. 患者的心理状态、合作程度等	6
2	拔罐前准备	用物准备	治疗盘，95%酒精棉球，血管钳，火罐，火柴，小口瓶	4
3		护士准备	洗手、戴口罩，选择并检查火罐	4
4		环境准备	安静、整洁、通风，注意保暖	4
5	拔罐操作	核对解释	备齐用物携至患者床旁，核对床号、姓名、诊断，介绍并解释，取得患者理解与配合	6
6		定位检查	遵照医嘱确定拔罐部位，选择并检查火罐	14
7		选取体位	根据拔罐部位协助患者取合适体位，暴露拔罐部位，并注意保暖	16
8		拔罐	点燃酒精棉球后在罐内中下段环绕，未烧罐口 准确扣在已经选定的部位，罐内形成负压，吸附力强，安全熄火	20
9		起罐	起罐方法正确	12
10	观察病情	观察拔罐反应	随时检查火罐吸附情况，局部皮肤红紫的程度，皮肤有无烫伤或小水泡；留罐时间 10 分钟左右，询问患者的感觉	6
11	整理	整理归位	操作完毕，协助穿衣，取舒适卧位，整理床单位；消毒用具，归置原处	4
12	记录	洗手、记录、签名	洗手，记录（拔罐部位、体位、方法、留罐时间、皮肤变化及患者的反应等），签全名	4
13	总计	得分		

第四节　耳针法

教学要求

知识目标

1.知道耳针法的适用范围、常用手法、禁忌证及注意事项。

2.知道耳针法的概念及操作流程。

技能目标

1.学会耳针法的操作方法。

2.能正确预防和处理常见的耳针异常情况。

情感目标

1.体会耳针的操作感受和护士在操作过程中的责任。

2.增强学习的兴趣和自主性。

一、基本概念

耳针法，又称"耳穴压豆法"或"耳穴埋豆法"，是采用针刺或质硬而光滑的小粒药物（如菜籽等）刺激耳郭上的穴位或反应点，通过经络传导，以达到通经活络、调节气血、防治疾病效果的一种操作方法。耳针法是一种常见的耳穴刺激法，是在耳毫针、耳埋针治疗基础上发展起来的一种简便的治法。它不仅具有与毫针、埋针相同的效果，还具有安全、无创伤、无疼痛、作用持久、易于接受等优点。耳针法尤其适用于老年人和儿童。

二、适用范围

可适用于内、外、妇、儿、五官等临床各科疾病，如胃炎、胃溃疡、支气管炎、高血压、失眠、糖尿病、软组织损伤、落枕、肩周炎、痛风、扁桃体炎、近视、月经不调、神经性皮炎等。此外，还可用于戒烟、减肥、美容、预防感冒等。

三、护理评估

1.患者当前的主要症状、临床表现及既往史。

2.耳针取穴部位的皮肤情况。

3.女性患者的生育史，有无流产史，当前是否妊娠。

4.患者对疼痛的耐受程度及心理状况。

四、用物准备

治疗盘、毫针盒（短毫针等）、王不留行籽或磁珠、2%碘酊、75%酒精、无菌干棉签、镊子、探棒、胶布、弯盘。必要时备耳穴电针仪。

五、操作方法

1. 准备　洗手戴口罩，备齐用物，携至患者床旁，核对患者床号、姓名，治疗卡，向患者解释操作目的及注意事项，取得患者配合。

2. 体位　协助患者取舒适的姿势和体位。

3. 取穴　遵照医嘱，选择耳穴部位，探查耳穴寻找反应点。一般单耳取穴，两耳轮换。也可双耳同时治疗，以增强疗效。

4. 消毒　常规消毒皮肤，消毒范围视耳郭大小而定。

5. 针刺或埋豆　①耳针法：左手手指托持耳郭，右手持针进针，其深度以刺入软骨，但不透过对侧皮肤为度，留针。②耳穴埋豆法：为使局部达到持续刺激，临床多采用王不留行籽、磁珠等附在耳穴部位，以小方块胶布固定，俗称"耳穴埋豆法"。操作时，左手手指托持耳郭，右手用镊子夹取剪好的方型胶布，中心粘上准备好的王不留行籽或磁珠，对准穴位紧贴压其上，再用拇指、食指指腹相对揉按埋籽，以患者有疼痛或胀痛，并能耐受为度。留埋期间，嘱患者用手每天按压 3～5 次，每次 1～3 分钟，加强刺激，提高疗效。

6. 起针　起针后用无菌干棉球按压针孔片刻，以防出血。涂以碘酒或酒精消毒，预防感染。

7. 整理　操作完毕，协助患者取舒适体位，整理床单位。

8. 记录　清理用物，做好记录。

六、禁忌证

1. 耳部有湿疹、溃疡、冻伤、炎症的部位禁用。

2. 外耳有明显炎症或病变者，禁用耳针，如冻疮、破溃、感染、溃疡及湿疹等。

3. 妇女怀孕期间宜慎用耳针疗法；有习惯性流产史则应禁用耳针。

4. 有严重心脏病、器质性病变、严重贫血者，不宜用耳针。

七、注意事项及护理

1. 防止胶布潮湿和污染，避免皮肤感染。对胶布过敏者，可改用黏合纸或其他膏药贴，同时配合刺激肾上腺、风溪等耳穴。

2. 夏天易出汗，贴压耳穴不能过多，时间不能过长，以免感染。

3. 埋豆后患者自行按压时，切勿揉搓，以免搓破皮肤，造成感染。

4. 单耳埋籽持续时间：春秋季 2～3 天，夏季 1～2 天，冬季 5～7 天。

5. 过度饥饿、疲劳、精神高度紧张时，以及孕妇、年老体弱者，按压宜轻；急性疼痛病证，应重手法强刺激。

实践操作

一、工作任务

1. 探查耳穴。

2. 耳针法的操作（操作流程见图 3-32，操作评分标准见表 3-6）。

二、用物及器械

1. 耳针用具：耳针，消毒棉球，探棒。

2. 辅助工具：治疗盘，2%碘酊，75%酒精，无菌棉签，镊子，胶布，弯盘，针盒。

三、操作规范

1. 操作前准备

（1）评估。

（2）物品准备。

2. 操作过程

（1）耳穴选择是否准确。

（2）探查耳穴方法是否准确。

（3）耳针法操作是否熟练。

（4）起针方法是否正确。

3. 操作后整理

（1）整理

（2）记录

四、注意事项

1. 教师集中示教，学生分组进行练习。

2. 以学生模拟练习为主，发现问题及时修正。

五、结果与讨论

1. 结果

2. 讨论

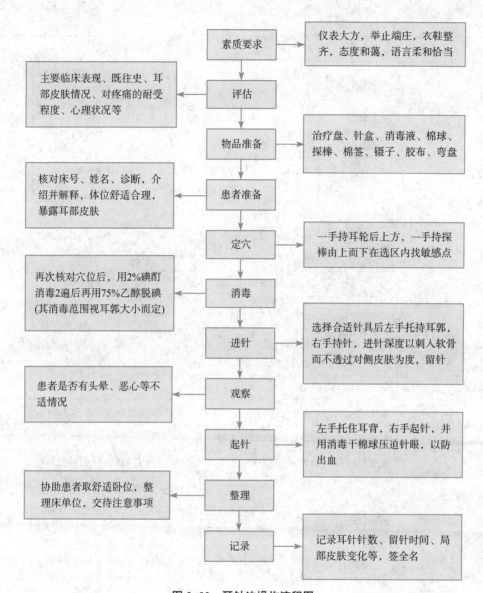

图 3-32　耳针法操作流程图

表 3-6　耳针法操作评分标准

编号	大步骤	操作步骤	要点	分数
1	评估	评估患者	1.评估患者病情、体质、目前主要症状，发病部位及既往病史 2.患者针刺耳部皮肤情况 3.患者的心理状态，合作程度等	6

续表

编号	大步骤	操作步骤	要点	分数
2	耳针前准备	用物准备	治疗盘，针盒，皮肤消毒液，棉球，探棒，棉签，镊子，胶布，弯盘	4
3		护士准备	洗手、戴口罩，消毒毫针针具	4
4		环境准备	安静、整洁、通风	4
5	耳针操作	核对解释	备齐用物携至患者床旁，核对床号、姓名、诊断、治疗卡，介绍并解释，取得患者理解与配合	6
6		选取体位	协助患者取舒适体位	8
7		定穴	遵照医嘱核准穴位，术者一手持耳轮后上方，另一手持探棒由上而下在选区内找敏感点	12
8		检查消毒	选择并检查针具，再次核对穴位后，用皮肤消毒液擦拭（其范围视耳郭大小而定）	8
9		进针	用左手拇、食指固定耳郭，中指托着针刺部耳背，然后用右手拇、食、中三指持针，在反应点进针。针刺深度视耳郭不同部位厚薄而定，以刺入耳软骨（但不可穿透）且有针感力度为宜	18
10		留针	留针时间一般为 20 ~ 30 分钟	8
11		出针	左手托住耳背，右手起针，并用消毒干棉球压迫针眼，以防出血	8
12		核对	核对针数，防止遗漏	2
13	观察病情	观察针刺反应	在针刺及留针过程中，密切观察患者有无疼痛等不适情况，出现意外立即处理	4
14	整理	整理归位	操作完毕，取舒适卧位，整理床单位；消毒针刺用具，归置原处	4
15	记录	洗手、记录、签名	洗手，记录（针刺时间、针数、留针时间及患者的反应等），签全名	4
16	总计	得分		

第五节　头　针

 教学要求

知识目标

1. 知道头针的适用范围、常用手法、禁忌证及注意事项。

2. 知道头针的概念及操作流程。

技能目标

1. 学会头针的操作方法。

2. 能正确预防和处理常见的头针异常情况。

情感目标

1. 体会头针的操作感受和护士在操作过程中的责任。

2. 增强学习的兴趣和自主性。

一、基本概念

头针，又称"头皮针""颅针"，是指在头部特定的刺激区进行针刺，以达到治疗疾病目的的一种针刺方法。该法具有简便易行，疗效显著，安全可靠等优点。

二、适用范围

头针主要用于治疗脑源性疾病及其他神经性疾病。如中风偏瘫、肢体麻木、失语、皮层性多尿、眩晕、耳鸣、舞蹈病、癫痫、脑瘫、小儿弱智、震颤麻痹、假性球麻痹等。此外，也可治疗头痛、脱发、脊髓性截瘫、高血压病、精神病、失眠、眼病、鼻病、肩周炎、腰腿痛、各种疼痛性疾病等常见病和多发病。

三、护理评估

1. 患者当前的主要症状、临床表现及既往史。

2. 头针取穴部位的皮肤情况。

3. 患者对疼痛的耐受程度、心理状况及合作程度。

四、用物准备

治疗盘、针盒（长毫针）、消毒液、消毒棉球、棉签、弯盘、镊子。

五、操作方法

1. 准备　洗手戴口罩，备齐用物，携至床旁，核对患者床号、姓名、治疗卡，向患者解释操作目的及注意事项，取得患者的配合。必要时用屏风遮挡。

2. 体位　协助患者取舒适体位（坐位或卧位），注意保暖。

3. 取穴　遵医嘱，明确诊断，根据病情，选定头穴线。

4. 消毒　常规消毒局部皮肤。

5. 进针　右手持长毫针（1.5～3寸），使针身与头皮呈30°夹角，用夹持进针法将针尖刺入头皮下，当针尖到达帽状腱膜下层时，指下感到阻力减小，然后使针与头皮平行，继续捻转进针，直至到达该区的应有深度（0.5～3寸），固定不提插。

6. 行针　捻转时，用刺手拇指掌面和食指桡侧面夹持针柄，以食指的掌指关节快速连续屈伸，使针身左右旋转，转速为200次/分，持续2～3分钟。留针20～30分钟，留针期间反复操作 2 ~ 3 次即可起针。

7. 出针 针刺完毕，刺手夹持针柄轻轻捻转松动针身，押手固定穴区周围头皮，如针下无紧涩感，可快速抽拔出针，也可缓慢出针。出针后需立即用消毒干棉球按压针孔片刻，以防出血。

8. 整理 操作完毕，协助患者取舒适体位，整理床单位。

9. 记录 清理用物，做好记录。

六、禁忌证

1. 高热、心力衰竭、病情危重者不宜采用头针法。

2. 婴幼儿囟门尚未完全闭合者，不宜采用头针法。

3. 血压过高时，应待其稳定后方可行头针治疗。

七、注意事项及护理

1. 头部有毛发，故必须严格消毒，以防感染。

2. 由于头针的刺激较强，刺激时间较长，治疗期间，应随时观察患者的表情、面色，及时询问患者的感觉，以防晕针。

3. 中风患者急性期，如因脑溢血引起昏迷、血压过高时，暂不宜用头针治疗，须待血压和病情稳定后方可采用头针治疗；如因脑血栓形成引起偏瘫者，宜及早采用头针治疗。

4. 由于头皮血管丰富，容易出血，起针时要认真检查每一针孔，有无出血和血肿。若有出血，则应用消毒干棉球按压针孔片刻，直到血止；若出现皮下血肿，可轻轻揉按，促使其消散。

实践操作

一、工作任务

1. 选择头穴线。

2. 头针法的操作（操作流程见图 3-33，操作评分标准见表 3-7）。

二、用物及器械

1. 头针用具：长毫针、消毒棉球。

2. 辅助工具：治疗盘、2%碘酊、75%酒精、针盒、棉球、棉签、镊子、弯盘。

三、操作规范

1. 操作前准备

（1）评估。

（2）物品准备。

2. 操作过程

（1）腧穴选择是否准确。

（2）进针手法是否准确，操作是否熟练。

（3）行针手法是否准确，操作是否熟练。

（4）起针方法是否正确。

3. 操作后整理

（1）整理

（2）记录

四、注意事项

1. 教师集中示教，学生分组进行练习。

2. 以学生模拟练习为主，发现问题及时修正。

五、结果与讨论

1. 结果

2. 讨论

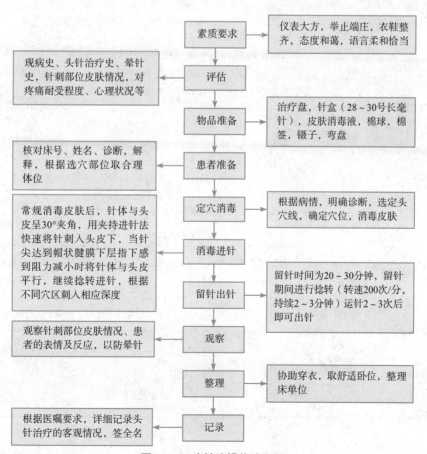

图 3-33　头针法操作流程图

表 3-7　头针法操作评分标准

编号	大步骤	操作步骤	要点	分数
1	评估	评估患者	1. 评估患者病情、体质、发病部位、目前主要症状、既往病史、晕针史 2. 患者头皮部位皮肤情况 3. 患者对疼痛的耐受度、心理状态及合作程度等	6
2	头针前准备	用物准备	治疗盘，针盒（28~30号长毫针），皮肤消毒液，棉球，棉签，镊子，弯盘	4
3		护士准备	洗手、戴口罩，消毒毫针针具	4
4		环境准备	安静、整洁、通风，注意保暖	4
5	头针操作	核对解释	备齐用物携至患者床旁，核对床号、姓名、诊断、治疗卡，介绍并解释，取得患者理解与配合	6
6		选取体位	协助患者取舒适体位	8
7		定穴	根据病情，明确诊断，选定头穴线，确定穴位	12
8		检查消毒	选择并检查针具，再次核对穴位后，常规消毒针刺部位皮肤	8
9		进针	针体与头皮呈30°夹角，用夹持进针法快速将针刺入头皮下，当针尖到达帽状腱膜下层时，指下感到阻力减小，然后使针体与头皮平行，继续捻转进针，根据不同穴区可刺入相应深度	18
10		留针运针	留针时间为20~30分钟，留针期间进行捻转运针2~3次，转速为200次/分，持续2~3分钟	8
11		出针	刺手夹持针柄轻捻松动针身，押手固定穴区周围头皮，如针下无紧涩感，可出针。并用消毒干棉球压迫针眼，防出血	8
12		核对	核对针数，防止遗漏	2
13	观察病情	观察针刺后反应	在针刺及留针过程中，密切观察针刺部位皮肤情况、患者的表情及反应，以防晕针	4
14	整理	整理归位	操作完毕，取舒适卧位，整理床单位；消毒针刺用具，归置原处	4
15	记录	洗手、记录、签名	洗手，记录（针刺时间、针数、留针时间及患者的反应等），签全名	4
16	总计	得分		

第六节 电针、水针、穴位埋线法

教学要求

知识目标

1. 知道电针、水针、穴位埋线法的适用范围、常用手法、禁忌证及注意事项。

2. 知道电针、水针、穴位埋线法的概念及操作流程。

技能目标

1. 学会电针、水针、穴位埋线法的操作方法。

2. 能正确预防和处理常见的电针、水针、穴位埋线法异常情况。

情感目标

1. 体会电针、水针、穴位埋线法的操作感受和护士在操作过程中的责任。

2. 增强学习的兴趣和自主性。

一、电针

（一）基本概念

电针法，是将针刺入穴位"得气"后，在针具上连接电源，通过电针仪输出接近人体生物电的脉冲电流，利用针和电两种刺激相结合，以达到防治疾病目的的一种操作方法（图3-34）。此法不仅提高了毫针的治疗效果，而且扩大了针灸的治疗范围。

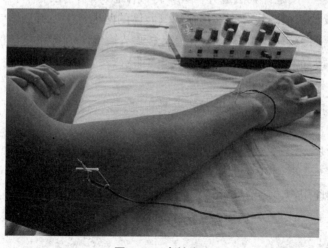

图3-34 电针疗法

（二）适用范围

电针法的适用范围基本和毫针刺法一致，可广泛应用于内、外、妇、儿、眼、耳鼻咽喉、骨伤等各科疾病，如头痛、三叉神经痛、坐骨神经痛、牙痛、痛经、面神经麻痹、多发性神经炎、精神分裂症、癫痫、神经衰弱、视神经萎缩、肩周炎、风湿性关节炎、类风湿性关节炎、腰肌劳损、骨质增生、关节扭挫伤、脑血管病后遗症、耳鸣、耳聋、子宫脱垂、遗尿、尿潴留等。

（三）护理评估

1. 评估患者当前主要症状、临床表现、既往史及过敏史。
2. 评估电针取穴部位的皮肤情况。
3. 评估患者对疼痛的耐受程度及心理状况。

（四）用物准备

治疗盘、电针治疗仪、无菌毫针盒（各种型号毫针）、无菌持物钳、无菌干棉签、皮肤消毒液（2%碘酊或碘伏，75%酒精）、弯盘、浴巾。必要时备屏风。

（五）操作方法

1. 准备　洗手戴口罩，备齐用物，携至床旁，核对患者床号、姓名、治疗卡，向患者做好解释工作，稳定患者情绪以配合治疗。

2. 体位　根据所选穴位安置适当体位，嘱患者排净小便。必要时遮挡屏风。

3. 取穴　遵照医嘱，校准穴位，用拇指按压检查是否有酸胀感。

4. 消毒　针刺部位皮肤用2%碘酊消毒，再用75%酒精棉球脱碘。

5. 进针及通电　按毫针刺法进针，有"得气"感应后，先将电针仪输出电位器调至"0"，再将电针仪的两根导线分别连接在同侧肢体的两根针上，开启电针仪的电源开关，选择适当波型，慢慢旋转电位器由小至大逐渐调节输出电流到所需量值（患者出现酸、麻、胀等感觉，或局部肌肉出现节律性收缩，即所需的强度）。通电时间视病情及患者体质而定，一般为5~20分钟。

6. 观察　通电过程中应观察患者的忍受程度，以及导线有否脱落，有无晕针、弯针、折针等情况。

7. 出针　治疗完毕，先将输出电位器调至"0"位，然后关闭电源开关，拆除输出导线，将针慢提至皮下，迅速拔出，用无菌干棉球按压针孔片刻。

8. 整理　清理用物，协助患者穿衣，取适当体位，整理床单位。

9. 记录　洗手、记录（穴位、通电参数、患者反应、治疗效果等），签全名。

（六）禁忌证

电针虽无绝对禁忌，但对心脏病、自发出血倾向、精神过于紧张、不能配合治疗的患者宜慎用。

（七）注意事项及护理

1. 操作前仔细检查电针仪的性能，导线接触是否良好。

2. 通电过程中，应注意观察导线是否脱落，观察患者的反应，有无晕针、弯针、折针等情况。若需增加刺激时，调节电流量应逐渐由小至大，切勿突然增强，以致发生晕针或引起肌肉痉挛，造成弯针、折针等意外。

3. 颈项、脊柱两侧及心前区等部位针刺时，不能横贯通电，避免电流回路通过脊髓和心脏。同侧肢体取 1～3 对穴位（有 1～3 对导线）为宜。

4. 孕妇、体质虚弱、精神紧张、过劳、醉酒者慎用电针。

5. 电针仪最大输出电压在 40V 以上者，最大输出电流应控制在 1mA 以内，避免触电。

二、水针

（一）基本概念

水针，又称"穴位注射"，是将少量无菌药物注射液（如复方当归注射液、维生素 B_1 注射液、葡萄糖注射液等）注入人体某些穴位，通过针刺对穴位的刺激及药物的药理作用结合在一起，发挥综合效能的一种方法（图 3-35）。

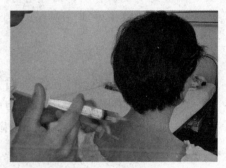

图 3-35　水针疗法

（二）适用范围

穴位注射的适用范围非常广泛，凡属针灸的适应证大部分可用本法治疗，如腰腿痛、肩背痛、关节疼痛、软组织扭挫伤以及高血压、胃痛、支气管炎、支气管哮喘、神经衰弱等。

（三）护理评估

1. 患者当前主要症状、临床表现、既往史、穴位注射史及药物过敏史。

2. 注射穴位局部皮肤状况。

3. 患者对疼痛的耐受程度、心理状态及合作程度。

（四）用物准备

治疗盘、药液（遵医嘱）、5mL 或 10mL 一次性无菌注射器一支、砂轮、弯盘、皮肤消毒液、镊子、无菌棉签、注射卡。必要时备屏风。

（五）操作方法

1. **准备**　备齐用物，携至患者床旁，核对患者床号、姓名、注射卡，向患者做好解释工作，稳定患者情况以配合治疗。

2. 体位　根据所选穴位协助患者选择合适体位，暴露针刺部位，注意保暖。必要时遮挡屏风。

3. 取穴　遵照医嘱，校准穴位，用拇指按压测试患者局部感觉及反应。

4. 备药　抽取所需药液，排净注射器内空气，备用。

5. 消毒　常规消毒针刺部位皮肤，待干。

6. 进针　左手拇指及中指绷紧局部皮肤，右手持注射器，针尖对准穴位，迅速刺入皮下，然后用直刺或斜刺法将针推进至一定深度。

7. 注射　进针后，上下提插"得气"后，回抽无血，将药物缓慢注入。

8. 观察　在操作过程中注意观察患者病情，若出现晕针、弯针、折针等意外情况，应立即处理。

9. 出针　药液注射完毕，快速拔针，用无菌棉签按压针孔片刻，以防出血。

10. 整理　再次核对，清理用物，协助患者穿衣，取舒适卧位，整理床单位。

11. 记录　终末处理，洗手、记录。

（六）禁忌证

1. 患者疲乏、饥饿或高度紧张时慎用。
2. 局部皮肤有感染、瘢痕或有出血倾向及高度水肿者禁用。
3. 孕妇的下腹部、腰骶部和三阴交、合谷等穴位禁针。

（七）注意事项及护理

1. 严格执行三查七对和无菌技术操作规程，并注意药物的性能、药物配伍禁忌、毒副作用及药物过敏反应等。凡能引起过敏的药物，必须先作过敏试验。

2. 注药前回抽无回血时再将药液注入，不能将药液注入血管、关节腔、脊髓腔和胸腔内，以免造成不良后果。

3. 在操作过程中，应密切观察患者的反应，若患者有触电感时，应将针体往外退出少许后再注入药液。穴位注射时，必须避开神经干。

4. 颈项、胸背部腧穴注射时，不能过深，以防误伤重要脏器。

5. 年老体弱及初次接受治疗者，取卧位，取穴不宜过多，药量也可酌情减少，以免晕针。

三、穴位埋线法

（一）基本概念

穴位埋线法是在针灸经络理论指导下，根据病情需要，将特制羊肠线埋藏于相应的经络穴位，利用羊肠线对穴位的持续性刺激作用而达到治疗目的的一种方法。它是中医针灸学中常用的一种治疗方法，融合了多种疗法（针刺、埋针、组织疗法等）、多种效应（刺血、留针、组织效应等）为一体。

（二）适用范围

对于慢性、顽固性、免疫功能低下等疾病的治疗有独特疗效，如半身不遂、肥胖症、面瘫后遗症、癫痫、腰腿痛、腰椎间盘突出症、颈椎病、痿证、脊髓灰质炎后遗症、慢性支气管炎、哮喘、便秘、腹泻、慢性胃炎、胃痛、功能性消化不良、高血压、高脂血症、遗尿、尿失禁、神经官能症等。

（三）护理评估

1. 评估患者当前的主要症状、临床表现、既往史、穴位埋线史及过敏史。
2. 评估埋线部位皮肤状况。
3. 评估患者对疼痛的耐受程度、心理状态及合作程度。

（四）用物准备

治疗盘、2%碘酊、75%酒精、无菌棉签、洞巾、注射器、镊子、埋线针或经改制的 12 号腰椎穿刺针（将针芯前端磨平）、持针器、0~1 号铬制羊肠线，0.5%~1%盐酸普鲁卡因、剪刀、无菌敷料、龙胆紫 1 小瓶等。如用切开法，需备尖头手术刀片、手术刀柄、三角缝针等。

（五）操作方法

传统埋线疗法包括穿刺针埋线法、三角针埋线法和切开结扎埋线法三种。

1. 穿刺针埋线法　选取舒适体位，选定腧穴，做好进针标记，常规消毒局部皮肤后，用持针器夹取一段长约 1~2cm 已消毒的羊肠线，放置在腰椎穿刺针针管的前端，后接针芯，左手拇、食指绷紧或捏起进针部位皮肤，右手持穿好线的埋线针，快速刺入皮肤，待针刺入所需深度后稍作提插，当出现针感后，边推针芯、边退针管，将羊肠线留在穴位内，再将注射针头连同针灸针一起拔出，用棉签按压针孔。必要时在伤口处贴上创可贴。

2. 三角针埋线法　在穴位两侧 1~2cm 处，用龙胆紫作好进出针标记，常规皮肤消毒后，在标记处用 0.5%~1%盐酸普鲁卡因作皮内麻醉后，再用持针器夹住带羊肠线的皮肤缝合针，从一侧局麻点刺入，穿过穴位下方的皮下组织或肌层，从对侧局麻点穿出，捏起两针孔之间的皮肤，紧贴皮肤剪断两端线头，放松皮肤，轻轻揉按局部，使羊肠线完全埋入皮下组织内，敷盖纱布 3~5 天。每次可埋线 1~3 个穴位，一般 20~30 天埋线 1 次。

3. 切开结扎埋线法　在选定的穴位上用 0.5%盐酸普鲁卡因作浸润麻醉，用手术刀刀尖划开皮肤（0.3~0.5cm）后，将弯血管钳插入穴位深处进行按摩弹拨法，然后用持针器夹住带羊肠线的缝合针从切口处穿刺，穿过穴位深处，从对侧皮丘穿出，又从出口进针，较第一线浅，至切口出针，将针头适当拉紧、打结，剪断并埋入切口深处，包扎。

（六）禁忌证

1. 皮肤局部有皮肤病、炎症、溃疡处不宜埋线。

2. 肺结核活动期、骨结核、严重心脏病患者或妊娠期妇女均不宜埋线。

3. 女性在月经期不宜埋线。

4. 患者精神紧张、大汗、劳累后、过饥时，慎用埋线疗法。

5. 有出血倾向、组织吸收修复功能障碍者如糖尿病患者等，禁用埋线疗法。

（七）注意事项及护理

1. 严格无菌操作，确保一人一针，避免交叉感染。

2. 线应埋在皮下组织和肌肉之间，肌肉比较丰满的部位可埋在肌层，羊肠线头不可暴露在皮肤外面，以防感染。

3. 在同一穴位作重复治疗时，应偏离前次治疗的进、出针点。

4. 根据不同部位的解剖学特点掌握埋线的深度，不要伤及内脏、大血管和神经干，以免造成功能障碍和疼痛。

5. 埋线后应注意避风寒、调情志，饮食以清淡为主，忌烟酒、海鲜及辛辣等刺激性食物。埋线后 6 ~ 8 小时内局部禁沾水，但不影响正常的活动。

6. 注意观察术后反应。一般术后 1 ~ 5 天内，少数患者局部出现肿、痛、低热等无菌性炎症反应，属正常现象，一般可不处理，7 ~ 10 天可自行消失。若局部有明显的炎症反应如红、肿、热、痛者，应进行抗感染治疗；若局部出现微肿、胀痛或青紫现象，是个体差异的正常反应，多因局部血液循环较慢，对线体的吸收过程相对延长所致，一般 7 ~ 10 天左右即能缓解，不影响任何疗效；若损伤神经，出现神经分布区皮肤感觉障碍或神经支配的肌肉瘫痪，应及时抽出羊肠线并按照神经损伤给予适当处理。

实践操作

一、工作任务

（一）电针法

1. 电针仪的使用。

2. 电针法的操作（操作流程见图 3-36，操作评分标准见表 3-8）。

（二）水针法

1. 穴位选择。

2. 水针法的操作（操作流程见图 3-37，操作评分标准见表 3-9）。

（三）穴位埋线法

1. 穴位选择。

2. 穴位埋线法的操作（操作流程见图 3-38，操作评分标准见表 3-10）。

二、用物及器械

（一）电针法

1.电针用具：毫针、电针仪、消毒棉球。

2.辅助工具：治疗盘、2%碘酊、75%酒精、针盒、无菌棉签、无菌持物钳、弯盘、脉枕、浴巾、屏风。

（二）水针法

1.水针用具：注射器、药液、无菌棉签、消毒棉球。

2.辅助工具：治疗盘、2%碘酊、75%酒精、弯盘。

（三）穴位埋线法

1.埋线用具：埋线针、持针器、0～1号铬制羊肠线，0.5%～1%盐酸普鲁卡因。

2.辅助工具：治疗盘、消毒液、无菌棉签、洞巾、注射器、镊子、消毒敷料。

三、操作规范

1.操作前准备

（1）评估。

（2）物品准备。

2.操作过程

（1）电针法：穴位选择是否准确；电针仪连接方法是否准确；毫针刺法操作是否熟练；起针方法是否正确。

（2）水针法：穴位定位是否准确；进针方法是否准确；操作是否熟练；拔针方法是否正确。

（3）穴位埋线法：穴位选择是否准确；进针方法是否准确；操作是否熟练；埋线方法操作是否熟练；起针方法是否正确。

3.操作后整理

（1）整理

（2）记录

四、注意事项

1.教师集中示教，学生分组进行练习。

2.以学生模拟练习为主，发现问题及时修正。

五、结果与讨论

1.结果

2.讨论

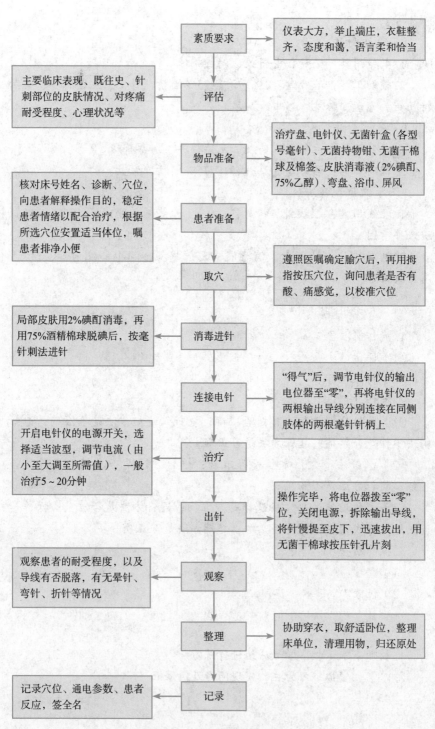

仪表大方，举止端庄，衣鞋整齐，态度和蔼，语言柔和恰当 ← 素质要求

主要临床表现、既往史、针刺部位的皮肤情况、对疼痛耐受程度、心理状况等 ← 评估

物品准备 → 治疗盘、电针仪、无菌针盒（各型号毫针）、无菌持物钳、无菌干棉球及棉签、皮肤消毒液（2%碘酊、75%乙醇）、弯盘、浴巾、屏风

核对床号姓名、诊断、穴位，向患者解释操作目的，稳定患者情绪以配合治疗，根据所选穴位安置适当体位，嘱患者排净小便 ← 患者准备

取穴 → 遵照医嘱确定腧穴后，再用拇指按压穴位，询问患者是否有酸、痛感觉，以校准穴位

局部皮肤用2%碘酊消毒，再用75%酒精棉球脱碘后，按毫针刺法进针 ← 消毒进针

连接电针 → "得气"后，调节电针仪的输出电位器至"零"，再将电针仪的两根输出导线分别连接在同侧肢体的两根毫针针柄上

开启电针仪的电源开关，选择适当波型，调节电流（由小至大调至所需值），一般治疗5～20分钟 ← 治疗

出针 → 操作完毕，将电位器拨至"零"位，关闭电源，拆除输出导线，将针慢提至皮下，迅速拔出，用无菌干棉球按压针孔片刻

观察患者的耐受程度，以及导线有否脱落，有无晕针、弯针、折针等情况 ← 观察

整理 → 协助穿衣，取舒适卧位，整理床单位，清理用物，归还原处

记录穴位、通电参数、患者反应，签全名 ← 记录

图 3-36　电针法操作流程图

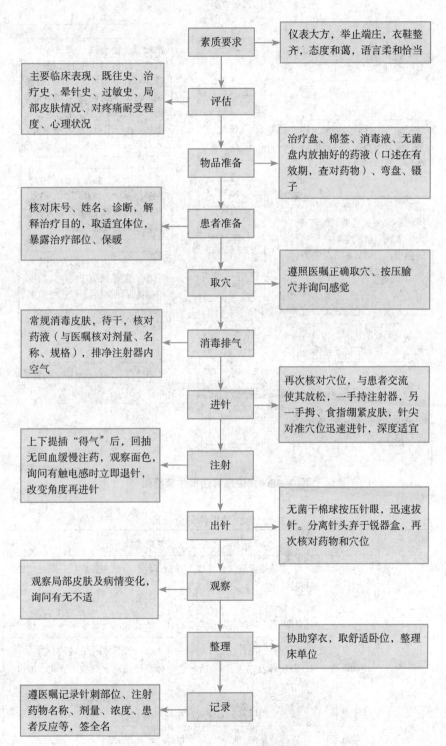

图 3-37　水针法操作流程图

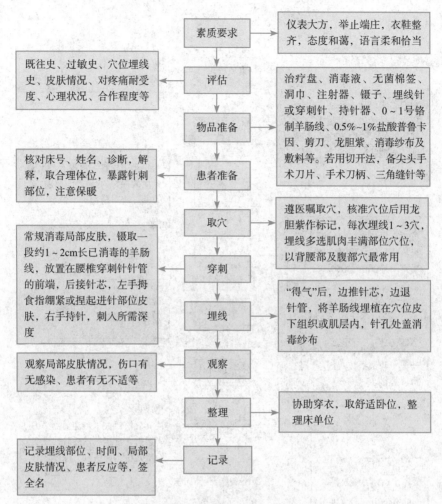

图 3-38 穴位埋线法操作流程图

表 3-8 电针法操作评分标准

编号	大步骤	操作步骤	要点	分数
1	评估	评估患者	1. 评估患者病情、体质、发病部位、目前主要症状、既往病史、晕针史 2. 患者针刺部位皮肤情况 3. 患者对疼痛的耐受度、心理状态及合作程度等	6
2	电针前准备	用物准备	治疗盘、电针仪、无菌针盒（各型号毫针）、无菌持物钳、无菌干棉球及棉签、2%碘酊、75%酒精棉球、弯盘、脉枕、浴巾、屏风	4
3		护士准备	洗手、戴口罩，消毒毫针针具	4
4		环境准备	安静、整洁、通风，注意保暖	4

续表

编号	大步骤	操作步骤	要点	分数
5	电针操作	核对解释	备齐用物携至患者床旁，核对床号、姓名、诊断、治疗卡，向患者做好解释工作，稳定患者情绪以配合治疗，根据所选穴位安置适当体位，嘱患者排净小便	6
6		取穴	遵照医嘱确定腧穴后，再用拇指按压穴位，询问患者是否有酸、痛感觉，以校准穴位	8
7		定穴	根据病情，明确诊断，确定腧穴	12
8		消毒进针	局部皮肤用2%碘酊消毒，再用75%酒精棉球脱碘后，按毫针刺法进针	8
9		连接电针仪	针刺"得气"后，调节电针仪的输出电位器至"零"，再将电针仪的两根输出导线分别连接在同侧肢体的两根毫针针柄上	18
10		治疗	开启电针仪的电源开关，选择适当波型，调节电流量（由小至大逐渐调节至所需量值），治疗时间一般为5~20分钟	10
11		出针	操作完毕，将电位器拨回至"零"位，关闭电源，拆除输出导线，将针慢提至皮下，迅速拔出，用无菌干棉球按压针孔片刻	8
12	观察病情	观察针刺反应	在针刺及留针过程中，密切观察患者的耐受程度，以及导线有否脱落，有无晕针、弯针、折针等情况	4
13	整理	整理归位	协助穿衣，取舒适卧位，整理床单位，清理用物，归还置原处	4
14	记录	洗手、记录、签名	洗手，记录（针刺时间、通电参数、患者反应、治疗效果），签全名	4
15	总计	得分		

表 3-9　水针法操作评分标准

编号	大步骤	操作步骤	要点	分数
1	评估	评估患者	1. 评估患者病情、体质、发病部位、目前主要症状、既往病史、晕针史 2. 患者针刺部位皮肤情况 3. 患者对疼痛的耐受度、心理状态及合作程度等	6
2	水针前准备	用物准备	治疗盘、无菌盘内放抽好的药液、皮肤消毒液、棉球、棉签、镊子、弯盘	4
3		护士准备	洗手、戴口罩，消毒毫针针具	4
4		环境准备	安静、整洁、通风，注意保暖	4

编号	大步骤	操作步骤	要点	分数
5	水针操作	核对解释	备齐用物携至患者床旁，核对床号、姓名、诊断、治疗卡，介绍并解释，取得患者理解与配合	6
6		选取体位	协助患者取舒适体位	8
7		定穴	根据病情，明确诊断，确定腧穴	12
8		检查消毒	排净注射器内空气，再次核对穴位后，常规消毒针刺部位皮肤	8
9		进针	一手持注射器，另一手拇、食指绷紧皮肤，针尖对准穴位迅速进针，深度适宜	18
10		注射	上下提插"得气"后，回抽无回血缓慢注药，观察面色，询问有触电感时立即退针，改变角度再进针	10
11		出针	无菌干棉球按压针眼，迅速拔针。分离针头弃于锐器盒，再次核对药物和穴位	8
12	观察病情	观察针刺反应	在针刺及注药过程中，密切观察针刺部位皮肤情况、患者的表情及反应，以防晕针	4
13	整理	整理归位	操作完毕，取舒适卧位，整理床单位；消毒用具，归置原处	4
14	记录	洗手、记录、签名	洗手，记录（针刺时间、注射时间及患者的反应等），签全名	4
15	总计	得分		

表 3-10 穴位埋线法操作评分标准

编号	大步骤	操作步骤	要点	分数
1	评估	评估患者	1. 评估患者病情、体质、发病部位、目前主要症状，既往病史、晕针史 2. 患者埋线部位皮肤情况 3. 患者对疼痛的耐受度、心理状态及合作程度等	6
2	穴位埋线前准备	用物准备	治疗盘、消毒液、无菌棉签、洞巾、注射器、镊子、埋线针或穿刺针、持针器、0~1号铬制羊肠线，0.5%~1%盐酸普鲁卡因、剪刀、龙胆紫、消毒纱布及敷料等。若用切开法需备尖头手术刀片、手术刀柄、三角缝针等	6
3		护士准备	洗手、戴口罩	4
4		环境准备	安静、整洁、通风，注意保暖	4

编号	大步骤	操作步骤	要点	分数
5	穴位埋线操作	核对解释	备齐用物携至患者床旁，核对床号、姓名、诊断、治疗卡，介绍并解释，取得患者理解与配合	6
6		选取体位	根据取穴部位协助患者取合适体位	8
7		取穴	遵医嘱取穴，核准穴位后用龙胆紫作标记。每次埋线1～3穴，埋线多选肌肉比较丰满的部位的穴位，以背腰部及腹部穴最常用	12
8		检查消毒	选择并检查针具，再次核对穴位后，常规消毒针刺部位皮肤	8
9		穿刺	镊取一段1～2cm长已消毒的羊肠线，放置在腰椎穿刺针针管的前端，后接针芯，左手拇、食指绷紧或捏起进针部位皮肤，右手持针，刺入所需深度	18
10		埋线	穿刺"得气"后，边推针芯、边退针管，将羊肠线埋植在穴位的皮下组织或肌层内，针孔处覆盖消毒纱布	16
11	观察病情	观察埋线后反应	观察局部皮肤情况，伤口有无感染、患者有无不适等	4
12	整理	整理归位	操作完毕，取舒适卧位，整理床单位；消毒用具，归置原处	4
13	记录	洗手、记录、签名	洗手，记录（穿刺时间及患者的反应等），签全名	4
14	总计	得分		

第七节 刺络放血法

教学要求

知识目标

1. 知道刺络放血法的适用范围、常用手法、禁忌证及注意事项。

2. 知道刺络放血法的概念及操作流程。

技能目标

1. 学会刺络放血法的操作方法。

2. 能正确预防和处理常见的刺络放血法异常情况。

情感目标

1. 体会刺络放血法的操作感受和护士在操作过程中的责任。

2. 增强学习的兴趣和自主性。

一、基本概念

刺络放血法，是根据患者的病情，运用三棱针、梅花针、毫针或其他工具刺破人体的某些腧穴或浅表的血络，放出少量血液，以达到治疗疾病目的的一种外治方法。常用的刺络疗法有点刺法、散刺法和挑刺法 3 种。

二、适用范围

点刺法多用于昏厥、高热、中风闭证、急性咽喉肿痛等；散刺法多用于丹毒、痈疮、顽癣、扭挫伤（局部）等；挑刺法多用于痔疾、目赤红肿、痈疾、血管神经性头痛、肩周炎、胃痛、颈椎病、失眠、支气管哮喘等。

三、护理评估

1. 患者的当前主要症状、临床表现、既往史、刺络放血史。
2. 刺络放血部位的皮肤状况。
3. 患者的认知程度、对疼痛耐受程度、心理状态及合作程度。

四、用物准备

治疗盘、2%碘酊、75%酒精、消毒棉球或棉签、镊子、针盒（三棱针、梅花针等）。

五、操作方法

（一）持针姿势

一般以右手持针，用拇、食两指捏住针柄中段，中指指腹紧靠针体的侧面，露出针尖 2~3mm。

（二）操作方法

1. 准备 备齐用物，携至床旁，核对患者床号、姓名、诊断、治疗卡，向患者解释操作目的及注意事项，取得配合。

2. 体位 根据穴位协助患者选择合适体位，暴露针刺部位，注意保暖。必要时遮挡屏风。

3. 选穴 遵医嘱校准穴位（用拇指按压以测试患者局部感觉及反应），常规消毒针刺部位皮肤和三棱针。

4. 刺络放血

（1）点刺法 先用左手拇、食指向针刺部位上下推按，使局部充血，然后再用右手拇、食二指夹持针柄、中指紧贴针体下端，裸露针尖，对准所刺部位迅速刺入 1~2cm，随即将针迅速退出，令其自然出血，或轻轻挤压针孔周围以助瘀血排出，最后用消毒棉球按压针孔。此法多用于指趾末端、面部、耳部的穴位，如点刺太阳穴治头痛，点刺十宣穴治晕厥，点刺少商穴治失音。

（2）散刺法　局部消毒后，根据病变部位的大小，可连续垂直点刺10～20针以上，由病变外缘环行向中心点刺，促使瘀热、水肿、脓液得以排除。多用于皮肤病、扭挫伤局部瘀肿、疔疮等病证。

（3）挑刺法　用左手按压施术部位两侧，或捏起皮肤，使皮肤固定，右手持针迅速刺入皮肤1～2mm，随即将针身倾斜挑破皮肤，使之出少量血液或少量黏液。也有再刺入5mm左右深，将针身倾斜并使针尖轻轻挑起，挑断皮下部分纤维组织，然后出针，覆盖敷料。多用于痔疾、眼疾等。

5.核对　操作完毕，再次核对，清理用物。

6.整理　协助患者穿衣，取舒适卧位，整理床单位。

7.结束　终末处理，洗手、记录。

六、禁忌证

1.年老体弱、贫血、低血压、孕妇及产后患者，慎用此法。

2.凡有出血倾向或血管瘤处不宜使用。

七、注意事项及护理

1.局部皮肤和针具要严格消毒，以免感染。

2.一般下肢静脉曲张者，应选取边缘较小的静脉，注意控制出血。对于重度下肢静脉曲张者，不宜使用。

3.点刺、散刺时，针刺宜浅，手法轻快，出血不宜过多。

4.施术中要密切观察患者反应，以便及时处理。若出现血肿，可用手指挤压出血，或用火罐拔出；仍不消退者，可用热敷以促其吸收；若误伤动脉出血，用棉球按压止血，或配合其他止血方法。

实践操作

一、工作任务

刺络放血的操作（操作流程见图3-39，操作评分标准见表3-11）。

二、用物及器械

1.刺络放血用具：三棱针、消毒棉球或棉签。

2.辅助工具：治疗盘、2%碘酊、75%酒精、镊子。

三、操作规范

1.操作前准备

（1）评估。

（2）物品准备。

2. 操作过程

（1）三棱针的检查是否准确。

（2）消毒方法、点刺部位的选择是否准确。

（3）点刺手法是否准确，操作是否熟练。

（4）出血量是否合适。

3. 操作后整理

（1）整理

（2）记录

四、注意事项

1. 教师集中示教，学生分组进行练习。

2. 以学生模拟练习为主，发现问题及时修正。

五、结果与讨论

1. 结果

2. 讨论

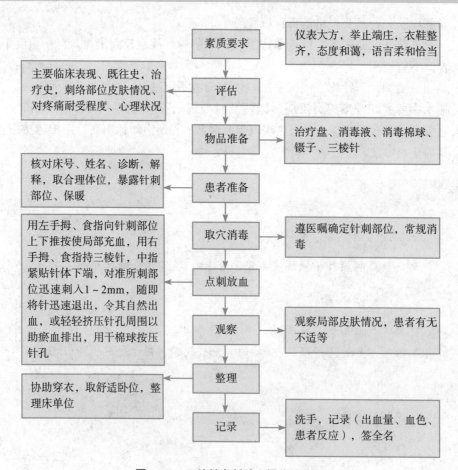

图 3-39　三棱针点刺放血操作流程图

表 3-11 刺络放血法操作评分标准

编号	大步骤	操作步骤	要点	分数
1	评估	评估患者	1. 评估患者病情、体质、发病部位、目前主要症状、既往病史、晕针史 2. 患者刺络部位皮肤情况 3. 患者对疼痛的耐受度、心理状态及合作程度等	6
2	刺络放血前准备	用物准备	治疗盘、2%碘酊、75%酒精、消毒棉球或棉签、镊子、三棱针或梅花针等	4
3		护士准备	洗手、戴口罩	4
4		环境准备	安静、整洁、通风，注意保暖	4
5	刺络放血操作	核对解释	备齐用物携至患者床旁，核对床号、姓名、诊断、治疗卡，介绍并解释，取得患者理解与配合	6
6		选取体位	根据取穴部位协助患者取合适体位	8
7		取穴	遵医嘱确定针刺部位、放血方法	14
8		检查消毒	选择并检查针具，再次核对穴位后，常规消毒针刺部位皮肤及针具	10
9		刺络放血	用左手拇、食指向针刺部位上下推按，使局部充血，再用右手拇、食二指持针柄，中指紧贴针体下端，裸露针尖，对准所刺部位迅速刺入 1~2mm，随即将针迅速退出，令其自然出血，或轻轻挤压针孔周围以助瘀血排出，最后用消毒棉球按压针孔	30
10	观察病情	观察放血后反应	观察局部皮肤情况，伤口有无感染、患者有无不适等	6
11	整理	整理归位	操作完毕，取舒适卧位，整理床单位；消毒针刺用具，归置原处	4
12	记录	洗手、记录、签名	洗手，记录（放血时间及患者的反应等），签全名	4
13	总计	得分		

同步训练

1. 用于针刺头顶、枕项、背部腧穴的体位是（   ）
   A. 侧卧位　　　　B. 仰靠坐位　　　　C. 俯伏坐位
   D. 侧伏坐位　　　　E. 仰卧位
2. 根据针体在穴位内转动的方向和用力的轻重来区分补泻的手法是（   ）
   A. 平补平泻　　　　B. 提插补泻　　　　C. 徐疾补泻
   D. 捻转补泻　　　　E. 开阖补泻
3. 折针的主要原因是（   ）
   A. 用了质量低劣或有隐伤的针具

B. 进针后患者体位有移动

C. 外力碰撞，压迫针柄

D. 强力提插捻转，引起肌肉痉挛

E. 弯针、滞针处理不当，并强力抽拔

4. 在皮肉较浅薄处进针时，采用（　　　）

  A. 指切进针法   B. 夹持进针法   C. 舒张进针法

  D. 提捏进针法   E. 以上均不宜

5. 处理晕针患者，下列哪种方法错误（　　　）

  A. 立即出针   B. 患者平卧   C. 头部垫高

  D. 松开衣带   E. 轻者饮用温糖水

6. 关于滞针的处理，下列哪种方法不妥（　　　）

  A. 暂留针   B. 附近再刺一针   C. 附近循按

  D. 轻弹针柄   E. 用力拔针

7. 作用于经脉腧穴的辅助针刺手法是（　　　）

  A. 刮   B. 弹   C. 颤

  D. 循   E. 飞

8. 对于高热抽搐、目赤肿痛等症，最适宜的三棱针治疗方法是（　　　）

  A. 点刺穴位   B. 挑刺法   C. 散刺法

  D. 点刺血络深刺法   E. 点刺血络浅刺法

9. 耳针治疗五官疾病一般取（　　　）

  A. 耳舟部穴位   B. 对耳轮部穴位   C. 耳轮部穴位

  D. 耳垂部穴位   E. 三角窝穴位

10. 腧穴注射法中，胸背部每穴注射剂量为（　　　）

  A. 0.3 ~ 0.5mL   B. 0.5 ~ 1mL   C. 1 ~ 2mL

  D. 2 ~ 5mL   E. 0.1 ~ 0.3mL

11. 下列不宜用头针治疗的是（　　　）

  A. 偏瘫   B. 高热   C. 失语

  D. 高血压病   E. 胃痛

12. 三棱针法治疗咽喉肿痛可选取少商，采用（　　　）

  A. 点刺法   B. 割治法   C. 深刺血络法（结扎泻血法）

  D. 散刺法   E. 挑刺法

13. 最适宜于隔盐灸的部位是（　　　）

  A. 中脘   B. 气海   C. 天枢

  D. 关元   E. 脐中

14. 针灸并用的方法是（　　　）

  A. 太乙神针   B. 雷火神针   C. 温灸器灸

  D. 温针灸   E. 温和灸

15. 瘢痕灸是指下列哪种方法（　　）

　　A. 非化脓灸　　　　　　　B. 化脓灸　　　　　　　C. 直接灸

　　D. 间接灸　　　　　　　　E. 灯火灸

16. 常用于治疗各种急慢性软组织损伤的拔罐法是（　　）

　　A. 闪罐法　　　　　　　　B. 走罐法　　　　　　　C. 刺络拔罐法

　　D. 药罐法　　　　　　　　E. 水罐法

17. 临床最常用的火罐法是（　　）

　　A. 架火法　　　　　　　　B. 闪火法　　　　　　　C. 投火法

　　D. 贴棉法　　　　　　　　E. 滴酒法

第四章　推拿手法

结构导图

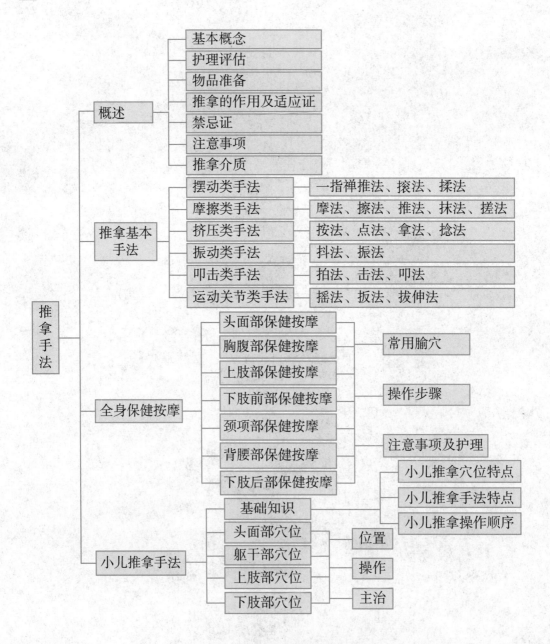

第一节 概 述

📖 **教学要求**

知识目标
1. 知道推拿的基本概念。
2. 了解推拿的作用。
情感目标
1. 体会推拿的作用。
2. 增强学习的兴趣和自主性。

一、基本概念

推拿，是一种非药物的自然疗法、物理疗法，又称"按摩""按跷""跷引""案杌"等。推拿通常是指医者用手作用于病患体表受伤部位、特定腧穴或疼痛之处，运用推、拿、按、摩、揉、捏、点、拍等手法，以期达到疏通经络、运行气血、消肿止痛、祛邪扶正、调和阴阳之功效，从而防治疾病的一种治疗方法。

二、护理评估

1. 当前患者主要症状、临床表现及既往史。
2. 患者体质及按摩部位的皮肤情况。
3. 患者当前心理状况。
4. 患者对推拿治病的认识及对疼痛的耐受程度。

三、物品准备

治疗巾、大毛巾，必要时备屏风、介质。

四、推拿的作用及适应证

（一）作用

1. 疏通经络，行气活血　对于气滞血瘀、经络阻滞等证，通过按法、推法等手法，可以起到舒筋活络、活血化瘀的作用，从而气行则血行，血行则肿消，通则不痛。《医宗金鉴·正骨心法要旨》指出："按其经络，以通郁闭之气，摩其壅聚，以散瘀结之肿，其患可愈。"而推拿治病，"经络所至，治疗所至"，通过穴位的点按，引动经络之气，调节脏腑功能，治疗脏腑疾病。如"头面寻列缺，面口合谷收，肚腹三里留"。

2. 宣通散结，松解粘连　外伤血瘀或风寒湿邪郁阻，常使患处瘀停经络、筋膜粘连，通过揉法、拨法等手法可以疏通瘀阻的经络，松解粘连的筋膜，使得经通、筋柔、骨正。

3. 缓急解痉，滑利关节 推拿手法是缓解肌紧张、肌痉挛非常有效的方法，一方面它能直接松解筋肉，疏通经络，调整机体内部平衡；另一方面通过按法、摩法、拔伸、摇法等手法，可以强迫伸屈关节，解除痉挛，再进一步解除疼痛，恢复关节功能。此所谓"松则通，通则不痛"。

4. 理筋正骨，调和气血 临床上有很多患者，无意中会出现此种情况：没有受到多大外力刺激，突然肢体某个部位卡住不能动了，或痛或不痛，此即所谓"骨错缝，筋出槽"，通过正确的扳法、拨法、拔伸法等手法可以使错缝之骨、出槽之筋归位，恢复正常的功能。

（二）适应证

1. 骨伤科 各种扭伤、挫伤、腰肌劳损、胸胁疼痛、椎间盘突出、骨质增生、颈椎病、落枕、各种陈旧损伤后遗症、肩周炎。

2. 内科 胃脘腹痛、头痛、失眠、咳嗽气喘、呕吐、中风后遗症、风湿性关节炎、腹痛、腹泻、便秘。

3. 外科 各种腹部手术引起的肠粘连、乳痈初期、褥疮早期。

4. 妇产科 痛经。

5. 儿科 婴幼儿腹泻、食滞疳积、遗尿、夜啼、小儿发热、咳嗽、呕吐、惊风、小儿麻痹后遗症、小儿肌性斜颈。

6. 五官科 咽喉炎、下颌关节功能紊乱。

五、禁忌证

1. 诊断尚不明确的急性脊柱损伤伴有脊髓症状及椎体重度滑脱者。
2. 软组织损伤早期肿胀严重者。
3. 有出血倾向的血液病患者。
4. 孕妇及经期妇女的腰骶部和小腹部禁推拿。
5. 醉酒及精神失常等与医生难以配合者。
6. 有严重心、肺疾患者。
7. 推拿部位有严重皮肤破损或有皮肤病者。
8. 传染病患者。
9. 可疑或已明确诊断有骨关节或软组织肿瘤者。
10. 骨关节结核、骨髓炎、老年骨质疏松症等。

六、注意事项

1. 准备 操作者要勤剪指甲，仪态端庄大方。

2. 保护皮肤 操作时尽量使用治疗巾，注意保护皮肤，以免擦伤。

3. 态度　操作时要严肃认真，思想集中，从容沉着，不得嬉笑，取得患者的信任与配合，注意缓和患者的紧张情绪。

4. 手法　准确诊断，正确选择适宜手法，视患者具体情况掌握手法轻重。

5. 疗程　7～10 次为 1 个疗程，每日 1 次或隔日 1 次，每次 5～30 分钟，疗程间隔 5 天。

6. 操作时形体的基本要求

（1）体松　即身体放松，精神放松。颈、肩、上臂、肘及前臂相应放松，保证肘、腕关节能自由屈伸；松髋、两足抓地以保证下肢的稳定与放松。但放松并不意味着肢体的懈怠和漫不经心，而是要"松而不懈，紧而不僵"。

（2）体正　即身体正直。在手法操作过程中，要做到头正颈直、含胸拔背、塌腰敛臀，保证脊柱正直，无侧弯、屈曲和旋转；同时注意随时移动脚步，保证身体正直。

7. 操作时呼吸的基本要求　手法操作过程中，要自然呼吸，不得屏气，做到"静、缓、深、匀"，以保证能够连续持久地应用手法。"静"是指呼吸要静，呼吸的动作不宜过大；"缓"是指呼吸要慢，不宜太快；"深"是指呼吸要沉，气达丹田；"匀"是指呼吸要均匀。呼吸的频率要与手法的轻重和快慢相配合。

8. 操作时用力的基本原则

（1）近带远端　即操作时应用近端肢体发力，带动远端肢体去施力。

（2）刚柔相济　是指操作时应刚中有柔，柔中有刚。在使用以刚为主的手法时，患者应感觉到力量很大但能忍受；在使用以柔为主的手法时，患者应感觉到很舒适但有一定的力度。

（3）整体用力　在施用手法时，身体各部协同运动、发力。用力方法是：起于根（足或丹田），顺于中（下肢、腰、上肢），发于梢（掌、指）。切忌什么部位着力即用什么部位发力。

七、推拿介质

推拿时，为减轻对皮肤的摩擦损伤，或者借助药物的辅助作用，在要推拿的部位涂抹的物质，称为推拿介质或递质。推拿介质一般可分为 5 种：

1. 水剂　如薄荷水，多用于风热外感头痛；葱姜水，多用于冬春季及小儿虚寒证；清水，多用于小儿夏季发热；白酒，多用于成人急性扭挫伤；蛋清，用于小儿外感发热、消化不良等。

2. 粉剂　如滑石粉、爽身粉，两者均用于夏季易出汗的情况。

3. 油剂　如红花油，多用于跌打损伤的治疗；麻油，可加强手法的透热作用。

4. 膏剂　如冬青膏，常用于治疗软组织损伤和小儿虚寒性腹泻。

5. 酊剂　如云南白药酊。

第二节　推拿基本手法

 教学要求

知识目标

1. 掌握常用的推拿基本手法。

2. 熟悉护理评估和物品准备。

技能目标

1. 学会常用的推拿基本手法。

2. 能使用推拿手法进行按摩操作，并能及时处理推拿过程中出现的异常现象。

情感目标

1. 体会推拿的保健效果和护士在推拿过程中的责任。

2. 增强学习的兴趣和自主性。

推拿手法是指用手或肢体其他部位及辅助设备，按一定的规范要求，在体表操作的方法。它是集防治疾病、美容美体、保健强身于一体的一项临床技能。

手法操作要求持久、有力、均匀、柔和，从而达到深透。"持久"是指手法能够按照规定的技术要求与操作规范，持续操作一定的时间，保持动作的连贯性。"有力"是指手法在应用时，从总体来讲必须有一定力量，当然力量的大小，要因人而异，要根据患者的年龄、性别、体质、施治部位、病证虚实等情况适当灵活掌握。"均匀"是指手法的操作必须具有一定的节律性，动作速度要均匀，不可时快时慢；动作幅度要均匀，不可忽大忽小；力量要均匀，不可忽轻忽重。"柔和"是指手法操作时，既要有一定的力量，又要舒适自然，应做到重而不滞，轻而不浮，刚柔相济。"深透"是指手法的刺激不能局限于体表，而要达到组织深处的筋脉、骨肉，功力也应达于脏腑，使手法的效应能传之于内。

以上对手法的基本要求，主要是对基本手法操作而言，而对于整复类手法的操作应符合稳、准、巧、快的基本要求。即手法操作要平稳自然、因势利导，切忌生硬粗暴；选择手法要有针对性，定位要准确；手法施术时强调运用巧力，以柔克刚，以巧制胜，不可使用蛮力、暴力；手法运用时，发力要疾发疾收，即所谓的"寸劲"，发力时间宜短促，不宜过长。

根据各种手法动作的形态及作用，将手法分为摆动类、摩擦类、挤压类、振动类、叩击类、运动关节类等六大类手法，每类各由数种手法组成。

一、摆动类手法

把通过腕关节有节奏的摆动，使手法产生的力轻重交替、持续不断地作用于施术部位的手法称为摆动类手法。主要包括一指禅推法、滚法和揉法三种。

（一）一指禅推法

用拇指某部位着力，沉肩、垂肘、悬腕，通过肘关节屈伸，前臂与腕的摆动，带动拇指的联合动作，使着力部对施术部位进行一种活动性、深透性压力刺激的一种手法，称之为一指禅推法。临床可将其分为一指禅指峰推法、一指禅偏峰推法和一指禅屈指推法，应用时可根据不同的部位特点和治疗需要灵活选用。

1. 动作要领　术者站位或坐位，体态自然、舒展，精神集中。拇指自然着力，其余手指自然屈曲或平伸，沉肩，垂肘，悬腕。肘关节做小幅度屈伸、前臂以肘为支点做内外摆动，在前臂连同腕掌摆动带动下，使拇指着力部位对所施部位进行一种节律性、轻重交替性、活动性、深透性压力刺激的操作。动作频率每分钟 120 ~ 160 次。

用拇指指端着力做一指禅推法，即一指禅指峰推法（图 4-1）。用拇指偏峰着力做一指禅推法，即一指禅偏峰推法（图 4-2）。拇指屈曲，指端顶于食指桡侧缘，或以螺纹面压在食指的指背上，余指握拳，用拇指指间关节桡侧及背侧着力，做一指禅推法，即一指禅屈指推法（图 4-3）。

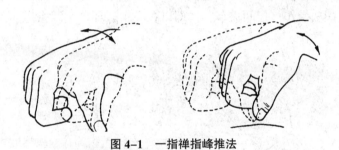

图 4-1　一指禅指峰推法

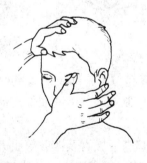

图 4-2　一指禅偏峰推法

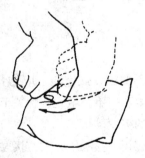

图 4-3　一指禅屈指推法

在指峰推或偏峰推操作中，拇指指间关节可屈伸可不屈伸，屈伸者刺激柔和，不屈伸者着力较稳、刺激较强，可根据术者的拇指特点和治疗需要灵活选用。

半握拳操作者，拇指置于食指中节指骨桡侧面，但拇指与食指不要捏紧，要时靠时离，用食指扶持拇指完成动作；平伸操作者，拇指作一指禅推法动作，其余手指在旁侧面作摩动动作，即一指禅推摩法。可定点操作，亦可移动，定点操作要吸定不滑，亦不可拙力下压，移动时要在吸定的基础上做到缓慢、匀速、均压，即紧推慢移。操作时努力做到蓄力于掌，发力于指，刚柔相济，形神俱备，以求气力并存之效。

2. 临床应用 本法接触面积小，深透度大，可适用于全身各部穴位。常用于头面、胸腹及四肢等处。具有舒筋活络，调和营卫，行气活血，健脾和胃，调节脏腑的功能。

（二）㨰法

用手背等部位着力，通过前臂旋转摆动及腕关节屈伸旋转的联合动作，使着力部对所施部位进行滚动性压力刺激的一种手法，称为㨰法。可将其分为：掌背㨰、小鱼际㨰、掌指关节㨰、指间关节㨰等术式，以便根据不同部位特点灵活选用。

1. 动作要领 术者站位、体态自然、舒展，上身前倾，肩部放松，着力后，前臂侧立位，与施力面呈一定斜角，腕关节处于侧立、伸直或微屈位，前臂主动向前外侧推旋摆动，带动腕关节作屈曲外旋－回位－屈曲外旋的反复运动，使着力部对所施部位产生滚动性压力刺激（图4-4）。手法频率每分钟120～160次。

掌背㨰，即以第5掌指关节背侧为主要着力部进行㨰法操作；小鱼际㨰，即以小鱼际为主要着力部位进行㨰法操作；掌指关节㨰，即以小、环、中三指掌指关节背侧为主要着力部位进行㨰法操作；指间关节㨰，即以食、中、环、小四指指间关节背侧为主要着力部位进行㨰法操作。

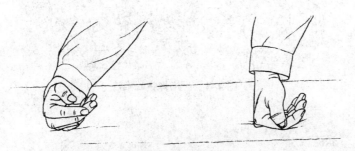

图4-4 㨰法

操作时不要拖动或空转，应尽量避免掌指关节骨突部与所施部位的骨突处猛烈撞击。操作要柔和，不要生硬。腕关节屈伸幅度要够，并控制好腕关节的屈伸运动，避免出现折刀样的突变动作。

2. 临床应用 㨰法压力大，接触面也较大，适用于肩背、腰臀及四肢等肌肉较丰厚的部位。具有舒筋活血，滑利关节，缓解肌肉、韧带痉挛，增强肌肉、韧带活动能力，促进血液循环及消除肌肉疲劳等作用。

（三）揉法

用肢体某部位着力，揉动所施部位皮下组织的一种手法，称之为揉法。根据所用部位不同，可将其分为指揉法、掌揉法、拳揉法、前臂揉法、肘揉法、足揉法等。指揉法又可分为拇指揉法，中指揉法，食中指揉法和食、中、环三指揉法，掌揉可分为全掌揉法、掌根揉法、大鱼际揉法、小鱼际揉法；拳揉法可分为指间关节揉法、掌指关节揉法和拳尺面揉法；足揉法可分为足趾揉法、足掌揉法和足根揉法，应用时可根据不同部位特点和治疗需要灵活选用。

1. 动作要领 术者体态自然、舒展，用肢体某部位在所施部位上作环旋揉动，有时亦可作上下或左右揉动。

拇指揉法用拇指指面或指端着力；中指揉法用中指指面着力；食中指揉法用食中指指面着力；食中环三指揉法用食中环三指指面着力；全掌揉法用全掌着力；掌根揉法用掌根着力；大鱼际揉法用大鱼际着力（图4-5）；小鱼际揉法用小鱼际着力；握拳指间关节揉法用食中环小四指第1指间关节背部着力；握拳掌指关节揉法用食中环小四指掌指关节背部着力；拳尺面揉法用拳的尺侧面着力；前臂揉法用前臂尺侧着力；肘揉法用肘尖着力；足拇趾揉法用足拇趾腹着力；足掌揉法用足掌前半部着力；足根揉法用足根着力。

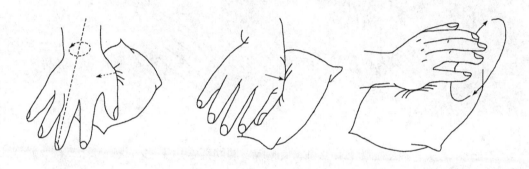

图4-5 揉法

拇指揉法操作时亦可采取拿法术式，即单手或双手拿于某部位，以拇指指面进行按揉，其余四指在对侧起助动作用。掌揉法、拳揉法、肘揉法可用另一手叠置其背以助力，并利用上半身重量以增加按揉之力。

进行揉法操作时，着力面与皮肤吸定，使皮下组织揉动；亦可行揉摩法操作，即皮下组织的揉动与着力面和皮肤之间的摩动同时进行。操作时，可定点揉动，亦可边揉边移动。动作要灵活而有节律性。应用时根据具体情况掌握用力轻重和频率。

2. 临床应用 揉法轻柔缓和，刺激量小，适用于全身各部分。具有宽胸理气，消积导滞，活血化瘀，消肿止痛等作用。

二、摩擦类手法

把含有摩擦运动的手法归类为摩擦类手法，主要包括摩法、擦法、推法、抹法、搓法等。

（一）摩法

用指面或掌面等部位着力，对所施部位进行摩动刺激的一种手法，称之为摩法。可将其分为指摩法和掌摩法,掌摩法又可分为全掌摩法、掌根摩法、大鱼际摩法和小鱼际摩法,应用时可根据需要灵活选用。

1. 动作要领 指摩时,用食、中、环、小四指指面着力(图4-6);掌摩时,用全掌或大鱼际或小鱼际或掌根着力(图4-7),做环形或直线摩动,直线摩动可以是横向摩动,亦可纵向摩动。

摩法操作时,摩动的压力、速度要均匀、适当。操作时,着力面与皮肤之间发生摩擦,不要带动皮下组织。就环摩而言,一般认为顺摩为泻、逆摩为补,急摩为泻、缓摩为补。

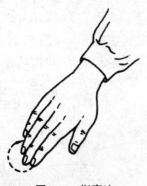
图4-6 指摩法

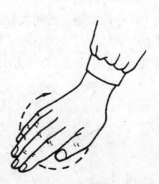
图4-7 掌摩法

2. 临床应用 摩法刺激轻柔缓和,是胸腹、胁肋部常用手法。具有和中理气、消积导滞、调节肠胃蠕动、散瘀消肿等作用。

(二)擦法

用手掌等部位着力,在所施部位作直线往返摩擦运动,使之产生摩擦刺激的一种手法,称之为擦法。可将其分为指擦法和掌擦法,掌擦法又可分为全掌擦法、大鱼际擦法和小鱼际擦法。

1. 动作要领 用手指掌面、全掌、大鱼际或小鱼际着力,在所施部位作直线往返摩擦运动,使之产生摩擦刺激(图4-8、图4-9、图4-10)。擦法操作时,摩擦的距离要尽量拉长,紧贴所施部位,压力要适度,动作要连续,摩擦要生热,以透热为度。操作时,直接接触皮肤,不要隔衣而擦。

2. 临床应用 擦法是一种柔和温热的刺激,具有温经通络、行气活血、消肿止痛、健脾和胃等作用,尤以活血祛瘀擅长。掌擦法多用于胸胁及腹部;小鱼际擦法多用于肩背腰臀及下肢部;大鱼际擦法在胸腹、腰背、四肢等部均可运用。

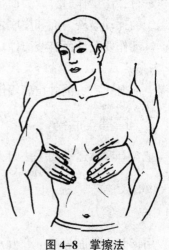
图4-8 掌擦法

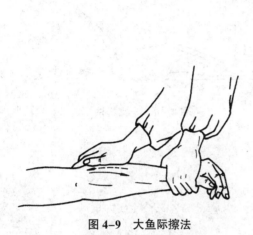

图 4-9　大鱼际擦法

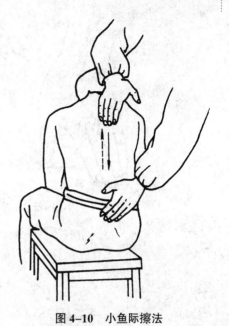

图 4-10　小鱼际擦法

擦法使用时，应注意治疗部位要充分暴露，并使用介质。

（三）推法

用指、掌、拳、肘等部位着力，对所施部位进行单方向直线推压的一种手法，称之为推法。可将其分为指推法、掌推法、拳推法、肘推法。指推法又可分为拇指推法、食中指推法、食中环三指推法、拇指指间关节推法、食指指间关节推法、中指指间关节推法、食中指指间关节推法、食指中节骨推法、八字推法；掌推法可分为全掌推法、大鱼际推法、小鱼际推法、掌根推法。

1. 动作要领　拇指推法用指端或指面着力（图 4-11）；食中指推法用食中指指面着力；食中环三指推法用食中环三指指面着力；拇指指间关节推法用屈曲的拇指指间关节背部着力；食指指间关节推法用屈曲的食指第 1 指间关节背部着力；中指指间关节推法用屈曲的中指第 1 指间关节背部着力；食中指指间关节推法用屈曲的食指和中指第 1 指间关节背部着力；食指中节骨推法用食指中节骨桡侧着力；八字推法用拇指指面和屈曲的食指中节骨桡侧面着力；全掌推法用全掌着力（图 4-12）；大鱼际推法用大鱼际着力（图 4-13）；小鱼际推法用小鱼际着力；掌根推法用掌根着力；拳推法用握拳后的食中环小四指第 1 指间关节背部着力（图 4-14）；肘推法用肘尖着力。

拇指推法，可握拳推，亦可伸掌推；伸掌推，其余四指置于旁侧，起稳定、扶持拇指完成推法操作的作用，拇指作推压或拉压或向掌侧横行刮压运动。拇指推法、全掌推法、大鱼际推法、掌根推法等可沿直线推，亦可双手作横行由中间向两侧分推；全掌推法还可以采取刨推式，即拇指与余四指握贴于所施部位进行推动；食指中节骨推法，即拇指固定于一侧，用食指中节骨桡侧向拇指端作压刮操作。

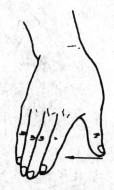

图 4-11　拇指推法

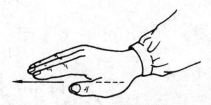

图 4-12　全掌推法

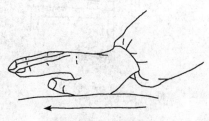

图 4-13　大鱼际推法

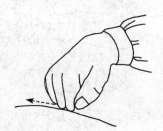

图 4-14　拳推法

2. 临床应用　可用于人体各部位。具有消积导滞，解痉镇痛，消瘀散结，通经理筋，提高肌肉兴奋性，促进血液循环的作用。

（四）抹法

用拇指螺纹面、食中环三指螺纹面或掌面等部位着力，对所施部位进行抹动摩擦刺激的一种手法，称之为抹法。可分为指抹法和掌抹法两种，指抹法又可分为拇指抹法和三指抹法。应用时可根据需要灵活选用。

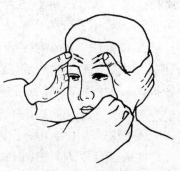

图 4-15　拇指抹法

1. 动作要领　拇指抹法用拇指螺纹面着力（可用其余四指在一旁固定助力）（图 4-15）；三指抹法用食中环三指指面着力（图 4-16）；掌抹法用全掌或大鱼际或掌根着力，对所施部位的皮肤连同皮下组织就其体表形态进行各种方向线路的往返抹动或推抹或拉抹操作。

抹法移动形式有三种：①着力面在所施部位上作来回小幅度抹动，边抹动边沿所施部位体表

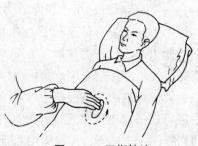

图 4-16　三指抹法

移动；②在所施部位上进行往返推抹、抹运操作；③在所施部位上单方向拉抹。可单手操作，亦可双手同时操作，双手操作一般是左右分抹或拉抹。

抹法操作含有推、擦、摩的成分，其运动形式比推、擦、摩更随意一些；其用力一般比推法轻，比擦、摩法重。操作时着力面要紧贴施术部位皮肤，动作要和缓灵活，用力要均匀适中。过轻则手法飘浮，抹而无功；过重则手法重滞，失去了灵活性。

2.临床应用　抹法主要用于头面、颈项、胸腹和四肢等部位。可用于治疗感冒、头痛、失眠、面瘫、近视、颈椎病、落枕、胸闷、咳喘、脘腹胀满、呃逆、肢体肿痛、麻木等病证；美容及腹部减肥时，常使用拉抹操作。

（五）搓法

用手掌等部位对所施部位进行搓动的一种手法，称为搓法。

1.动作要领　夹搓法，是用双手掌面夹住上肢或下肢进行搓动，同时上下移动（图4-17）；滚搓法，是把被搓的上肢或下肢置于床面上，用手掌或足掌搓滚肢体；搓擦法，是用双手在胸胁部进行搓擦操作。操作时动作要协调、连贯；搓的速度应快，上下移动的速度宜慢。夹搓法双手用力要对称，施力不可过重，夹搓时如夹得太紧，会造成手法呆滞。要使被搓后的肢体有较强的舒松感。

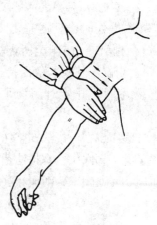

图4-17　夹搓法

2.临床应用　主要用于上肢、下肢、胁肋及腰部，配合其他手法常用于治疗肢体酸痛、关节活动不利及胸胁迸伤等病证，临床常与抖法联合使用，作为治疗的结束手法。

三、挤压类手法

把用指、掌或肢体其他部位在所施部位上做按压或相对挤压的手法称为挤压类手法。主要包括按法、点法、拿法、捻法、拨法（略）、捏法（略）等。

（一）按法

用指或掌着力，对所施部位施以按压的一种手法，称为按法。可分为指按法、掌按法、肘按法等。

1.动作要领　指按法，以拇指螺纹面着力，余四指张开，固定于一侧以支撑助力，拇指主动施力，垂直下压（图4-18）；掌按法，以单手或双手掌面（或双手重叠），全掌或掌根着力，以肩关节为支点，借助身体上半部的重量，通过上臂、前臂传至手掌，垂直向下按压（图4-19）；肘按法，即肘压法，以肘尖（肘关节尺骨鹰嘴突起部）着力，肘关节屈曲，手握拳，另一手按压拳背以助力，以肩关节为支点，利用身体上半部的重量，对所施部位进行垂直持续按压。

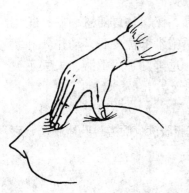

图 4-18　指按法

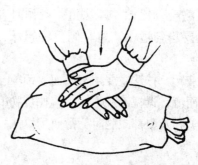

图 4-19　掌按法

按法操作时，根据需要，可对所施部位进行颤压；可进行节奏性"按压－松压－按压"的操作（按压至所需力度后，要稍停片刻）；或进行持续施压操作。应用时，要掌握好施力轻重，稳而持续，气力透达，有得气（酸、胀、痛）感，并以受术者能忍受为度。开始时用力须由轻而重，结束时再由重而轻，不可突发突止、暴起暴落。

2. 临床应用　按法在临床上常与揉法结合应用，组成"按揉"复合手法。指按法适用于全身各部穴位；掌按法适用于背腰和腹部；肘按法多用于腰臀肌肉丰厚处。具有放松肌肉，开通闭塞，活血止痛的作用。

（二）点法

用指端或屈曲的指间关节等部位着力，对所施部位进行点压的一种手法，称为点法。点法可分为拇指端点法、掐点法、屈拇指点法、屈食指点法、勾点法、足点法等，临床以拇指端点法常用。

1. 动作要领

（1）*拇指端点法*　手握空拳，拇指伸直并紧靠于食指中节，或余四指置一旁以固定助力，以拇指端着力，前臂与拇指主动发力进行点压（图 4-20）。

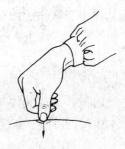

图 4-20　拇指端点法

（2）*掐点法*　拇指屈，用指甲点压。

（3）*屈拇指点法*　拇指屈曲，以拇指指间关节背侧着力，前臂与拇指主动施力进行点压（图 4-21）。

（4）*屈食指点法*　食指屈曲，其他手指相握，以食指第 1 指间关节突起部着力，拇指末节紧压食指指甲部以助力，前臂与食指主动施力进行点压（图 4-22）。

（5）*勾点法*　以中指勾住所施部位（廉泉、天突、风

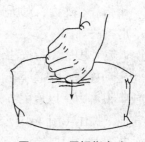

图 4-21　屈拇指点法

池等穴），进行勾点操作。

（6）足点法　用足拇趾端着力进行点压。

点法用力由轻到重，稳而持续，气力透达，有"得气"感（酸、麻、胀、痛等），且以能忍受为度。点法操作时不可突施暴力，既不能突然发力，也不可突然收力。点法后施以揉法，以缓解刺激，避免气血积聚，防止软组织损伤。

2.临床应用　适用于全身各部和穴位。本法刺激很强，根据患者的具体情况和操作部位酌情用力。具有开通闭塞，活血止痛，解除痉挛，调整脏腑功能的作用。

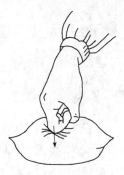

图 4-22　屈食指点法

（三）拿法

用拇指与其余四指对称用力，对所施部位进行拿捏、拿提、拿揉、抓拿等手法，称为拿法。根据所使用手指的情况，可将其分为三指拿法和五指拿法；根据其操作形式，可将其分为拿捏法、拿提法、拿揉法、抓拿法等。

1.动作要领　以拇指和其余四指的指面相对用力，拿住所施部位的筋肉，逐渐收紧，进行拿捏、拿提、拿揉或抓拿等操作。

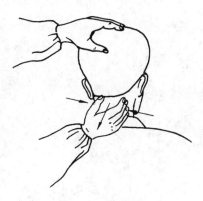

图 4-23　拿捏法

对称捏挤所施部位之筋肉，即为拿捏法（图4-23）；在拿住所施部位筋肉的基础上提之，即为拿提法；拿而揉之，即拿揉法；拿法在头部的操作，实际上做的是抓、按动作，即为抓拿法。用拇指与食中指拿之，称三指拿法；用拇指与余四指拿之，称五指拿法。

2.临床应用　本法刺激强度大，临床常配合其他手法使用于颈项、肩部和四肢等部位。具有祛风散寒，开窍止痛，舒筋通络，缓解痉挛等作用。

（四）捻法

用拇、食指夹住手指或足趾，进行捏、揉、搓、捻操作的一种手法，称为捻法。

1.动作要领　用拇指螺纹面与食指的中、末节螺纹面或食指桡侧缘相对捏住施术部位，拇指、食指主动运动，稍用力做对称性快速捏、揉、搓、捻动作（图4-24）。可边捻边移，捻动的速度宜快，移动要慢。捻动时动作要灵活连贯，柔和有力，不要僵硬、呆滞。

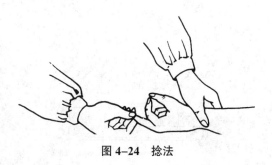

图 4-24　捻法

2.临床应用　本法一般适用于四肢小关节。具有理筋通络、滑利关节的作用。

四、振动类手法

能使受术部位振颤或抖动的手法称为振动类手法。主要包括振法（略）和抖法。

抖法

使受术者肢体或者腰部抖动的一种手法，称为抖法。

1.动作要领 用双手握住患者的上肢或下肢远端，用力作连续的小幅度的上下抖动。被抖动的肢体要自然伸直，肌肉和关节处于最佳松弛状态，抖动波应从肢体的远端传向近端。抖动的幅度要小，一般控制在 2 ~ 3cm 以内；频率要快，上肢抖动频率每分钟 250 次左右，下肢抖动频率宜稍慢，每分钟 100 次左右即可（图 4-25、图 4-26、图 4-27）。

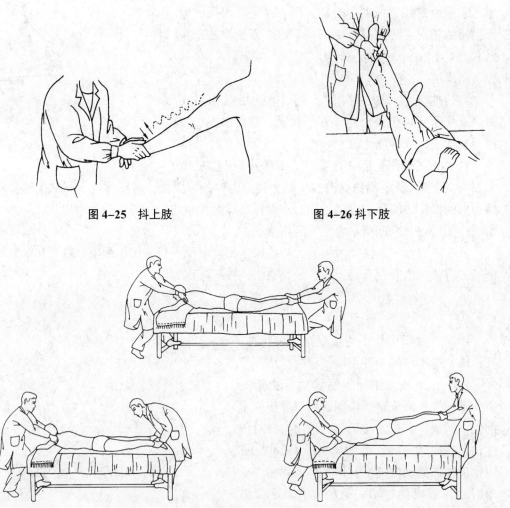

图 4-25 抖上肢　　　　　　　　　图 4-26 抖下肢

图 4-27 抖腰

2.临床应用　本法可用于四肢部，以上肢为常用。临床上常与搓法配合，作为治疗的结束手法。具有调和气血，舒筋通络，放松肌肉，消除疲劳的作用。

五、叩击类手法

具有拍击、叩击动作的手法称为叩击类手法。包括拍法、击法和叩法等。

（一）拍法

用虚掌或特制拍子拍打体表的手法，称为拍法。

1.动作要领　五指并拢，掌指关节微曲，形成空心掌。腕关节放松，前臂主动运动，上下挥臂，有节奏地用虚掌拍击施术部位（图 4-28）。可单手操作，亦可双手操作，用双掌拍打时，可双手同时起落拍击，亦可双掌交替起落拍击。拍击时，动作要平稳，有节奏，要使整个掌指周边同时接触体表（兜住空气），声音发空而无疼痛。掌握好力度，不同部位用不同的力度；直接拍打皮肤时，以皮肤轻度充血、发红为度。

2.临床应用　拍法适用于肩背、腰臀及下肢部。配合其他手法治疗，具有舒筋通络，行气活血，解痉止痛的作用。

（二）击法

用拳背、掌根等部位叩击施术部位的一种手法，称为击法。包括拳击法、掌根击法、侧击法、指击法和棒击法等。

1.动作要领

（1）**拳击法**　手握空拳，腕伸直，前臂主动施力，以拳背节律性平击施术部位，此即拳背击法（图 4-29）；用拳面叩击之，即为拳面击法；用拳尺侧面击，又称捶击法。

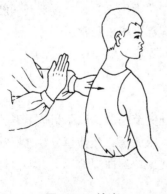
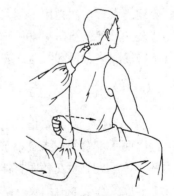

图 4-28　拍法　　　　　　　　图 4-29　拳击法

（2）**掌根击法**　手指伸直，腕关节背伸，前臂主动施力，以掌根节律性击打施术部位（图 4-30）。

（3）侧击法　掌指部伸直，前臂部主动施力，以小鱼际部节律性击打施术部位（图4-31）。侧击法可单手操作，亦可双手同时操作；双手操作时，可合掌叩击，亦可交替起落叩击。

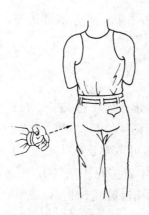

图 4-30　掌根击法

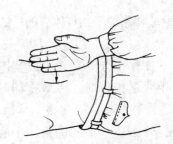

图 4-31　侧击法

（4）指击法　手五指微屈，分开成爪形，或轻轻聚拢成梅花形，腕关节放松，前臂主动运动，用指端节律性击打施术部位（图4-32）。

（5）棒击法　用柔软而有弹性的桑枝棒有节律地击打施术部位。

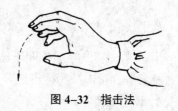

图 4-32　指击法

击打动作要连续有节奏，快慢适中；击打时要有反弹感，即击后迅速弹起，不要停顿或拖拉；击打时，要掌握好用力，力量适中，收发自如，不同的部位使用不同的力度，因人因病而异，避免暴力击打，注意禁忌证（同拍法）。

2. 临床应用　拳背击法常用于腰背部；掌根击法常用于头顶、腰臀及四肢部；侧击法常用于腰背及四肢部；指击法常用于头面、胸腹部；棒击法常用于头顶、腰背及四肢部。本法具有舒筋通络，调和气血，安神醒脑，消除疲劳的作用。

（三）叩法

1. 动作要领　手握空拳，掌指关节伸直，指间关节屈曲，以手指远节背侧与掌根形成的平面，或以两手空拳的小指及小鱼际的尺侧，或五指自然伸直分开，以掌及小指的尺侧为着力部，单手或双手交替叩打体表。操作时要快速而短暂，垂直叩打体表，不能有拖抽动作，速度要均匀而有节奏。

2. 临床应用　本法适用于头项、背腰、臀部及四肢。具有通经活络，疏松筋脉，消除疲劳的作用。

六、运动关节类手法

对受术者关节进行摇、扳、拔伸、伸展等运动的手法称为运动关节类手法。主要包括摇法、扳法（略）和拔伸法。

（一）摇法

摇动受术者关节的手法，称为摇法。

1.动作要领

（1）颈项部摇法　受术者坐位，颈项部放松，术者立于其背后或侧后方，以一手扶按其头顶后部，另一手托扶其下颌部，按顺时针或逆时针方向环转摇动颈项部（图4-33）。

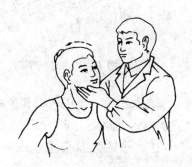
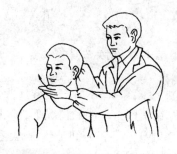

图 4-33　颈项部摇法

（2）肩关节摇法　可分为托肘摇肩法（图4-34）、握手摇肩法（图4-35）、大幅度摇肩法、拉手摇肩法和握臂摇肩法等。

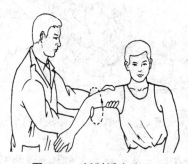

图 4-34　托肘摇肩法

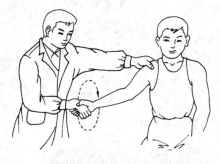

图 4-35　握手摇肩法

（3）肘关节摇法　受术者坐位，屈肘约45°左右，术者用一手托握其肘后部，另一手握其腕部，顺时针或逆时针方向摇转其肘关节（图4-36）。

（4）腕关节摇法

一法：受术者坐位，掌心朝下，术者双手握其手掌，两拇指按于其腕背侧，余指握其大小鱼际部，在稍牵引的同时做顺时针或逆时针方向的摇转运动。

　　二法：受术者坐位，掌心朝下，术者一手握其腕上部，另一手握其四指部，在稍用力牵引的同时做腕关节顺时针或逆时针方向的摇转运动（图4-37）。

　　三法：受术者五指并拢，腕关节屈曲，术者一手握其腕上部，另一手握其合拢到一起的五指部，做顺时针或逆时方向腕关节摇转运动。

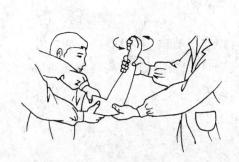

图4-36　肘关节摇法

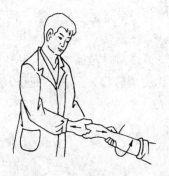

图4-37　腕关节摇法

　　（5）掌指关节摇法　术者一手握住受术者一侧掌部，另一手以拇指和余四指捏住其五指中一指，在稍用力牵伸的情况下，顺时针或逆时针方向做该掌指关节的摇转运动。

　　（6）腰部摇法　可分为仰卧位摇腰法（图4-38）、俯卧位摇腰法（图4-39）、站立位摇腰法和滚床摇腰法等。

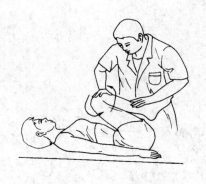

图4-38　仰卧位摇腰法

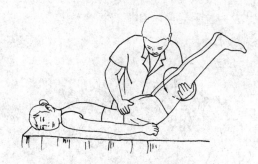

图4-39　俯卧位摇腰法

　　（7）髋关节摇法　受术者仰卧位，一侧屈髋屈膝90°。术者一手扶按其膝，另一手握其足踝部或足跟部，然后两手协调用力，以顺时针或逆时针方向摇转髋关节（图4-40）。

　　（8）膝关节摇法　受术者仰卧，一侧下肢伸直放松，另一侧下肢屈髋屈膝。术者一手固定膝上部，另一手握其足踝部或足跟部，以顺时针或逆时针方向环转摇动其膝关节。

（9）踝关节摇法

一法：受术者仰卧，下肢自然伸直。术者坐于其足端，一手托握足跟以固定，另一手握住足趾部，在稍用力拔伸的同时以顺时针或逆时针方向环转摇动其踝关节（图4-41）。

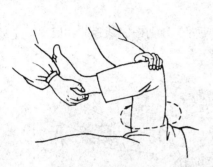

图4-40　髋关节摇法

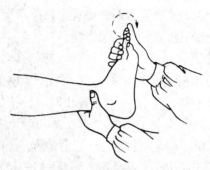

图4-41　踝关节摇法

二法：受术者俯卧位，一侧下肢屈膝。术者一手扶按其足跟部，另一手握其足趾部，做踝关节顺时针或逆时针方向的环转摇动。

2. 临床应用　主要适用于各种软组织损伤及运动功能障碍性疾病。亦常用于保健按摩中。

（二）拔伸法

拔伸肢体关节的一种手法，称为拔伸法。主要有颈椎拔伸法、肩关节拔伸法、腕关节拔伸法、指间关节拔伸法、腰部拔伸法、骶髂关节拔伸法及踝关节拔伸法等。

1. 动作要领

（1）颈椎拔伸法　有掌托拔伸法、肘托拔伸法和仰卧位拔伸法三种。

①掌托拔伸法：患者坐位，术者站于其后，以双手拇指顶按住其两则风池穴处，两掌分置于两侧下颌部，然后掌指及臂部同时协调用力，拇指上顶，双掌上托，缓慢地向上拔伸，使颈椎得到持续牵引（图4-42）。

②肘托拔伸法：患者坐位，术者站于其后方，以一手扶托其枕后部以固定助力，另一侧上肢的肘弯部托其下颏部，手掌扶抱住对侧颜面以加强固定，托住其下颏部的肘臂与扶托枕后部一手协调用力，向上缓慢地拔伸，使颈椎在较短的时间内得到持续的牵引。

③仰卧位拔伸法：患者仰卧，术者坐其头端，以一手托扶其枕后，另一手托扶于其下颏部，双手臂协调施力，向头端缓慢拔伸一定的时间，使颈椎得到持续的水平位牵引。

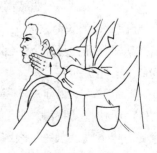

图4-42　掌托拔伸法

（2）肩关节拔伸法　有上举拔伸法、对抗拔伸法和手牵足蹬拔伸法。

①上举拔伸法：一法：患者坐低凳，两臂自然下垂。术者立于患者身体后方，两手握住其腕和前臂，向上缓慢拔伸，至阻力位时，以钝力持续牵引拔伸；二法：患者侧卧位，患侧肩部在上，术者坐于其头端，令其患侧上肢自前屈位上举，待达到120º～140º时，术者以一手握其前臂，另一手握其上臂，两手同时协调施力，向其头端方向缓缓拔伸牵引，至有阻力时，以钝力持续牵引拔伸。

②对抗拔伸法：患者坐位，术者立其患侧，以两手分别握住其腕部和肘部，于肩关节外展位逐渐用力牵拉拔伸，同时嘱患者身体向另一侧倾斜，或令助手协助固定其身体上半部，与术者相对牵拉拔伸（图4-43）。

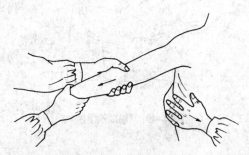

图4-43　肩关节对抗拔伸法

③手牵足蹬拔伸法：患者仰卧，患肩侧位于床边。术者坐其患侧旁，以一足跟蹬抵其腋下，双手握其腕部及前臂，徐徐向外下方拔伸，手足协调用力，使其患侧肩关节在外展20º左右位得到持续牵引，同时足跟蹬住腋窝与其对抗，持续一定时间后，再逐渐使患肩内收、内旋。

（3）腕关节拔伸法

一法：患者坐位，术者立于其体侧，一手握住其前臂下端，另一手握其手掌部，缓慢拔伸腕关节（图4-44）。

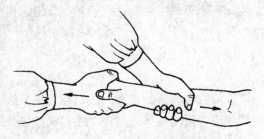

图4-44　腕关节拔伸法

二法：以双手握患者掌指部，令其身体向另一侧倾斜或令助手固定其身体上部，进行持续拔伸牵引。

（4）指间关节拔伸法　术者以一手握患者腕部，另一手捏住患指末节，两手同时施力，拔伸指间关节（图4-45）。

（5）腰部拔伸法　患者俯卧，双手用力抓住床头。术者立其足端，以两手分别握其两踝部，身体上半部顺势后仰，持续牵拉拔伸腰部。

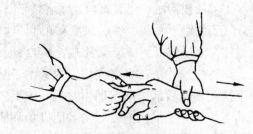

图4-45　指间关节拔伸法

（6）骶髂关节拔伸法　患者仰卧，患侧膝关节略屈，会阴部垫一软枕。术者立其足端，以一手扶按其膝部，另一手臂从其腘后穿过，握住扶膝一手的前臂下段，同时腋部夹住其小腿下段，以一足跟部抵住其会阴部软枕处，然后手足协同用力，身体后仰，逐渐拔伸其骶髂关节。

（7）踝关节拔伸法　患者仰卧，术者一手握其患肢侧的小腿下段，另一手握其足掌前部，两手协同施力，牵拉拔伸踝关节，可配合踝关节屈伸摇转活动。

2.临床应用　本法常用于扭错的肌腱和移位的关节。具有整复错位，矫正畸形，增大关节间隙，减轻刺激压迫的作用。

实践操作

一、工作任务

1.摆动类手法操作
2.摩擦类手法操作
3.挤压类手法操作
4.振动类手法操作
5.叩击类手法操作
6.运动关节类手法操作
（操作流程见图 4-46，操作评分标准见表 4-1）

二、用物及器械

治疗巾、大毛巾、屏风（必要时）、介质（必要时）。

三、操作规范

1.操作前准备
（1）评估。
（2）物品准备。
2.操作过程
（1）施术部位是否准确。
（2）操作步骤是否熟练。
（3）检查按摩效果。
3.操作后整理
（1）整理
（2）记录

四、注意事项

1.教师集中示教，学生分组进行练习。
2.以学生模拟练习为主，发现问题及时纠正。

五、结果与讨论

1.结果
2.讨论

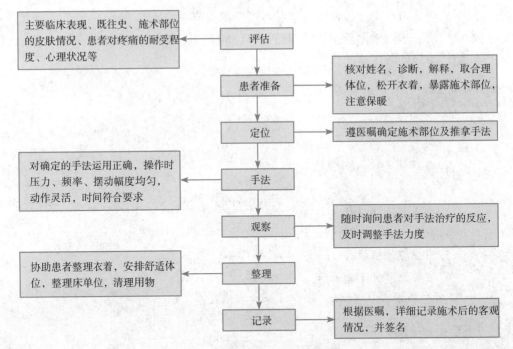

图 4-46 推拿手法操作流程图

表 4-1 推拿手法操作评分标准

编号	大步骤	操作步骤	要点	分数
1	评估	评估患者	1. 评估患者病情、体质、发病部位、目前主要症状及既往病史 2. 患者推拿部位皮肤情况 3. 患者的心理状态，合作程度等	5
2	推拿前准备	用物准备	检查按摩床，介质，按摩巾	2
3		护士准备	洗手、戴口罩	1
4		环境准备	安静、整洁、通风，注意保暖	2
5	推拿操作	核对解释	备齐用物携至患者床旁，核对床号、姓名、治疗卡，向患者解释推拿的原理、注意事项及推拿的操作方法，并告知需要配合的事项	4
6		选取体位	根据推拿部位，协助患者取合理体位，并注意保暖。	4
7		确定部位	遵照医嘱选择体位，确定推拿部位，并询问有无异常感觉	4

续表

编号	大步骤	操作步骤	要点	分数
8			摆动类手法（一指禅推法、滚法、揉法）	12
9			摩擦类手法（摩法、擦法、推法、抹法、搓法）	20
10			挤压类手法（按法、点法、拿法、捻法）	16
11		推拿手法	振动类手法（抖法）	4
12			叩击类手法（拍法、击法、叩法）	12
13			运动关节类手法（摇法、拔伸法）	8
14	观察病情	观察推拿反应	在推拿过程中，密切观察患者有无异常情况。认真询问患者感觉，消除紧张心理。出现意外应紧急处理	2
15	整理	整理归位	操作完毕，协助穿衣，取舒适卧位，整理床单位。整理物品，归置原处	2
16	记录	洗手、记录、签名	洗手，记录（推拿部位、体位、方法、推拿时间及患者的反应等），签全名	2
17	总计	得分		

第三节　全身保健按摩

■ 教学要求

知识目标

1. 掌握全身保健按摩操作流程。

2. 知道常用腧穴的定位方法

技能目标

1. 学会保健按摩的操作技术。

2. 能使用全身保健按摩操作流程进行保健按摩操作，并能及时处理推拿过程中出现的异常现象。

情感目标

1. 体会保健按摩的效果和护士在推拿过程中的责任。

2. 增强学习的兴趣和自主性。

一、头面部保健按摩

（一）常用腧穴

1. 印堂　在面部，当两眉头间连线与前正中线之交点处。
2. 神庭　在头前部，当前发际正中直上 0.5 寸。
3. 丝竹空　面部，当眉梢凹陷处。
4. 太阳　仰卧或坐位，当眉梢与目外眦之间后约一横指凹陷处。
5. 头维　头侧部，当额角发际上 0.5 寸，头正中线旁开 4.5 寸。
6. 耳门　面部，耳屏上切迹的前方，下颌骨髁状突后缘，张口有凹陷处。
7. 百会　头顶正中线与两耳尖连线的交点处。
8. 风池　在项部，当枕骨之下，与风府相平，胸锁乳突肌与斜方肌上端之间的凹陷处。

（二）操作步骤

1. 开天门　以两手拇指指腹，置于受术者两眉间的印堂穴处，自印堂向上直抹到前发际处的神庭穴上，两手拇指轮流进行，反复推抹 20 ~ 30 次。
2. 分推前额　以两手拇指桡侧置于前额正中线，向外进行分推，由轻至重，重而不滞，反复进行 3 ~ 5 次，然后两拇指桡侧在头维、丝竹空处按 1 ~ 2 分钟。
3. 推揉太阳　以两手拇指桡侧，分别置于头部两侧太阳穴处，进行上下、左右、前后环转揉动，再以两拇指指腹同时用力自头维穴起，经太阳穴推至耳门穴止，反复推抹。
4. 点按印堂至百会　术者以两手拇指从印堂经前发际（神庭穴）向后，交替点按督脉穴至百会穴，其余四指轻放于头的两侧保持不动。从前至后点按 3 ~ 5 遍。
5. 按揉风池　以双手中指指腹着力于两侧风池穴，先进行指揉 1 ~ 3 分钟，然后用中指指腹进行长按，按摩时局部有酸胀、温热感，再经风池穴向下方抹动，反复数次。

（三）注意事项及护理

1. 进行按摩时，受术者应放松，不要紧张，全身放松的按摩效果会更好一些。
2. 按摩时只要露出需要按摩的部位即可，不要整体暴露进行按摩，以免引发感冒等。
3. 进行头部按摩的时候，施术者取穴要准确，用的力道也要恰到好处，既柔和均匀又持久有力。

二、胸腹部保健按摩

（一）常用腧穴

1. 俞府　在胸部，当锁骨下缘，前正中线旁开 2 寸。
2. 乳根　在胸部，当乳头直下，第 5 肋间隙，距前正中线 4 寸。

3. **中府**　在胸前壁的外上方，云门穴下 1 寸，平第 1 肋间隙，距前正中线 6 寸。

4. **云门**　在胸前壁外上方，肩胛骨喙突上方，锁骨下窝凹陷处，距前正中线（璇玑）6 寸。

5. **膻中**　在胸部，前正中线上，平第四肋间隙，两乳头连线的中点。

6. **章门**　在侧腹部，第 11 肋游离端的下方。

7. **关门**　当脐中上 3 寸，距前正中线旁开 2 寸。

8. **归来**　在下腹部，当脐中下 4 寸，距前正中线 2 寸。

9. **气冲**　在腹股沟稍上方，当脐中下 5 寸，距前正中线旁开 2 寸。

10. **上脘**　在上腹部，前正中线上，脐中上 5 寸。

11. **中脘**　在上腹部，前正中线上，当脐中上 4 寸。

12. **下脘**　在上腹部，前正中线上，当脐中上 2 寸。

13. **水分**　在上腹部，前正中线上，当脐上 1 寸。

14. **气海**　在下腹部，前正中线上，脐中下 1.5 寸。

15. **关元**　在下腹部，前正中线上，脐中下 3 寸。

16. **曲骨**　前正中线上，耻骨联合上缘的中点处。

（二）操作步骤

1. **分推两肋**　两手拇指分置于胸骨柄两侧的俞府穴处，余四指抱定胸部两侧，沿肋间隙由内向外分推至腋正中线上，由上而下，分推各肋间隙至乳根穴高处止。

2. **按中府、云门**　以两手全掌自胸大肌内缘，沿肋向梳摩至中府、云门处，再以两手小鱼际置于中府、云门穴处着力长按。

3. **揉膻中**　以一手中指或食指置于膻中穴上，顺时针逆时针方向各揉数次，然后再以大鱼际各揉数次。

4. **提拿腹肌**　以两手四指置于腹部两侧章门穴处，自外向内将腹肌挤起，后两手交叉叩拢，二拇指置腹肌一侧，余指置另一侧，自两侧关门穴的高度向下逐步移动，顺序提拿到归来穴高度。

5. **按气冲**　以两手拇指指腹或大鱼际置于两侧气冲穴处，长按 1~2 分钟。力度由轻到重再至轻，下肢有放射温热感，小腹感到轻松。

6. **按腹中线**　以一手或两手四指置于上脘穴处，沿腹中线向下点按，经中脘、下脘、水分、气海、关元、曲骨穴止，反复进行点按。点按上腹时有酸胀感，点按下腹时下肢有温热感。

（三）注意事项及护理

1. 心脏病患者慎用按摩。

2. 饭后 1 小时内不宜按摩。

3. 按摩时注意保暖，以免引发感冒。

三、上肢部保健按摩

（一）常用腧穴

1. 曲池　在肘横纹外侧端，当尺泽与肱骨外上髁连线的中点。

2. 手三里　在前臂背面桡侧，当阳溪与曲池的连线上，肘横纹下2寸。

3. 合谷　在手背，第1、2掌骨间，当第2掌骨桡侧的中点处。

4. 内关　在前臂掌侧，当曲泽与大陵的连线上，腕横纹上2寸，掌长肌腱与桡侧腕屈肌腱之间。

5. 神门　在腕部，腕掌侧横纹尺侧端，尺侧腕屈肌腱的桡侧凹陷处。

6. 劳宫　在手掌心，当第2、3掌骨之间偏于第3掌骨，握拳屈指时中指尖处。

（二）操作步骤

1. 拿上肢　术者以一手握受术者的手腕，另手用拿法自其腋窝部开始自上向下拿至手腕为1遍，反复6遍。

2. 𢵧上肢　术者以一手握受术者的手腕，另手用𢵧法在上肢部施术约5分钟。

3. 点按曲池、手三里、合谷、内关、神门、劳宫穴　施术者一手托住受术者一侧上肢，另一手拇指分别点按曲池、手三里、合谷、内关、神门、劳宫穴各30秒，点后轻揉，或点揉结合。

4. 捻指　术者以一手握受术者的手腕，另一手用捻法依次对其五指施术，反复3遍。

5. 理指　术者以一手握受术者的手腕，另一手用摇法和拔伸法依次对其五指施术，反复3遍。

6. 搓上肢　术者用搓法在受术者的上肢施术，反复3遍。

7. 抖上肢　术者用抖法在受术者的上肢施术，反复3遍。

（三）注意事项及护理

1. 进行按摩时，嘱咐受术者应全身放松，不要紧张。

2. 按摩时只要露出需要按摩的部位即可，不要整体暴露进行按摩，以免引发感冒。

3. 进行按摩时，按摩部位要准确，手法要到位，既柔和均匀又持久有力。

四、下肢前部保健按摩

（一）常用腧穴

足三里　外膝眼下3寸，胫骨前嵴外一横指处。

（二）操作步骤

1. 拿下肢　术者以双手拇指与其余四指相对夹持住受术者的大腿上部，自上而下循序做拿法，至踝关节为1遍，反复6遍。

2.按揉足三里穴 术者以一手拇指指腹着力，在受术者足三里穴按揉3分钟；然后按揉另一侧足三里穴3分钟。

3.擦下肢 术者用擦法按照推下肢的顺序自上而下在大腿的前部和侧部做擦法。

4.拍下肢 术者以拍法先在受术者的前外侧施术，由上而下反复3遍，然后再在受术者的前内侧施术，由上而下反复3遍。

（三）注意事项及护理

1.进行按摩时，嘱受术者不要紧张，应全身放松。

2.进行按摩时，按摩部位要准确，力道要恰到好处，既柔和均匀又持久有力。

五、颈项部保健按摩

（一）常用腧穴

1.肩中俞 在背部，第7颈椎棘突下旁开2寸。

2.肩井 在肩上，当大椎与肩峰连线的中点。

（二）操作步骤

1.沿督脉从第2颈椎到第7颈椎自上而下单拇指揉、按、拨各1～3遍，每部位左右各操作20次。

2.沿颈椎两侧竖脊肌自上而下至肩中俞单拇指揉、按、拨各1～3遍，每部位左右各操作20次。

3.沿颈椎两侧胆经自上而下至肩井穴单拇指揉、按、拨各1～3遍，每部位左右各操作20次。

（三）注意事项及护理

1.进行按摩时，嘱受术者不要紧张，应尽量放松。

2.痛点按摩时，手法要轻柔，由轻到重，减少受术者痛苦。

3.进行颈部按摩时，按摩部位要准确、力道要恰到好处，既柔和均匀又持久有力。

六、背腰部保健按摩

（一）常用腧穴

1.肾俞 在腰部，第2腰椎棘突下，旁开1.5寸。

2.命门 在腰部，第2腰椎棘突下。

（二）操作步骤

1.按揉背腰部 用双手掌，自上而下同时按摩背腰部，边按边揉，反复3～5遍，需要加大力度时，可用双手掌重叠按摩。

2.弹拨足太阳膀胱经 用拇指弹拨足太阳膀胱经，力量由轻到重，顺序由上向下，需要加大力度时，可用双手拇指重叠弹拨，反复 3 ~ 5 遍。

3. 按压足太阳膀胱经　双手掌重叠按压足太阳膀胱经，自上向下，速度要缓慢，按压 3 ~ 5 次，力度适宜。

4. 㨰脊柱两侧　单手握空拳，放置于脊柱两侧，自上向下㨰动，时间 1 ~ 2 分钟，㨰时速度均匀，不能有摩擦感。

5. 拍打背腰部　用双手空拳或虚掌，自上向下，交替拍打背腰部两侧，时间 1 ~ 2 分钟。

6. 按揉肾俞穴　两手拇指伸直，用指腹按揉肾俞，可同时按揉，也可交替按揉，每个动作要连续操作 3 次，时间 1 ~ 2 分钟。

7. 搓擦肾俞穴和命门穴　按摩者一手扶住臀部，另一手搓擦穴位，擦热以后，稍停住，让热量渗透体内，再继续搓擦，时间 1 ~ 2 分钟。

8. 直推背腰部　用双手掌直推，掌根用力，从肩部到背腰部，直推 3 ~ 5 次，最后减慢力度。

（三）注意事项及护理

1. 弹拨时疼痛较重，手法应轻柔深透，减轻受术者痛苦。
2. 搓擦法操作时，手法力度要恰到好处，以防擦破皮肤。
3. 进行背腰部按摩时，按摩部位要准确，手法要到位，既柔和均匀又持久有力。

七、下肢后部保健按摩

（一）常用腧穴

1. 承扶　在大腿后面，臀下横纹的中点。

2. 承山　在小腿后面正中，委中与昆仑之间，当伸直小腿或足跟上提时，腓肠肌肌腹下出现尖角凹陷处。

3. 昆仑　在足部外踝后方，当外踝尖与跟腱之间凹陷处。

4. 环跳　在股外侧部，侧卧屈股，当股骨大转子最凸点与骶管裂孔连线的外 1/3 与中 1/3 交点处。

5. 殷门　在大腿后面，承扶与委中的连线上，承扶下 6 寸。

6. 委中　在腘横纹中点，当股二头肌腱与半腱肌腱的中间。

7. 跗阳　在小腿后面，外踝后，昆仑穴直上 3 寸。

8. 仆参　在足外侧部，外踝后下方，昆仑穴直上，跟骨外侧，赤白肉际处。

9. 复溜　在小腿内侧，太溪直上 2 寸，跟腱的前方。

10. 太溪　在足内侧，内踝后方，当内踝尖与跟腱之间的凹陷处。

11. 水泉　在足内侧，内踝后下方，当太溪穴直下 1 寸，跟骨结节的内侧凹陷处。

12. 涌泉　在足底部，卷足时足前部凹陷处，约当足底 2、3 趾趾缝纹头端与足跟连线的前 1/3 与后 2/3 交点上。

（二）操作步骤

1. 拿下肢后侧　以双手拇指与四指分开，将腿部肌肉反复提拿数次，自上向下逐步移动到踝部。

2. 揉捏股后　以两手四指置股后内侧，拇指置股外侧，做钳形揉捏，自上向下逐步移动，由承扶穴经委中、承山穴到昆仑穴止，反复操作数次。揉捏时大、小鱼际应着力皮肤，拇指与四指掌侧着力作缓慢而有节律的移动。揉捏大腿时用力应重于小腿部。

3. 点按后下肢　以两手拇指指腹对置于环跳、承扶、殷门、委中、承山、昆仑穴等处，余指置腿部两侧，徐徐加力进行按压。用力要均匀，力量大小以能耐受为度，逐渐加压。

4. 直推后下肢　全掌着力于股后，向上向下反复直推。

5. 按压跟腱　以两拇指置跟腱两侧，一手拇指自跗阳穴向下经昆仑穴到仆参穴，另一手拇指自复溜穴经太溪穴至水泉穴推按，再以两手拇指置承山穴，自上向下经足跟直推到涌泉穴止。

6. 按揉涌泉　以一手握足趾使足背屈，另一手拇指置涌泉穴，旋转按揉数次，持续2～3分钟，指揉应均匀有力，并配合点按涌泉穴。

7. 击足跟　一手托住足背，另一手握拳击足跟，反复数次，然后以拇指、食指捻揉足趾，并按伸趾关节，自掌根直推至足弓部，反复数次。

8. 拍打下肢　施术者五指并拢成虚掌，沿下肢后侧自上向下进行拍打。

（三）注意事项及护理

1. 进行按摩时，受术者应全身放松，不要紧张，放松时按摩效果更好。
2. 按摩时注意保暖防风，以免引发感冒。
3. 按摩时，施术部位要准确，手法要到位。

实践操作

一、工作任务

1. 全身保健按摩的步骤（操作评分标准见表4-2）。
2. 全身保健按摩的注意事项及护理。

二、用物及器械

治疗巾、大毛巾、屏风（必要时）、介质（必要时）。

三、操作规范

1. 操作前准备
（1）评估。
（2）物品准备。
2. 操作过程
（1）施术部位是否准确。
（2）操作步骤是否熟练。
（3）检查按摩效果。
3. 操作后整理
（1）整理
（2）记录

四、注意事项

1. 教师集中示教，学生分组进行练习。
2. 以学生模拟练习为主，发现问题及时纠正。

五、结果与讨论

1. 结果
2. 讨论

表 4-2   全身保健按摩操作评分标准

编号	大步骤	操作步骤	要点	分数
1	评估	评估患者	1. 评估患者病情、体质、发病部位、目前主要症状及既往病史 2. 患者按摩部位皮肤情况 3. 患者的心理状态，合作程度等	6
2	按摩 前准备	用物准备	按摩床、按摩巾、介质、屏风	4
3		护士准备	洗手、戴口罩	4
4		环境准备	安静、整洁、通风，注意保暖	4
5	按摩操作	核对解释	备齐用物携至患者床旁，核对床号、姓名、治疗卡，向患者解释按摩的原理、注意事项及按摩的操作方法，并告知需要配合的事项	6
6		选取体位	根据按摩部位，协助患者取合理体位，并注意保暖	8

续表

编号	大步骤	操作步骤	要点	分数
7	按摩操作	确定部位	头面部	10
8			胸腹部	16
9			上肢部	12
10			下肢前部	8
11			颈项部	2
12			背腰部	4
13			下肢后部	4
14	观察病情	观察按摩反应	随时询问患者对手法治疗的反应，及时调整手法力度	4
15	整理	整理归位	操作完毕，协助穿衣，取舒适卧位，整理床单位；整理用品，归置原处	4
16	记录	洗手、记录、签名	洗手，记录（按摩部位、体位、方法、按摩时间及患者的反应等），签全名	4
17	总计	得分		

第四节 小儿推拿手法

 教学要求

知识目标

1. 掌握小儿推拿的基本手法。

2. 知道小儿推拿的基础知识。

技能目标

1. 学会小儿推拿的操作技术。

2. 能使用小儿推拿手法进行按摩操作，并能及时处理小儿推拿过程中出现的异常现象。

情感目标

1. 体会小儿推拿的效果和护士在推拿过程中的责任。

2. 增强学习的兴趣和自主性。

一、基础知识

（一）穴位特点

小儿推拿穴位大多集中于头面及上肢部，且穴位多为点状、线状和面状。如前臂的三关穴和六腑穴都是线状穴，而指面部的脾经、肺经、心经、肝经、肾经诸穴皆为面状穴。

（二）手法特点

小儿推拿在手法方面，强调以轻柔着实为主，要求轻快柔和、平稳着实、适达病所，形成了以"按、摩、掐、揉、推、运、搓、摇"小儿推拿八法为主的一整套小儿推拿手法和复式操作法。

（三）手法操作顺序

在临床操作中，一是强调先头面、次上肢、次胸腹、次腰背、次下肢的操作程序；二是强调手法的补泻作用；三是重视膏摩的应用和使用葱汁、姜汁、滑石粉等介质进行推拿，这样既可保护娇嫩皮肤不致擦破，又可增强手法的治疗作用。

二、头面部穴位

1. 攒竹（天门）

位置：自两眉中间至前发际呈一条直线。

操作：用两拇指面自眉心起，交替向上直推至前发际，称推攒竹，又称开天门。一般操作 30～50 次（图 4-47）。

主治：感冒发热，头痛，精神萎靡，惊风等。

2. 坎宫（眉弓）

位置：自眉头起沿眉向眉梢呈一横线。

操作：两拇指自眉心向眉梢分推，称推坎宫，又称推眉弓。一般操作 30～50 次（图 4-48）。

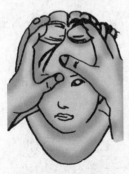

图 4-47　推攒竹

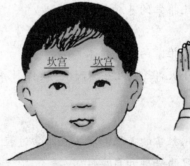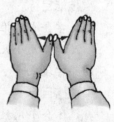

图 4-48　推坎宫

主治：外感发热，惊风，头痛，目赤痛。

3. 太阳

位置：眉梢与目外眦之间，向后约一横指的凹陷处。

操作：以两拇指桡侧自前向后直推，称推太阳；用中指指端揉或运，称揉太阳或运太阳。一般操作 30 ~ 50 次（图 4-49）。

主治：感冒，发热，头痛，目赤痛，惊风。

4. 耳后高骨

位置：耳后入发际高骨下凹陷中。

操作：两拇指或中指端揉，称揉耳后高骨。一般操作 30 ~ 50 次（图 4-50）。

主治：感冒，头痛，惊风，烦躁不安。

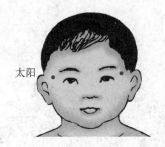

图 4-49　揉太阳

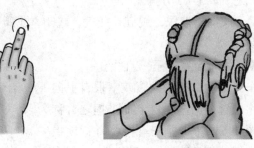

图 4-50　揉耳后高骨

5. 天柱骨

位置：颈后发际正中至大椎穴呈一直线。

操作：用拇指或食、中指自上向下直推，称推天柱骨；或用瓷汤匙的边蘸水自上而下刮，称刮天柱骨。一般推 100 ~ 500 次，刮至皮下轻度出痧即可。

主治：恶心，呕吐，项强，发热，惊风，咽痛等症。

三、躯干部穴位

1. 乳旁

位置：乳头向外旁开 2 分。

操作：食、中两指分别置乳旁穴用揉法，称揉乳旁。一般操作 20 ~ 50 次。

主治：咳喘，痰鸣，胸闷。

2. 乳根

位置：乳头向下 2 分。

操作：食、中两指分别置乳根穴用揉法，称揉乳根。一般操作 20 ~ 50 次。

主治：咳喘，胸闷，胸痛。

3. 胁肋

位置：从腋下两胁至天枢处。

操作：以两手掌从两腋下自上向下搓摩至天枢处，称搓摩胁肋。一般操作

50～100次。

主治：胸闷，胁痛，腹胀，痰喘，气急，疳积，肝脾肿大等。

4. 腹

位置：腹部。

操作：用两拇指自剑突沿肋弓角边缘或自中脘至脐，向两旁分推，称分推腹阴阳；用掌心或四指在腹部揉摩称摩腹。一般分推腹阴阳50～100次，摩腹3～5分钟。

主治：腹胀，腹痛，呕吐，腹泻，便秘等。

5. 丹田

位置：脐下2～3寸之间。

操作：用拇指指腹或中指指腹揉，称揉丹田；用四指旋转摩动，称摩丹田。一般揉50～100次，摩3～5分钟。

主治：腹痛，遗尿，脱肛，疝气，癃闭，少腹痛等。

6. 脊柱

位置：大椎至尾椎呈一直线。

操作：用食、中二指腹或掌根自上向下直推，称推脊；用捏法自下而上捏之，称为捏脊（图4-51）。每捏三下再将脊背皮提一下，称为捏三提一法。一般推100～300次，捏3～5次。

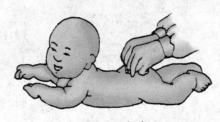

图4-51　捏脊

主治：脱肛，便秘，泄泻，发热等。

7. 七节骨

位置：第4腰椎至尾椎骨端（长强穴）呈一直线。

操作：用拇指桡侧面或食、中二指面自下而上或自上而下作直推，分别称推上七节骨和推下七节骨。一般操作100～300次。

主治：泄泻，便秘，脱肛。

8. 龟尾

位置：在尾椎骨端。

操作：用拇指端或中指端揉，称揉龟尾。一般操作100～300次。

主治：泄泻，便秘，脱肛，遗尿。

四、上肢部穴位

1. 脾经

位置：拇指末节螺纹面或拇指桡侧缘，指尖至指根呈一直线。

操作：旋推或使患儿拇指微屈，操作者以拇指面沿患儿拇指桡侧缘向掌根直推，称为补脾经；由指根向指端直推，称为清脾经。一般操作100～500次。

主治：消化不良，腹泻，呕吐，疳积，四肢无力等。

2. 肝经

位置：食指末节螺纹面。

操作：在小儿食指面上旋推，称补肝经；由指尖向指根直推，称清肝经。一般操作100～500次（图4-52）。

主治：惊风抽搐，目赤，口苦，咽干，五心发热等。

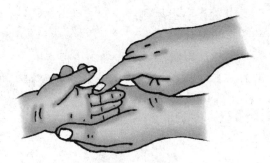

图 4-52　推肝经

3. 心经

位置：中指末节螺纹面。

操作：在小儿中指面做旋推，称补心经；指尖向指根直推，称清心经。一般操作100～500次。

主治：高热神昏，烦躁，夜啼，口舌生疮，小便短赤等。

4. 肺经

位置：无名指末节螺纹面。

操作：在无名指面上旋推，称补肺经；由指尖向指根方向直推，称清肺经。一般操作100～500次（图4-53）。

主治：发热，咳嗽，气喘，胸闷，咽喉肿痛等。

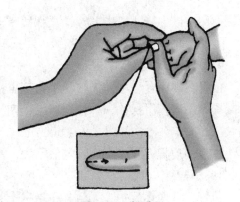

图 4-53　推肺经

5. 肾经

位置：小指掌面。

操作：在小指面上旋推，称补肾经；自小指尖向指根方向直推，称清肾经。一般操作100～200次（图4-54）。

主治：小便赤涩不利，遗尿，尿频等。

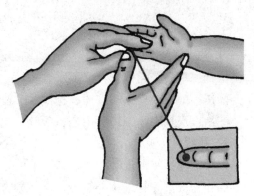

图 4-54　推肾经

6. 大肠

位置：食指桡侧缘，自食指尖至虎口呈一直线。

操作：用拇指或食、中二指自食指尖向虎口直推，称补大肠；反之，称清大肠。一般操作100～500次（图4-55）。

主治：泄泻，痢疾，便秘，腹痛，食积，脱肛等。

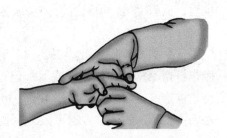

图 4-55　推大肠

7. 小肠

位置：小指尺侧缘，自指尖至指根呈一直线。

操作：用拇指从小指尖向指根直推，称补小肠；反之，称清小肠。一般操作100～300次（图4-56）。

主治：小便赤涩不利，泄泻，尿闭等。

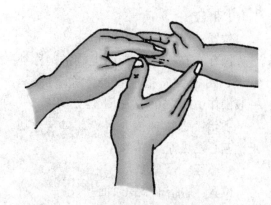

图4-56 推小肠

8. 肾顶

位置：小指顶端。

操作：以中指或拇指端按揉，称揉肾顶。一般操作100～500次。

主治：自汗，盗汗，解颅等。

9. 四横纹

位置：掌面食、中、无名、小指第1指间关节横纹处。

操作：拇指甲揉掐，称掐四横纹；四指并拢从食指横纹处推向小指横纹处，称推四横纹。一般掐各5次，推100～300次。

主治：疳积，腹胀腹痛，气血不和，消化不良，惊风，气喘，口唇破裂。

10. 小横纹

位置：掌面食、中、无名、小指掌指关节横纹处。

操作：拇指甲掐，称掐小横纹；拇指侧推，称推小横纹。一般掐各5次，推100～300次。

主治：烦躁，口疮，唇裂，腹胀等。

11. 掌小横纹

位置：掌面小指根下，尺侧掌纹头。

操作：中指或拇指端按揉，称揉掌小横纹。一般操作100～500次。

主治：痰热喘咳，口舌生疮，顿咳，流涎等。

12. 胃经

位置：拇指掌面近掌端第1节。

操作：旋推为补，称补胃经；向指根方向直推为清，称清胃经。补胃经和清胃经统称推胃经。一般操作100～500次。

主治：呕恶嗳气，烦渴善饥，食欲不振，吐血，衄血等。

13. 板门

位置：手掌大鱼际平面。

操作：指端揉，称揉板门或运板门；用推法自指根推向腕横纹，称板门推向横纹，反之称横纹推向板门。一般操作100～300次。

主治：食积，腹胀，食欲不振，呕吐，腹泻，气喘，嗳气等。

14. 内劳宫

位置：在掌心中央，屈指时中指、无名指之间中点。

操作：用中指端或拇指按揉，称揉内劳宫；自小指根掐运起，经掌小横纹、小天心至内劳宫，称运内劳宫。一般揉 100～300 次，运 10～30 次。

主治：发热，烦渴，齿龈糜烂，口疮，虚烦内热等。

15. 内八卦

位置：手掌面，以掌心为圆心，从圆心至中指跟横纹约 2/3 处为半径所作圆周。

操作：用运法，顺时针方向掐运，称运内八卦或运八卦。一般操作 100～300 次。

主治：咳嗽痰喘，胸闷纳呆，腹胀呕吐等。

16. 小天心

位置：大小鱼际交接处凹陷中。

操作：中指端揉，称揉小天心；拇指甲掐，称掐小天心；以中指尖或屈曲的指间关节捣，称捣小天心。一般揉 100～300 次，掐、捣 5～20 次。

主治：惊风，抽搐，烦躁不安，夜啼，小便赤涩，目赤肿痛等。

17. 运水入土

位置：手掌面，大指根至小指根，沿手掌边缘一条弧形曲线。

操作：自小指根沿手掌边缘，经小天心推运至拇指根，称运水入土。一般操作 100～300 次。

主治：少腹胀满，小便赤涩，泄泻，痢疾。

18. 运土入水

位置：手掌面，大指根至小指根，沿手掌边缘一条弧形曲线。

操作：自拇指根沿手掌边缘，经小天心推运至小指根，称运土入水。一般操作 100～300 次。

主治：完谷不化，泄泻，痢疾，疳积，便秘。

19. 总筋

位置：手腕掌侧横纹中点。

操作：用拇指甲掐，称掐总筋；用指端揉，称揉总筋。一般掐 3～5 次，揉 100～300 次（图 4-57）。

主治：惊风，抽搐，夜啼，口舌生疮，牙痛、潮热等。

20. 大横纹

位置：仰掌，掌后横纹，近拇指端称阳池，近小指端称阴池。

操作：两拇指自掌后横纹中（总筋）向两旁分推，称分推大横纹，又称分阴阳；自两旁（阴池，阳池）向总筋合推，

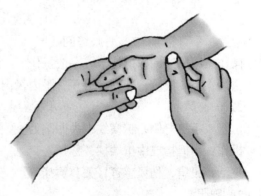

图 4-57 揉总筋

称合阴阳。一般操作 30 ~ 50 次（图 4-58）。

主治：寒热往来，腹泻，腹胀，痢疾，呕吐，食积，烦躁不安，痰涎壅盛。

21. 端正

位置：中指甲根两侧赤白肉际处，桡侧称左端正，尺侧称右端正。

操作：用拇指甲掐或拇指螺纹面揉，称掐或揉端正。一般掐 5 次，揉 50 次。

主治：鼻衄，惊风，呕吐，泄泻，痢疾。

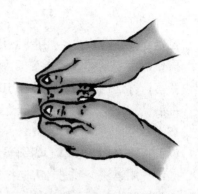

图 4-58　分推大横纹

22. 五指节

位置：掌背五指第 1 指间关节。

操作：拇指甲掐，称掐五指节；用拇、食指揉搓，称揉五指节。一般各掐 3 ~ 5 次，揉搓 30 ~ 50 次。

主治：惊风，吐涎，惊惕不安，咳嗽风痰等。

23. 二扇门

位置：掌背中指根本节两侧凹陷处。

操作：拇指甲掐，称掐二扇门；拇指偏峰按揉，称揉二扇门。一般掐 5 次，揉 100 ~ 500 次。

主治：惊风抽搐，身热无汗。

24. 上马

位置：手背无名及小指掌指关节后凹陷中。

操作：拇指端揉或拇指甲掐，称揉上马或掐上马。一般掐 3 ~ 5 次，揉 100 ~ 500 次。

主治：虚热喘咳，小便赤涩淋漓，腹痛，牙痛，睡时磨牙等。

25. 威灵

位置：手背 2、3 掌骨歧缝间。

操作：用掐法，称掐威灵。一般操作 5 次，或醒后即止。

主治：惊风。

26. 精宁

位置：手背第 4、5 掌骨歧缝间。

操作：用掐法，称掐精宁。一般操作 5 ~ 10 次。

主治：痰喘气吼，干呕，疳积，眼内胬肉等。

27. 一窝风

位置：手腕背侧，腕横纹中央凹陷处。

操作：用拇指或中指端揉，称揉一窝风。一般操作 100 ~ 300 次。

主治：腹痛，伤风感冒，关节痹痛等。

28. 膊阳池

位置：在手背一窝风后 3 寸处。

操作：拇指甲掐或指端揉，称掐膊阳池或揉膊阳池。一般掐 3 ~ 5 次，揉 100 ~ 300 次。

主治：便秘，溲赤，头痛。

29. 三关

位置：前臂桡侧，阳池至曲池呈一直线。

操作：用拇指或食、中二指自腕推向肘，称推三关。一般操作 100 ~ 300 次。

主治：腹痛，腹泻，畏寒肢冷，病后体虚及感冒风寒等一切虚、寒病证。

30. 天河水

位置：前臂正中，总筋至洪池（曲泽）呈一直线。

操作：用食、中二指面自腕推向肘，称清天河水；用食、中二指蘸水自总筋处，一起一落打如弹琴状，直至洪池，同时一面用口吹气随之，称打马过天河。一般操作 100 ~ 300 次（图 4-59）。

主治：外感发热，潮热，内热，烦躁不安，口渴，弄舌，重舌，惊风等一切热症。

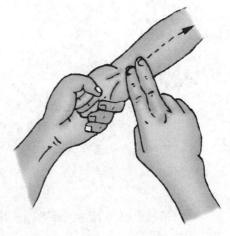

图 4-59　清天河水

31. 六腑

位置：前臂尺侧，阴池至肘呈一直线。

操作：用拇指面或食、中二指面自肘推向腕，称退六腑或推六腑。一般操作 100 ~ 300 次（图 4-60）。

主治：一切实热证。高热，烦躁，咽喉肿痛，大便干燥，鹅口疮，腮腺炎等。

五、下肢部穴位

1. 箕门

位置：大腿内侧，膝盖上缘至腹股沟呈一直线。

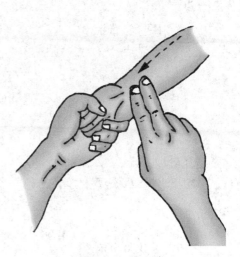

图 4-60　退六腑

操作：用食、中二指自膝盖内侧上缘推至腹股沟，称推箕门。一般操作 100 ~ 300 次。

主治：小便短赤，尿闭，水泻等。

2. 百虫

位置：膝上内侧肌肉丰厚处。

操作：或按或拿，称按百虫或拿百虫。一般操作 5 次。

主治：四肢抽搐，下肢痿痹。

3. 涌泉

位置：足掌前 1/3 与后 2/3 交点处。

操作：用两拇指面轮流自足跟推向足尖，称推涌泉；用拇指端按揉，称揉涌泉。一般推 100～300 次，揉 30～50 次。

主治：发热，呕吐，腹泻，五心烦热。

实践操作

一、工作任务

1. 掌握小儿按摩穴位的定位。

2. 小儿推拿操作（操作流程见图 4-61，操作评分标准见表 4-3）。

3. 了解小儿推拿穴位主治。

二、用物及器械

治疗巾、大毛巾、屏风（必要时）、介质（必要时）。

三、操作规范

1. 操作前准备

（1）评估。

（2）物品准备。

2. 操作过程

（1）穴位定位是否准确。

（2）操作手法是否熟练。

（3）检查按摩效果。

3. 操作后整理

四、注意事项

1. 教师集中示教，学生分组进行练习。

2. 以学生模拟练习为主，发现问题及时纠正。

五、结果与讨论

1. 结果

2. 讨论

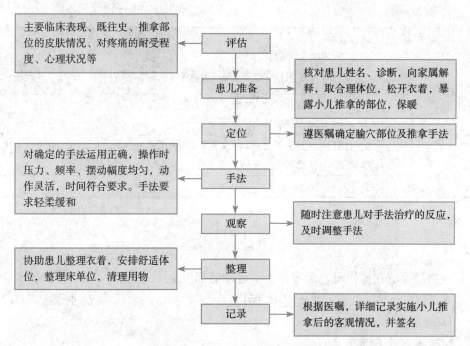

图 4-61 小儿推拿操作流程图

表 4-3 小儿推拿操作评分标准

编号	大步骤	操作步骤	要点	分数
1	评估	评估患儿	1. 评估患儿病情、体质、目前主要症状，发病部位及既往病史 2. 患儿推拿部位皮肤情况 3. 患儿的心理状态，合作程度等	6
2	推拿前准备	用物准备	治疗巾、大毛巾、屏风（必要时）、介质（必要时）。	4
3		护士准备	洗手、戴口罩	4
4		环境准备	安静、整洁、通风，注意保暖	4
5	推拿操作	核对解释	备齐用物携至患儿床旁，核对床号、姓名、诊断，介绍并解释，取得患儿家属理解与配合	4
6		定位检查	遵照医嘱确定推拿部位	2
7		选取体位	根据推拿部位协助患儿取合适体位，暴露推拿部位，并注意保暖	4
8		推拿部位	头面部	15
			躯干部	15
			上肢部	15
			下肢部	15

续表

编号	大步骤	操作步骤	要点	分数
9	观察病情	观察推拿反应	随时检查推拿部位皮肤情况，注意患儿的反应	4
10	整理	整理归位	操作完毕，协助穿衣，取舒适卧位，整理床单位；消毒用具，归置原处	4
11	记录	洗手、记录、签名	洗手，记录（推拿部位、体位、方法、推拿时间、皮肤变化及患儿的反应等），签全名	4
12	总计	得分		

同步训练

1. 一指禅推法在操作时，上肢作主动运动的部位是（　　）

   A. 前臂　　　　　　　　　B. 拇指　　　　　　　　　C. 肘部

   D. 腕部　　　　　　　　　E. 上肢

2. 擦法练习的关键在于（　　）

   A. 沉肩、垂肘、悬腕

   B. 沉肩、屈肘、前臂旋转

   C. 沉肩、松腕作屈伸运动

   D. 前臂旋转和腕关节屈伸运动

   E. 沉肩、垂肘、腕关节屈伸运动

3. 掌按法在临床上常用于（　　）

   A. 腰背和腹部　　　　　　B. 头面部　　　　　　　　C. 上肢关节

   D. 下肢关节　　　　　　　E. 颈项部

4. 小儿推拿中，哪种手法可主治一切虚寒病证（　　）

   A. 补脾经　　　　　　　　B. 补肾经　　　　　　　　C. 清天河水

   D. 推三关　　　　　　　　E. 运内八卦

5. 摩擦类手法包括（　　）

   A. 推法、一指禅推法、摩法、擦法、抹法

   B. 抹法、擦法、摩法、搓法、推法

   C. 搓法、抹法、摩法、擦法、捻法

   D. 摩法、擦法、搓法、推法、捻法

   E. 擦法、点法、抹法、揉法、捻法

6. 小儿推拿手法的基本要求是（　　）

   A. 持久有力，均匀柔和　　B. 轻快柔和，平稳着力

   C. 轻快平稳，均匀有力　　D. 持久平稳，轻快有力

   E. 持久轻快，柔和有力

7. 抖法的操作要求是（　　）

　　A. 颤动幅度要大，频率要快

　　B. 颤动幅度要大，频率要慢

　　C. 颤动幅度要小，频率要快

　　D. 颤动幅度要小，频率要慢

　　E. 以上都不是

8. 成人推拿手法的基本要求是（　　）

　　A. 轻快柔和，平稳着实

　　B. 持久、有力、均匀、柔和、深透

　　C. 持久、有力、平稳、深透

　　D. 柔和、平稳、不浮不滞

　　E. 持久、平稳、轻快、柔和

9. 小儿特定穴的特点是（　　）

　　A. 既有点状又有线状、面状

　　B. 胸腹部分布多

　　C. 归属于十四经者多

　　D. 四肢部分布少

　　E. 以上都是

10. 揉法在临床上常用的部位是（　　）

　　A. 肩背部　　　　　　B. 腰臀部　　　　　　C. 上肢部

　　D. 下肢部　　　　　　E. 以上都是

11. 小儿板门穴的位置是（　　）

　　A. 手掌面　　　　　　B. 手腕部　　　　　　C. 前臂

　　D. 大鱼际平面　　　　E. 掌面小指根处

12. 小儿坎宫穴的位置是（　　）

　　A. 自眉头起沿眉向眉梢呈一横线

　　B. 两眉中间是穴位

　　C. 两眉中间至前发际呈一直线

　　D. 耳后入发际高骨下凹陷中

　　E. 以上都不是

第五章 刮 痧

📖 结构导图

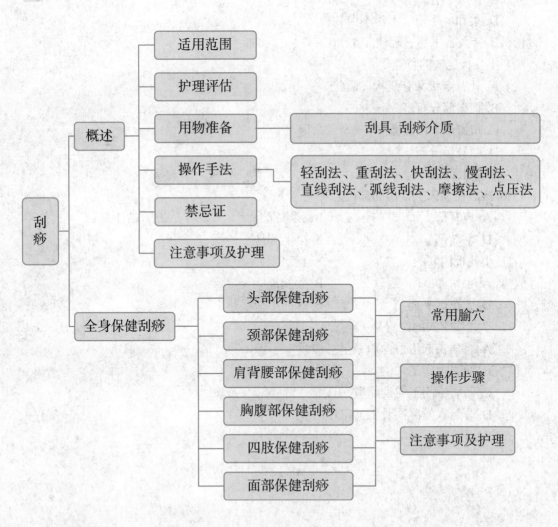

第一节 概 述

教学要求

知识目标
1. 知道刮痧法的适用范围、禁忌证及注意事项。
2. 掌握刮痧的操作方法
技能目标
1. 学会刮痧常用手法。
2. 能用刮痧常用手法进行操作，并及时处理刮痧过程中出现的异常现象。
情感目标
1. 体会刮痧的保健效果和护士在刮痧过程中的责任。
2. 增强学习的兴趣和自主性。

刮痧疗法是用边缘光滑、不易损伤皮肤的器具，蘸取介质，在人体皮肤表面进行刮拭，使局部出现痧斑或痧痕，以达到治疗疾病目的的一种方法。清代郭志邃在他的《痧胀玉衡》一书中，完整地记录了各类痧症百余种。明代医家张凤逵在《伤暑全书》中，对于痧症的病因、病机、症状都有具体的描述。

一、适用范围

刮痧疗法以其简、便、廉、验、速以及副作用小、安全可靠等特点，被人们作为保健强体的防病方法而发展起来。主要用于治疗头痛、颈痛、背腰痛、腿痛、感冒、便秘、腹泻、食欲不振、痛经、疲劳、失眠等。

二、护理评估

1. 患者的年龄、文化层次、当前心理状态。
2. 当前患者主要症状、临床表现及既往史。
3. 患者对疾病的认识以及对疼痛的耐受程度。
4. 患者的体质、精神状态及对此项操作技术的信任度。
5. 刮痧处的皮肤情况。

三、用物准备

治疗盘、刮具（牛角刮板）（图 5-1）、刮痧介质，必要时备浴巾、屏风等物品。

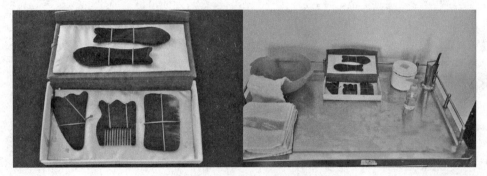

图 5-1　刮痧板、刮痧用具

四、操作方法

（一）刮痧的次序

刮痧次序是指对人体进行刮拭时，所选择刮拭部位的顺序。刮痧保健，其顺序为：头、颈、肩、上肢、背腰、胸腹及下肢。刮痧治疗时，根据发病部位进行选择。

（二）刮痧的手法

1. 握持刮痧板的方法　单手握板，将板放置掌心，一侧由拇指固定，另一侧由食指和中指固定，也可由拇指以外的其余四指固定（图 5-2）。

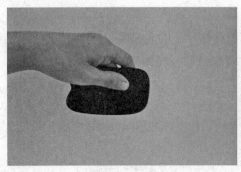
握板法（正面）

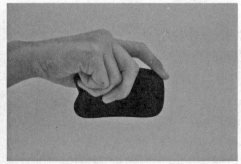
握板法（反面）

图 5-2　握板手法

2. 刮痧的强度和时间　依据患者的年龄、性别、体质、身体状况以及出痧情况等因素确定手法的轻重、力量的大小、时间的长短、间隔的长短。刮痧板接触皮肤应力度适中，以患者能承受为度。做单方向均匀刮拭，每个角度刮 15 ~ 30 次，每个部位刮 3 ~ 5 分钟。治疗性刮痧或局部保健刮痧一般为 20 ~ 30 分钟；全身整体保健刮痧一般以 40 ~ 50 分钟为宜。个别患者不易出痧，不可强求出痧。出痧者一般 3 ~ 5 天痧退，痧退后方可进行再次刮拭。

3. 常用刮痧手法

（1）轻刮法 刮痧时刮痧板接触皮肤面积大、移动速度慢或下压刮拭力量较小，一般患者无疼痛或其他不适感觉。多用于儿童、妇女、年老体弱的患者及面部的刮拭（图 5-3 ）。

（2）重刮法 刮痧时刮痧板接触皮肤面积小、移动速度快或下压刮拭力量较大，以患者能承受为度。多用于体质强壮患者或背部脊柱两侧、下肢及骨关节软组织丰满处的刮痧（图 5-4 ）。

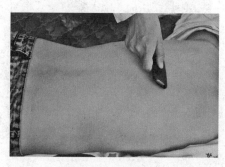

图 5-3 轻刮法

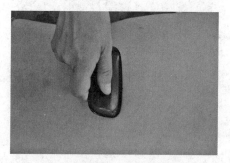

图 5-4 重刮法

（3）快刮法 刮拭速度 30 次 / 分以上。力量重、快速刮，多用于体质强壮的患者，主要刮拭背部、下肢或其他明显疼痛的部位；力量轻、快速刮，多用于体质虚弱的患者，主要刮拭背腰部、胸腹部、下肢等部位，以患者舒适为度。

（4）慢刮法 刮拭速度 30 次 / 分以内。力量重、速度慢，多用于体质强壮的患者，主要刮拭腹部、关节和一些明显疼痛的部位；力量小、速度慢，多用于体质虚弱的患者，主要刮拭背腰部正中、胸部、下肢内侧等部位，以患者不感觉疼痛为度。

（5）直线刮法 是利用刮痧板的上下边缘在体表进行直线刮拭，是一种常用的手法。一般用刮痧板薄的一面的 1/3 或 1/2 部分与皮肤接触，与体表成 45°，利用腕力下压并向同一方向直线刮拭。这种手法适用于对身体比较平坦部位的经脉和穴位（如腰部、胸腹部和四肢部位）进行刮痧（图 5-5 ）。

（6）弧线刮法 刮拭方向呈弧线形，操作时刮痧板多循肌肉走行或骨骼结构特点而定。对胸部肋间隙、颈项两侧、肩关节前后和膝关节周围刮痧多采用此法（图 5-6 ）。

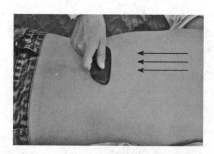

图 5-5 直线刮法

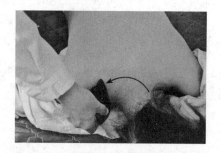

图 5-6 弧线刮法

（7）摩擦法　将刮痧板的边、角或面与皮肤直接紧贴，进行有规律的旋转或直接往返移动的刮拭，使皮肤产生热感为度并向深部渗透。多用于对麻木、发凉或绵绵隐痛部位的刮痧，如肩胛内侧、腰部和腹部（图5-7）。

（8）点压法　用刮痧板的厚边角与皮肤成90°，力量逐渐加重，以患者能耐受为度，保持数秒钟后快速抬起，重复操作5～10次。它是一种较强的刺激手法，具有镇静止痛和解痉作用，多用于对穴位或痛点的点压（图5-8）。

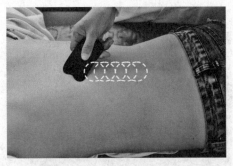 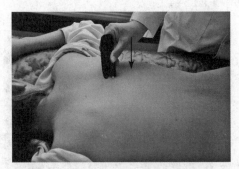

图5-7　摩擦法　　　　　　　　　　　图5-8　点压法

五、禁忌证

1. 刮治部位皮肤有溃烂、损伤、炎症等，不宜刮痧。

2. 孕妇的腹部、腰骶部，妇女的乳头不宜刮痧。

3. 大病初愈、重病、气虚血亏者不宜刮痧。

4. 心力衰竭、肾功能衰竭、肝硬化腹水、全身重度浮肿者不宜刮痧。

5. 急性扭伤、创伤的疼痛部位或骨折部位不宜刮痧。

6. 空腹、过度疲劳及饱食、饥饿状态下不宜刮痧。

7. 有出血倾向者（如糖尿病晚期、严重贫血、白血病、再生障碍性贫血和血小板减少等）慎用刮痧法。

8. 精神病患者不宜刮痧。

六、注意事项及护理

1. 室内空气要保持流通，注意避寒保暖，冬季应避寒冷与风口处，夏季应避免风扇直吹刮拭部位。

2. 选择适宜的体位，并充分暴露将要刮拭的部位，用热毛巾擦拭清洁，使患者放松。

3. 依次均匀涂抹刮痧介质，用刮痧板轻轻往返涂抹，摩擦相应部位皮肤，使患者自觉局部有热感为宜。

4. 根据疾病特点选择最适宜的刮痧手法进行刮拭，刮痧工具边缘光滑，没有破损，应根据需要蘸取刮痧介质，不能干刮，以免刮伤皮肤。

5. 若患者出现头晕、面色苍白、心慌、出冷汗、四肢发冷、恶心欲吐或神昏仆倒等晕刮症状时，应停止刮痧，遵医嘱给予 1 杯温糖开水；或用刮板刮拭患者百会穴（重刮）、人中穴（棱角轻刮）、内关穴（重刮）、足三里穴（重刮）、涌泉穴（重刮）。

6. 下肢静脉曲张者，用轻刮法，刮拭方向应从下向上。

7. 刮痧出痧后 30 分钟以内不能洗凉水澡。

8. 痧斑未退之前，不宜在原处再次刮拭。再次刮痧时间需间隔 3 ~ 6 天，以痧斑消退为标准。

9. 刮痧出痧后最好饮 1 杯温开水（最好为淡糖盐水），并休息 15 ~ 20 分钟。嘱咐患者保持情绪稳定，忌生冷、油腻、辛辣、刺激食物。

实践操作

一、工作任务

1. 刮痧操作步骤（操作评分标准见表 5-1）。
2. 刮痧操作手法练习。

二、用物及器械

1. 刮痧用具：刮痧板、刮痧介质。
2. 辅助工具：治疗盘、毛巾、热水。

三、操作规范

1. 操作前准备
（1）评估。
（2）物品准备。
2. 操作过程
（1）穴位定位是否准确。
（2）操作步骤是否熟练。
（3）操作手法是否正确。
（4）爱伤观念。
3. 操作后整理
（1）整理
（2）记录

四、注意事项

1. 教师集中示教，学生分组进行练习。
2. 以学生模拟练习为主，发现问题及时修正。

五、结果与讨论

1. 结果

2. 讨论

表 5-1 刮痧手法操作评分标准

编号	大步骤	操作步骤	要点	分数
1	评估	评估患者	1.患者体质、目前主要症状 2.患者刮痧部位皮肤情况 3.患者的心理状态、合作程度等	4
2	刮痧前准备	用物准备	刮痧板、刮痧介质、治疗盘、毛巾、热水	3
3		护士准备	洗手、戴口罩,消毒刮痧板	3
4		环境准备	安静、整洁、通风,注意保暖	3
5	刮痧手法操作	核对解释	备齐用物携至患者床旁,核对床号、姓名、治疗卡,向患者解释刮痧原理、注意事项及刮痧的操作方法,并告知需要配合的事项	3
6		选取体位	根据刮痧部位,协助患者取合理体位,暴露刮痧部位,并注意保暖	3
7		确定部位	确定刮痧部位,清洁皮肤	5
8		刮痧手法	轻刮法	8
9			重刮法	8
10			快刮法	8
11			慢刮法	8
12			直线刮法	8
13			弧线刮法	8
14			摩擦法	8
15			点压法	8
16	观察	观察刮痧反应	在刮痧过程中,密切观察患者,认真询问患者感觉,消除紧张心理,出现意外应紧急处理	4
17	整理	整理归位	操作完毕,协助穿衣,取舒适卧位,整理床单位;消毒刮痧用具,归置原处	4
18	记录	洗手、记录、签名	洗手,记录(刮痧部位、体位、方法、时间及患者的反应等),签全名	4
19	得分			

第二节 全身保健刮痧

教学要求

知识目标

1. 知道刮痧的常用腧穴。

2. 掌握全身保健刮痧的操作流程。

技能目标

学会全身保健刮痧的操作技术。

情感目标

1. 体会刮痧的保健效果和护士在刮痧过程中的责任。

2. 增强学习的兴趣和自主性。

一、头部保健刮痧

1. 常用腧穴

（1）百会 前发际正中直上 5 寸，或头顶正中线与两耳尖连线的交点处。

（2）神庭 前发际正中直上 0.5 寸。

（3）头维 额角发际直上 0.5 寸。

（4）太阳 眉梢与目外眦连线中点外开 1 寸的凹陷中。

（5）风池 胸锁乳突肌与斜方肌之间的凹陷中，平风府穴（后发际正中直上 1 寸）。

2. 操作步骤（图 5-9）

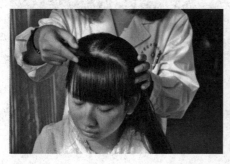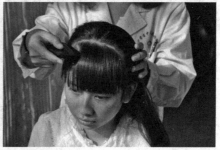

图 5-9 头部保健刮痧

（1）全头放松刮痧 以百会穴为中心向周围放射至发际处刮痧，共 12 个方向，每方向轻刮 10 次。

（2）头顶部刮痧 ①顺、逆时针按揉百会穴、神庭穴各 8 次；从百会穴向前额两侧神庭穴轻刮 10 次，重刮 10 次，再轻刮 10 次。②顺、逆时针按揉头维穴各 8 次；从百会穴向头顶部两侧的头维穴轻刮 10 次，重刮 10 次，再轻刮 10 次。

（3）头部左侧刮痧　顺、逆时针按揉太阳穴、风池穴各 10 次；一手扶持头部右侧，另一手握刮痧板刮拭头部左侧，从太阳穴附近开始，绕耳上，向头侧后部风池穴方向刮拭，轻刮 10 次，重刮 10 次，再轻刮 10 次。

（4）头部右侧刮痧　方法同头部左侧刮痧。

（5）后头部刮痧　①顺、逆时针按揉风府穴各 8 次；从百会穴向风府穴，轻刮 10 次，重刮 10 次，再轻刮 10 次。②顺、逆时针按揉两侧风池穴各 8 次；从百会穴向两侧风池穴轻刮 10 次，重刮 10 次，再轻刮 10 次。

3. 注意事项及护理

（1）取穴准确，避开皮肤破损或疔、疖疮等。

（2）头部刮痧手法宜轻柔，不宜重刮。

（3）操作前让患者摘去眼镜、发卡等。

（4）头发浓密者，宜用刮痧梳进行刮拭。

二、颈部保健刮痧

1. 常用腧穴

（1）风府　后发际正中直上 1 寸，枕处隆凸直下凹陷中。

（2）大椎　第 7 颈椎棘突下凹陷中。

（3）天柱　后发际正中直上 0.5 寸，后正中线旁开 1.3 寸，当斜方肌外缘凹陷中。

（4）风门　第 2 胸椎棘突下，后正中线旁开 1.5 寸。

（5）肩井　肩部上方，大椎穴与肩峰连线的中点。

2. 操作步骤（图 5-10）

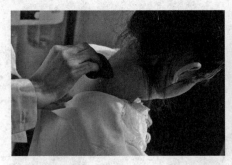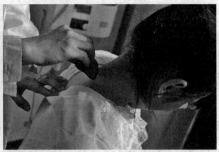

图 5-10　颈部保健刮痧

（1）按揉风府、大椎各 10 次；从风府沿督脉轻刮至大椎 20 次；自上而下，点压每个椎间隙各 10 秒。

（2）按揉天柱、风门各 10 次；沿足太阳膀胱经从天柱刮至风门，每侧各 20 次。

（3）顺、逆按揉肩井各 10 次；由风池刮至肩井，每侧各 20 次。

3. 注意事项及护理

（1）俯卧位颈部刮拭时间不可过长。

（2）心肺功能不好的患者不可采用俯卧位。

（3）颈部解剖结构特殊，不宜重刮。

三、肩、背腰部保健刮痧

1. 常用腧穴

（1）陶道 后正中线上，第1胸椎棘突下凹陷中。

（2）肩髎 在肩髃穴后方，当上臂外展平举时，肩峰后下方凹陷中。

（3）长强 在尾骨端下，当尾骨端与肛门连线的中点处。

2. 操作步骤（图5-11、图5-12）

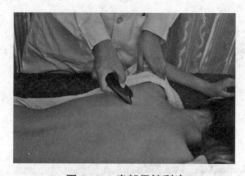 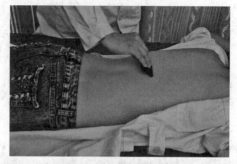

图 5-11　肩部保健刮痧　　　　　　　　　　图 5-12　背腰部保健刮痧

（1）按揉风府、陶道各10次；从风府沿督脉轻刮至陶道20次。

（2）顺、逆按揉肩井、肩髎各10次；由风池经肩井刮至肩髎，每侧各20次。

（3）刮肩胛内侧：从上向下沿膀胱经轻刮肩胛与脊柱之间，每侧各20次。

（4）刮肩胛骨上下：由内及外轻刮肩胛冈上窝、冈下窝，每侧各20次。

（5）刮肩胛骨边缘：由内及外用豁口板轻刮肩胛骨边缘，每侧各20次。

（6）刮腋后线：轻刮肩贞各8次，从上向下沿腋后线轻刮，每侧各20次。

（7）刮腋前线：从上到下沿腋前线方向轻刮，每侧各20次。

（8）刮三角肌：沿三角肌中、内、外侧由上向下轻刮，每侧各20次。

（9）刮背腰部正中线：点压大椎、长强各10次，从大椎沿督脉轻刮至长强20次，或自上而下，每个椎间隙压揉10秒。

（10）刮背腰部两侧：从上向下沿后正中线旁开1.5寸及3寸直线重刮，每段每侧各20次。

3. 注意事项及护理

（1）肩胛骨结构特殊，不宜重刮。

（2）有严重高血压、心脏病的患者不可站立位进行刮拭。

（3）对于比较瘦弱的人，刮拭力度要轻柔，不可在骨骼突出的部位大力刮拭。

四、胸腹部保健刮痧

1. 常用腧穴

（1）天突　在胸骨上窝中央。

（2）膻中　在胸部，当前正中线上，平第4肋间，两乳头连线的中点。

（3）中府　在胸部，胸前壁外上方，前正中线旁开6寸，平第1肋间隙处。

（4）中脘　在上腹部，前正中线上，当脐中上4寸。

（5）气海　在下腹部，前正中线上，当脐中下1.5寸。

（6）关元　在下腹部前正中线上，当脐中下3寸。

（7）中极　在下腹部，前正中线上，当脐中下4寸。

（8）神阙　在腹部正中，脐中央。

（9）天枢　脐中旁开2寸。

2. 操作步骤

（1）胸部

①胸部正中刮痧：顺、逆时针轻揉天突穴各8次；从上向下平刮膻中穴8次；由上到下轻刮天突穴过膻中至剑突处20次。

②胸部左侧刮痧：轻刮中府穴10次；刮痧板置于左侧锁骨下缘，由内向外轻刮每一肋间各10次，从第1肋间刮至第6肋间。

③胸部右侧刮痧：同胸部左侧刮痧。

（2）腹部（图5-13）

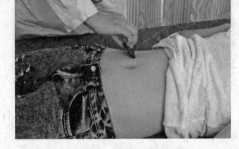

图5-13　腹部保健刮痧

①腹部正中刮痧：顺、逆时针按揉中脘、气海、关元、中极穴各10次；从剑突下始，由上向下绕开神阙刮至中极20次。

②腹部左侧刮痧：重刮天枢穴8～10次；由上向下从左侧肋缘刮至小腹部，从天枢向左刮至腋前线，每段各20次。

③腹部右侧刮痧：同腹部左侧刮痧。

3. 注意事项及护理

（1）严重心、肺疾病患者不能进行刮痧操作。

（2）胸部骨性结构特殊，刮拭时手法要轻柔，乳头部禁止刮拭。

（3）饭后半小时内禁止在腹部刮拭。

（4）月经期、妊娠期、腹部手术后、急腹症患者不能刮拭腹部。

五、四肢保健刮痧

1. 常用腧穴

（1）肩髃　在肩部，三角肌上，臂外展，或向前平伸时，当肩峰前下方凹陷处。

（2）曲池　在肘横纹外侧端，屈肘，当尺泽与肱骨外上髁连线中点。

（3）手三里　在前臂背面桡侧，当阳溪与曲池连线上，肘横纹下 2 寸。

（4）合谷　在手背，第 1、2 掌骨间，当第 2 掌骨桡侧的中点处。

（5）肩髎　在肩髃穴后方，当上臂外展平举时，肩峰后下方凹陷中。

（6）外关　腕背横纹上 2 寸，桡骨与尺骨之间。

（7）臑俞　在肩部，当腋后纹头直上，肩胛冈下缘凹陷中。

（8）小海　屈肘，在尺骨鹰嘴与肱骨内上髁之间的凹陷处。

（9）中府　在胸部，胸前壁外上方，前正中线旁开 6 寸，平第 1 肋间隙处。

（10）髀关　在髂前上棘与髌骨外上缘连线上，屈髋时平会阴，居缝匠肌外侧凹陷处。

（11）足三里　犊鼻下 3 寸，胫骨前缘外一横指。

（12）血海　髌骨内侧端上 2 寸，当股四头肌内侧头隆起处。

（13）阴陵泉　胫骨内侧髁后下方凹陷处。

（14）三阴交　足内踝尖上 3 寸，胫骨内侧面后缘。

（15）涌泉　足前部凹陷处，约当足底 2、3 趾缝纹端与足跟连线的前 1/3 与后 2/3 交点上。

（16）环跳　侧卧屈股，当股骨大转子高点与骶管裂孔连线的外 1/3 与中 1/3 交界处。

（17）风市　大腿外侧中间，腘横纹上 7 寸。

（18）阳陵泉　腓骨头前下方凹陷处。

（19）承扶　臀横纹中央。

（20）委中　腘横纹中央。

2. 操作步骤

（1）上肢（图 5-14）

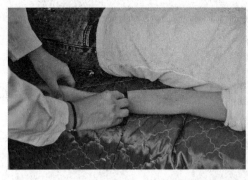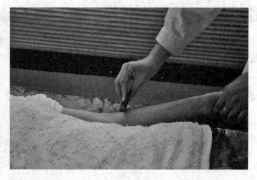

图 5-14　上肢保健刮痧

①手太阴肺经：从中府穴始，沿上肢内侧前缘过肘，轻刮至拇指桡侧处，每侧各 20 次。

②手阳明大肠经：从肩髃穴始，沿上肢外侧前缘过曲池、手三里，轻刮至合谷，每侧各 20 次。

③手少阴心经：从腋中线开始，沿上肢内侧外缘过肘，轻刮至小指处，每侧各 20次。

④手太阳小肠经：从臑俞穴始，沿上肢外侧后缘，过小海至小指尺侧处，每侧各20次。

⑤手厥阴心包经：从上肢内侧中间开始，过肘，刮至腕部，轻刮至中指端，每侧各20次。

⑥手少阳三焦经：从肩髎穴始，沿上肢外侧中间过肘，经外关轻刮至无名指尺侧处，每侧各 20次。

（2）下肢（图 5-15）

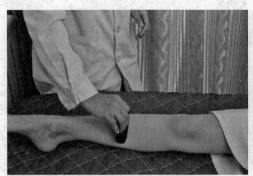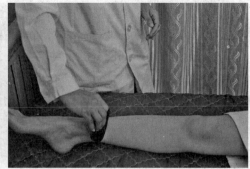

图 5-15　下肢保健刮痧

①足阳明胃经：顺、逆按揉髀关、足三里各 10次；从髀关始，经膝关节外侧，经足三里，重刮至第 2足趾处，每侧各 20次。

②足太阴脾经：按揉血海、阴陵泉、三阴交各 10次；从大腿内侧前缘始，经血海、阴陵泉、三阴交，重刮至足大趾内侧处，每侧各 20次。

③足太阳膀胱经：点压承扶、委中各 8次，从承扶穴开始，沿下肢后侧中间经委中重刮至足小趾处，每侧各 20次。

④足少阴肾经：从腹股沟内侧端，沿下肢内侧后缘，轻刮至涌泉穴 20次。

⑤足少阳胆经：点压环跳、风市、阳陵泉各 10次，从环跳穴开始，沿下肢外侧中间，经风市、阳陵泉重刮至第 4足趾处，每侧各 20次。

⑥足厥阴肝经：从大腿内侧根部，沿脾经之后，重刮至足大趾外侧处，每侧各 20次。

3. 注意事项及护理

（1）掌握好刮拭的力度、方向，避免损伤关节。

（2）关节红肿、积水时，局部不宜进行刮拭。

（3）皮肤溃破时，不可进行刮拭。

（4）避免在骨骼突起处进行刮拭。

六、面部保健刮痧

1. 常用腧穴

（1）印堂 两眉头连线的中点。

（2）攒竹 眉头凹陷中，眶上切迹处。

（3）鱼腰 瞳孔直上，眉毛中。

（4）丝竹空 眉梢凹陷处。

（5）睛明 目内眦角稍上方凹陷处。

（6）四白 目正视，瞳孔直下，当眶下孔凹陷中。

（7）迎香 在鼻翼外缘中点旁，当鼻唇沟中。

（8）颧髎 目外眦直下，颧骨下缘凹陷中。

（9）地仓 口角旁开 0.4 寸。

（10）人中 在面部，当人中沟的上 1/3 与 1/3 交点处。

（11）承浆 当颏唇沟的正中凹陷处。

（12）大迎 下颌角前 1.3 寸处。

（13）颊车 下颌角前上方一横指，咀嚼时咬肌隆起，按之凹陷处。

2. 操作步骤（图 5-16）

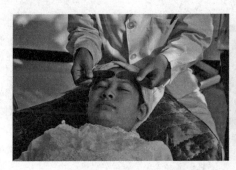
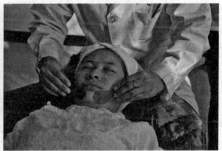

图 5-16　面部保健刮痧

（1）点压按揉印堂、神庭各 8 次；单手平揉印堂至神庭，双手交替轻刮印堂至神庭 15 次。

（2）将额从上到下分为 3 条线，双手从内到外进行每条线的平抹。

（3）点压攒竹、鱼腰、丝竹空、太阳各 8 次，轻刮上眼眶 15 次。

（4）点压睛明、四白各 8 次，轻刮下眼眶 15 次。

（5）点压迎香、颧髎各 8 次；平抹鼻翼至耳屏 15 次，至耳屏处加压。

（6）点压地仓、人中各 8 次；平抹人中至地仓 15 次，至地仓处加压。

（7）点压承浆 8 次，平抹承浆过地仓至耳垂 15 次。

（8）点压大迎、颊车各 8 次，平揉下颌经耳前至太阳 15 次。

（9）提拉颈部。

3.注意事项及护理

（1）面部血管丰富，不可力量过大或长时间刮拭。

（2）刮拭时要注意面部皮肤、肌肉的走向。

（3）不可将刮痧介质刮至眼、鼻、口中。

（4）戴隐形眼镜者，需在刮痧前将隐形眼镜取出。

实践操作

一、工作任务

1.全身保健刮痧的步骤（操作流程见图5-17，操作评分标准见表5-2）。

2.全身保健刮痧的注意事项及护理。

二、用物及器械

1.刮痧用具：刮痧板、刮痧介质。

2.辅助工具：治疗盘、毛巾、热水。

三、操作规范

1.操作前准备

（1）评估。

（2）物品准备。

2.操作过程

（1）穴位定位是否准确。

（2）操作步骤是否熟练。

（3）爱伤观念。

3.操作后整理

（1）整理

（2）记录

四、注意事项

1.教师集中示教，学生分组进行练习。

2.以学生模拟练习为主，发现问题及时修正。

五、结果与讨论

1.结果

2.讨论

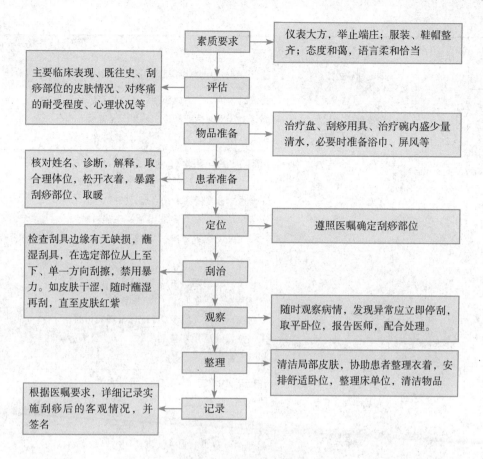

图 5-17 刮痧操作流程图

表 5-2 刮痧操作评分标准

编号	大步骤	操作步骤	要点	分数
1	评估	评估患者	询问患者病情，综合判断决定进行哪种类型的保健刮痧，并确定刮拭部位	4
2				
3	刮痧前准备	用物准备	刮痧板、刮痧油、洗脸盆、毛巾、床单、治疗盘、酒精棉球	10
4		护士准备	洗手、戴口罩、消毒用具	2
5		环境准备	安静、整洁、通风，注意保暖	2
	刮痧操作	核对解释	核对医嘱；向患者解释刮痧的原理及禁忌，刮痧的操作过程，告知需要配合的事项	4
6		确定部位	遵照医嘱，选择体位，确定刮痧施治部位	4
7		检查清洁	清洁刮痧部位，并涂刮痧介质	4

编号	大步骤	操作步骤	要点	分数
8	刮痧操作	确定刮痧手法	遵照医嘱，根据患者病情选择适宜的刮痧手法	4
9		头部刮痧	头部刮痧包括全头放松刮痧、分步刮痧及头部常用穴位的特殊刮法。适用于亚健康人群或头部有不适者	8
10		颈部刮痧	颈部正中及双侧刮痧，包括从风府刮至大椎，沿足太阳膀胱经从天柱到风门，从风池到肩井，并配合常用穴位的点压、按揉。适用于疲劳、颈项酸痛、肩周不适、头痛、感冒、发烧、咽喉疼痛、音哑、耳聋等	6
11		肩部刮痧	肩上部、肩后部、肩前部、肩外侧刮痧，包括从风府到陶道，由风池经肩井刮至肩髃，肩胛内侧、肩胛骨上下及边缘刮痧，腋后线、腋前线、三角肌刮痧，并配合常用穴位的点压、按揉。适用于疲劳，颈、肩、臂不适，胸闷气喘等	6
12		背腰部刮痧	背腰部正中线、两侧刮痧，并配合常用穴位的点压、按揉。适用于健康人群的保健或脏腑功能的调理等	6
13		胸部刮痧	胸部正中及两侧刮痧，包括从天突至剑突，从第1肋至第6肋由内向外轻刮每一肋间，并配合常用穴位的点压、按揉。可用于缓解心慌、胸闷、气短、疲劳等及预防保健	6
14		腹部刮痧	腹部正中及两侧刮痧，包括从剑突至中极，由上向下分别从左右侧肋缘刮至小腹部，并配合常用穴位的点压、按揉。可用于健康人群及亚健康人群的保健，以及腹泻、便秘、食欲不振、腹胀、腹痛、肥胖等	6
15		四肢刮痧	在四肢分别进行手三阳经、手三阴经、足三阳经、足三阴经循行途经部位的刮痧，并配合常用穴位的点压、按揉。可用于调节脏腑功能，以及缓解经脉循行部位的不适等	10
16		面部保健刮痧	对面部进行分区，分别刮拭额区、眶上下区、唇区、下颌区，并配合常用穴位的点压、按揉及提拉颈部。此为护理皮肤的有效方法，还可用于面部色素沉着、痤疮、面神经麻痹等	10

编号	大步骤	操作步骤	要点	分数
17	观察	观察刮痧后的表现	观察患者局部刮痧后的表现，以及全身反应，如有不适应及时处理；告知刮痧后的相关注意事项	4
18	整理记录	刮痧用具的消毒与整理	清洗双手，对刮痧用具进行消毒并整理，清洁整理刮痧床及刮痧室；记录（刮痧部位、体位、方法、时间及患者的反应等）	4
19	得分			

同步训练

1. 以下不属于刮痧禁忌证的是（　　　）

   A. 有严重心脑血管疾病、肝肾功能不全、全身浮肿者

   B. 体表有疖肿、破溃、疮痈、斑疹和不明原因包块处

   C. 急性扭伤、创伤的疼痛部位或骨折部位

   D. 年老体虚、年幼、对疼痛敏感的人

   E. 精神病患者

2. 对于麻木、发凉或绵绵隐痛部位的刮痧，多用（　　　）法

   A. 直线刮法　　　　　　　B. 弧线刮法　　　　　　　C. 摩擦刮法

   D. 逆刮法　　　　　　　　E. 角刮法

3. 一种较强刺激手法，具有镇静止痛和解痉作用，多用于实证的是（　　　）

   A. 点压法　　　　　　　　B. 按揉法　　　　　　　　C. 角刮法

   D. 边刮法　　　　　　　　E. 逆刮法

4. 刮拭背腰部正中、胸部、下肢内侧等部位应采用（　　　）

   A. 力量轻的慢刮法

   B. 力量重的慢刮法

   C. 力量轻的快刮法

   D. 力量重的快刮法

   E. 力量重的摩擦刮法

5. 摩擦法不宜用于（　　　）

   A. 头部　　　　　　　　　B. 腰部　　　　　　　　　C. 腹部

   D. 肩胛部　　　　　　　　E. 背部

6. 下列关于点压法的操作叙述错误的是（　　　）

   A. 多用于虚证

   B. 保持数秒钟后快速抬起

   C. 操作时将肩、肘、腕的力量凝集于刮痧板角

    D. 施术要求灵活

    E. 是一种刺激性较小的手法

7. 面部刮痧时从"面中线"往左右两侧移动并且向上翘的目的是（　　　　）

    A. 防止皮肤肌肉松弛下垂

    B. 疏风散寒

    C. 缓解疼痛

    D. 避免刮伤眼睛

    E. 镇静止痛

8. 颈部大肠经刮痧时手法特点正确的是（　　　　）

    A. 肩髃、曲池穴用轻刮法

    B. 上肢自然下垂

    C. 弧线刮法

    D. 合谷穴处应用刮板棱角点压按揉 3 ~ 5 次

    E. 直线刮法

9. 关于肩部刮痧应注意的事项，正确的是（　　　　）

    A. 不可进行被动锻炼

    B. 肩前、后、上、外各部位刮痧

    C. 每日 1 次为宜

    D. 肩部保持通风

    E. 不能进行弧线刮法

10. 背痛的刮痧部位，不包括（　　　　）

    A. 胆经　　　　　　　　　B. 督脉　　　　　　　　　C. 膀胱经

    D. 华佗夹脊穴　　　　　　E. 以上都不包括

11. 治疗腰痛，下肢外侧刮痧时在环跳穴位可用的手法有（　　　　）

    A. 点压、按揉或弹拨法

    B. 点压、按揉或角刮法

    C. 点压、摩擦或弹拨法

    D. 角刮、摩擦或弹拨法

    E. 按揉、角刮、摩擦法

12. 头部有肿物或外伤引起的头痛，刮痧要求是（　　　　）

    A. 不宜刮痧　　　　　　　B. 要用重刮法　　　　　　C. 要用轻刮法

    D. 要用慢刮法　　　　　　E. 要用快刮法

第六章　中药护理技术

结构导图

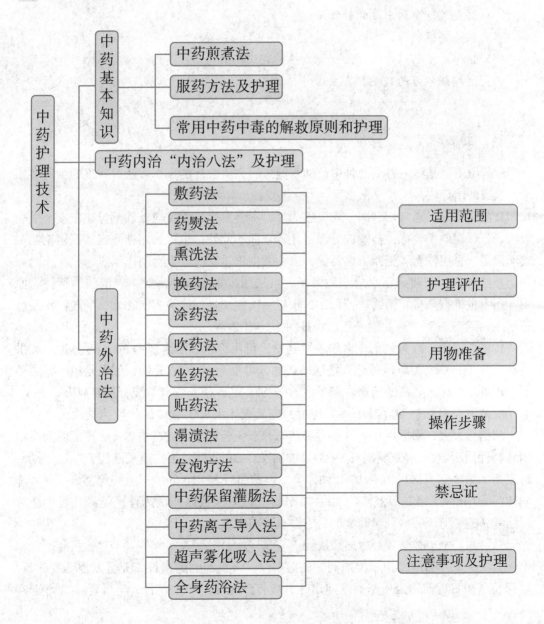

第一节 中药基本知识

■ **教学要求**

知识目标
1. 知道中药的煎煮方法、服药方法。
2. 掌握常用中药中毒的解救方法。

技能目标
1. 学会中药煎煮的操作方法。
2. 能进行中药中毒的解救

情感目标
1. 学会中药煎煮的方法、能指导患者正确用药。
2. 增强学习的兴趣和自主性。

一、中药煎煮法

中药煎煮法是将一种或数种中药加水煎煮后去渣取汁的操作方法，煎出的中药多用于内服或外治疗法。

1. 煎药器具 通常用砂锅、陶瓷罐为好，不会发生化学反应，砂锅导热较慢，受热较均匀，保温效果较好，药剂成分保留比较全面。此外，也可选用搪瓷锅、不锈钢锅和玻璃煎器，忌用铁器、铝器、铜器等，以免发生化学反应产生毒副作用。

2. 煎药用水 煎药用水应水质纯净，可采用自来水、井水等，以清洁、新鲜为原则。用水量根据药量、药物质地而定，水应一次性加足，避免多次加水，一般以水浸过药面3cm合宜，第二煎为第一煎加水量的1/3～1/2。

3. 煎前浸泡 煎煮之前，对于一般药物，可用冷水或温水浸泡30～60分钟；如果是花、叶子、草之类质地稀疏、松软的药物，可浸泡20～30分钟；如果是根、茎、种子、皮等质地比较坚硬的药物，需浸泡60分钟左右，使药物有效成分更易煎出。

4. 煎药火候和时间 对于一般药物，先武火（大火）煮沸后再改为文火（小火），即未沸前用大火，沸后用小火保持微沸状态，以免药汁溢出或过快熬干。煎煮时间应根据药物性质而定，一般药物，第一煎煮沸后20～30分钟，第二煎煮沸后15～25分钟；解表药，第一煎煮沸后10～15分钟，第二煎煮沸后5～10分钟；滋补药，第一煎煮沸后40～60分钟，第二煎煮沸后30～40分钟。煎煮次数以两次为佳，但滋补类中药可以煎煮3遍。对于一些药量较大的处方，也可煎煮3遍。

5. 特殊药物煎煮法（处方必须注明）

（1）先煎 目的是为了增加药物的溶解度，降低药物的毒性，充分发挥药物疗效。贝壳类、矿石类药物因质坚而难煎出味，应打碎先煎，如生龙骨、生石膏等，先煎30

分钟后，再纳入其他药物同煎。毒性较强的药物，须先煎降低毒性，如川乌、制附子、生半夏等，先煎 1~2 小时后，再纳入其他药物同煎。

（2）后下 花、叶类以及部分根茎类药，因其有效成分在煎煮时容易挥发或破坏而不耐煎煮，故可在处方中其他药物即将煎好时下入，煎 5~10 分钟入药即可，如薄荷、砂仁等。

（3）包煎 绒毛类、粉末状、细小种子类药物，需先用纱布包起来，再和其他药物一起煎煮，可以防止煎后药液混浊或减少对消化道、咽喉的不良刺激，如旋覆花、辛夷、赤石脂、海金沙、蒲黄、葶苈子、车前子等。

（4）另炖或另煎 某些贵重药，为减少浪费，可单味煎煮 1~2 小时，服用时再兑入其他药汁中，如人参、羚羊角、鹿茸等。

（5）熔化（烊化） 胶质、黏性较大而且容易溶解的药物，应加入去渣的药物中微煮搅拌，使之溶解，以免同煎时粘锅煮焦，影响药效，如阿胶、鹿角胶、饴糖等。

（6）冲服 散剂、丹剂、贵重药、细料药，应将药末合于已煎好的煎剂中搅拌后服，如三七、芒硝、朱砂、麝香、蜂蜜等。

二、服药方法及护理

1. 服药时间 一般药物，以饭前 1 小时服为宜，急病则不拘时服。对胃肠有刺激的药物及消食药、健胃药宜饭后服，补虚药宜空腹服，安神药宜睡前 0.5~1 小时服，驱虫药、泻下药宜清晨空腹服，调经药须经前 1 周服，治疗慢性病的药物应定时服，平喘药和治疟疾药应在疾病发作前 2 小时服，特殊药物服药时应遵医嘱。

2. 服药次数 汤剂，一般每日 1 剂，煎两次取汁，分 2~3 次服，但特殊情况下亦可 1 日连服 3 剂，以增强药力。病情急重者，可每隔 4 小时左右服 1 次，昼夜不停。慢性病也可以分两天或隔天 1 剂。呕吐患者和小儿患者可以少量多次服用。

3. 服药温度 一般汤药，以温服为宜，但治疗热证宜寒药冷服，治疗寒证宜热药热服。

三、常用中药中毒的解救原则与护理

因药物使用不当而产生毒副作用，造成毒攻脏腑，均属于中毒。常见乌头类、马钱子、巴豆、蟾蜍等引起的中毒。

（一）一般解救原则

1. 立即停止接触毒物，清除未吸收的毒物。
2. 解毒治疗，促进对已吸收毒物的排泄。
3. 对症处理，预防并发症的发生。

（二）一般护理原则

1. 观察病情，做好护理记录

（1）急性中药中毒患者，护士应严密观察其神志、瞳孔、体温、脉搏、呼吸、血压等生命体征变化并及时记录。

（2）留取血、尿标本；针对可疑药物，取呕吐物、胃内洗出物等做毒物定性或定量分析、鉴定。仔细观察患者的其他伴随症状，如有无呕吐、腹痛、血便、血尿等，观察呕吐物、排泄物的性状。

（3）出现心血管系统损害症状的患者，如心律失常、血压下降等应给予心电监护，及时发现和报告异常情况，遵医嘱应用抗心律失常及其他血管活性药物，并观察记录用药效果。

（4）呼吸困难者应及时给氧，呼吸衰竭患者给予呼吸中枢兴奋剂，患者有窒息和呼吸衰竭危险时应准备气管切开，配合医生做好抢救准备。有呕吐、腹泻症状的患者应注意观察有无脱水症状，适量输液，维持水电解质平衡。

2. 催吐、洗胃 注意避免异物吸入气管，造成窒息或肺部感染。对于虚脱和休克患者洗胃时应严密观察其心率、脉搏、血压的变化。

3. 饮食 中毒患者早期饮食宜清淡，宜进食流质食物。在恢复期应进营养丰富、易于消化的食物，少食多餐，忌辛辣、油炸、粗糙食物。

4. 休息 急性中毒患者应卧床休息，保持室内空气清新，室温及湿度适宜。惊厥患者应安置于安静的单人房间，光线宜暗，各项检查、治疗尽量集中进行，动作轻快，避免声响，减少对患者的各项刺激。对烦躁不安者应给予半衰期较短的镇静剂，必要时加床旁护栏，防止坠床。

（三）常见中药中毒的护理

1. 乌头类 ①排毒：催吐、洗胃、导泻；②静脉补液：促进毒物排泄；③解毒：可注射阿托品；④对症治疗：吸氧；⑤抗休克；⑥体温过低时予以保温；⑦中药汤剂：芦根60g，绿豆30g，金银花15g，甘草9g，葛花9g，水煎2次取汁，每早、晚分服，连服3~6剂。

2. 马钱子 ①排毒：1:2000高锰酸钾洗胃，洗胃后，口服20%药用炭混悬液30mL解毒；②补液：促进毒物排出；③对症治疗：将患者置于安静的暗室中，避免声光刺激，可用水合氯醛、安定等药物以镇静，静脉缓推2%硫酸镁解痉；惊厥严重时，用蜈蚣两条，全虫6g，研末，一次冲服。

3. 巴豆 ①排毒：立即以温水洗胃，但动作要轻；②保护胃黏膜：蛋清或冷米汤内服；③对症治疗：心衰时可用强心利尿药如西地兰及速尿等。

4. 蟾蜍 ①中草药治疗：轻度中毒者，可用生甘草适量咀嚼吞汁，再用新鲜生姜汁约5mL、红糖适量冲水服；鲜芦根120g，捣汁，内服；大量饮浓茶水；若误入眼中，可先用大量冷开水冲洗，再用紫草汁洗涤、点眼；对呕吐频繁、腹痛泄泻、脉迟者，可用藿香正气丸2丸、理中丸1丸，一次服下；对昏睡烦躁、面色青白、口鼻气冷、汗出肢冷、苔白滑、脉沉迟者，可用苏合香丸1丸一次服下。②西药治疗：中毒早期可催吐，用0.025%高锰酸钾溶液或1%盐水洗胃，再内服泻盐；中毒轻者，阿托品每4~6小时皮下注射0.5mg；严重者每2~3小时静脉注射0.5~1.0mg，直至心律失常消失为止；

有严重房室传导阻滞者可用异丙肾上腺素;有烦躁、抽搐者，可给予镇静剂如巴比妥类、安定等药物。

实践操作

一、工作任务

1.中药煎煮的操作方法（操作流程见图6-1，操作评分标准见表6-1）。

2.中药煎煮的注意事项及护理。

二、用物及器械

煎煮用具（砂锅或陶瓷类器皿）、遵医嘱配制的中药方剂、炉具、小保温瓶，搅拌棍、量杯、过滤器、计时钟等。

三、操作规范

1.操作前准备

（1）评估。

（2）物品准备。

2.操作过程

（1）煎煮方法是否正确。

（2）操作步骤是否熟练。

3.操作后整理

（1）整理

（2）记录

四、注意事项

1.教师集中示教，学生分组进行练习。

2.以学生模拟练习为主，发现问题及时修正。

五、结果与讨论

1.结果

2.讨论

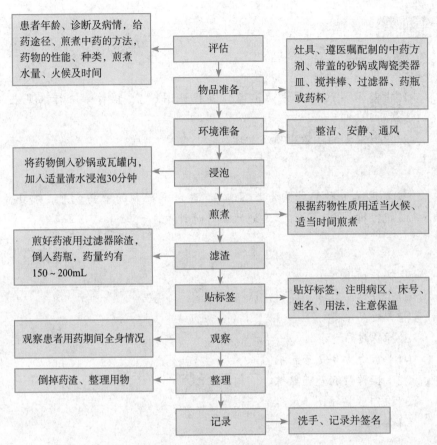

图 6-1 中药煎煮法操作流程图

表 6-1 中药煎煮法操作评分标准

编号	大步骤	操作步骤	要点	分数
1	评估	评估患者	1. 评估患者主要临床表现、既往史、药物过敏史及心理状况 2. 询问患者病情 3. 了解患者既往有无服用中药或者外用中药的经历	6
2	煎药前准备	用物准备	灶具、遵医嘱配制的中药方剂、带盖的砂锅或陶瓷类器皿、搅拌棒、过滤器、药瓶或药杯	4
3		护士准备	洗手、戴口罩	4
4		环境准备	安静、整洁、通风	4

编号	大步骤	操作步骤	要点	分数
5		核对物品	用物是否备齐	6
6		浸泡	将药物倒入砂锅或瓦锅内（搪瓷锅亦可），加入清水浸泡30分钟	8
7		煎药用具	带盖的砂锅或陶瓷类器皿	10
8		煎药用水	1. 煎药用水以清洁饮用水即可 2. 注意一般第一煎的加水量以高出药物3～5cm为度，第二煎的加水量为第一煎的1/3～1/2 3. 煎好的药汁量每次150～200mL，小儿减半	8
9	煎药操作	煎药时间	1. 煎药时间，应根据药物的性质和功效而定 2. 第一煎20～30分钟，第二煎10～15分钟 3. 如为解表、芳香类药物，煎煮时间稍短，以15分钟为宜，以免有效成分损失或药性改变；有效成分不宜煎出的矿物质、贝壳类、有毒及味厚的滋补药物，煎煮时间应稍长，以40分钟为宜	16
10		煎药火候	1. 煎药火力，应根据药物的性质和功效而定 2. 一般药物先武火煮沸后再改为文火	12
11		滤渣	煎好的药汁用过滤器去渣倒出后，再放入凉水煎煮第二煎，第一煎及第二煎药汁混合后装入药瓶中	8
12		贴标签	将药液倒入药瓶或药杯内，加标签，区分内服、外用，注明患者病区、床号、姓名、用法，注意保温	2
13	观察	观察处理	观察用药期间全身情况，询问患者有无不适，发现异常情况及时停药，并报告医师，配合处理	4
14	整理	整理归位	倒掉药渣，清洗用物，归还原处	4
15	记录	洗手、记录、签名	洗手，记录（煎药方法、煎药时间及患者的反应等），签全名	4
16	总计	得分		

第二节 中药内治法及护理

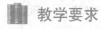 教学要求

知识目标

1. 知道中药内治法的概念。

2. 掌握中药"内治八法"的护理。

技能目标

1. 学会中药内治法的护理

2. 能根据病情正确使用中药内治法

情感目标

1. 体会中药内治法中护士的责任，并能及时处理中药内治法操作出现的问题

2. 增强学习的兴趣和自主性

中药内治法是中医治疗疾病常用的手法，中药"内治八法"是指汗、下、吐、和、温、清、消、补八种治法及施护。

一、汗法及护理

1. 定义　汗法，亦称解表法。即通过宣发调畅肺气，调畅营卫，开泄腠理，促进发汗，使六邪随汗而解的治法。

2. 适应证　多用于外感六淫的表证，麻疹初期疹未透发或透发不畅，外感风寒而兼有湿邪者，以及风湿痹证等。

3. 护理要点

（1）使用汗法应注意辨清表证的虚实寒热，并根据患者体质、气候变化、地理环境的不同，使用不同的方法治疗。

（2）汗法用药多为辛散轻扬之品，煎煮时间不要太久，以免药性挥发，影响疗效。服药应温服，注意避风保暖，或增加衣被，以出微汗为佳。

（3）服用解表药应多休息，饮食宜选清淡、细软、易于消化的食物，多饮水，不宜进食油腻、酸性、生冷之品，室内要安静、清洁、温湿度适宜。

（4）注意不可妄汗。凡淋家、疮家、亡血家和剧烈吐下之后均禁用汗法。

（5）汗法用于表证时，忌用冷敷、酒精擦浴等物理降温法，以免因寒冷而致汗孔闭塞，汗不易出使邪无出路而入里化热，发生变证。

二、下法及护理

1. 定义　下法，亦称泻下法。即通过通便、下积、泻实、逐水，以消除燥屎、积滞、实热及水饮等证的方法。

2. 适应证　里实热证、脾虚寒积、热盛伤津，或病后津亏，或年老津涸，或产后血虚便秘，或习惯性便秘等；水饮停聚体内，或胸胁有水气，或腹肿胀满。

3. 护理要点

（1）使用下法应根据患者的体质、病情的虚实，选用不同类型的泻下药。

（2）泻下作用峻猛，久病体虚、妇女胎前产后、月经期慎用或忌用。

（3）此类药易伤胃气，中病即止。服药期间，忌食油腻及不消化食物，还须忌食胡

萝卜和人参。

（4）寒下药均以凉服或温服（冬天）为宜。服药后要严格观察病情变化，观察排泄物的量、次数、颜色，在服药期间应暂禁食。

（5）温下药宜饭前温服，润下药一般宜早、晚空腹服用。

（6）饮食宜半流质或软食，多食蔬菜、水果、汤类。实热证者，饮食宜清淡，忌食辛热之品；里寒证者，宜进温补食物，忌用寒凉之品。

三、吐法及护理

1.定义 吐法亦称涌吐法。是通过呕吐，将停留在咽喉、胸膈、胃脘的痰涎、宿食和毒物等有形实邪吐出，以达到治疗目的的一种方法。

2.适应证 主要用于中风、癫狂、喉痹之痰涎壅盛证，以及宿食停留胃肠、毒物停留胃中、霍乱等急症。

3.护理要点

（1）初次服药宜少量服，逐渐增加服药量，防止中毒或呕吐太过。吐法多用于急证，作用迅猛，但易伤胃气，故虚证、妊娠、年老体弱者均慎用或忌用。

（2）若服药不吐者，常以压舌板或手指探喉助其涌吐，吐后多饮开水。

（3）服药后呕吐不止者，可服用生姜汁或冷粥、冷开水以止之。

（4）涌吐时，应将患者头偏向一侧，以防呕吐物呛入气道而导致窒息。

（5）对服毒物中毒者，急用温盐汤灌服，应随灌随吐，直至毒物吐尽为止；对于严重呕吐者要监测其生命体征，以及呕吐物的内容、性质、颜色、量，并做好记录。

（6）服药期间应禁食，之后要注意调理脾胃，糜粥自养，禁油腻、炙煿等不易消化之品。

四、和法及护理

1.定义 和法，亦称和解法。是通过和解、调和的作用，达到祛除病邪目的的一种治法。

2.适应证 少阳证、肝脾失调、胆气犯胃、胃失和降证。

3.护理要点

（1）少阳证服小柴胡汤后，要观察患者体温、寒热轻重之偏、发作及持续时间、汗出情况等。

（2）服截疟药应在疟疾发作前 2~4 小时，并向患者交代有关事项。

（3）对肝脾不和者，应做好其情志护理，以防情绪波动而加重病情；也可适当开展文体活动，以怡情悦志，使患者精神愉快、气机通利，有利于提高治疗效果。

（4）服药期间宜进清淡易消化的食物，如神曲茶、橘饼、陈皮糕、茯苓粥等，以健脾行气消食。忌食生冷瓜果、肥腻厚味之品。

五、温法及护理

1.定义　温法，亦称温阳法。即通过温中散寒，以回阳通络的一种方法。

2.适应证　中焦虚寒、阴寒内盛证。

3.施护要点

（1）仔细辨别寒热真假，以免妄用温法，导致病势逆变。

（2）温补阳气之药，宜文火煎煮，需煮沸后再以文火煎15～20分钟，再取汁温服。

（3）饮食宜进性温的牛羊肉、桂圆等，也可酌用桂皮、姜、葱等调味品，以助药物的温中散寒之功效，忌食生冷瓜果及凉性食品。

（4）温性药物多为燥热之品，素体阴虚、血热者以及孕妇不可服用。

（5）附子有毒，宜先煎、久煎，肉桂宜后下。

（6）温热季节用药量宜轻，或从小剂量开始；天气寒冷时或素体阳虚患者，剂量宜重。

六、清法及护理

1.定义　清法，亦多称为清热法。即通过清热泻火、凉血解毒，以清除里热证的一种治法。

2.适应证　气分热盛、热入营血，热病后期、伤津耗液，或肺痨阴虚、午后潮热、盗汗咳血等证。

3.施护要点

（1）首先应辨清寒热虚实及部位。清法必须针对实热证，对于真寒假热证，尤须仔细观察和辨明，切勿被假象所迷惑而误用清法，造成严重后果。

（2）饮食上宜给予清淡易消化的流食或半流食；鼓励患者多饮水，还可给西瓜汁、梨汁、柑橘等生津止渴之品；并注意保持环境安静，以利患者休养。

（3）服药后要注意观察病情变化，如体温，是否出汗、口渴等，若患者出现神昏谵语、斑疹等，应立即通知医生抢救。

（4）清热药多寒凉，脾胃虚弱的患者慎用，或适当配以健脾胃的药物。

七、消法及护理

1.定义　消法，亦称消导法。即通过消食导滞和软坚散结，使积聚之邪逐渐得以消散的一种方法。

2.适应证　一切由气、血、痰、湿、食壅滞形成的痞块积滞等。

3.施护要点

（1）凡消导类药物，均宜在饭后服用。服药期间，不宜同服补益药和收敛药。

（2）服药期间，要加强病情观察，如大便性状、次数，水饮消退之势，腹胀、腹痛及呕吐的情况等。

（3）若为油腻肉食积滞可用山楂，若为瓜果积滞可用神曲，淀粉性食物积滞可用麦芽，腹胀可用莱菔子。

八、补法及护理

1. 定义 补法，亦称补益法。是指补益人体阴阳气血之不足，或补益某一脏之虚损的方法。

2. 适应证 气、血、阴、阳亏虚的病证。

3. 施护要点

（1）服用补益药首先应辨清气、血、阴、阳亏虚，根据不同患者的情况合理安排其生活起居护理，避免劳累，节制房事。

（2）补益药宜饭前空腹服用，服用补益药时，多与健胃药同用。

（3）补益剂多质重味厚，煎药时要文火久煎才能出汁，对阿胶、龟板、人参等贵重药品应另煎或烊化兑服。

（4）在药补的同时应做好饮食调护。根据患者病情和体质，忌生冷瓜果和凉性、辛辣、炙煿之品。

（5）气虚证者，卫外功能低下，很易受外邪所侵，要指导患者坚持、正确用药。

第三节 中药外治法

■ **教学要求**

知识目标

1. 知道中药常用外治法的适用范围。

2. 掌握中药外治法的操作步骤及禁忌证。

3. 知道中药外治法操作注意事项。

技能目标

1. 学会中药外治法的操作方法。

2. 能处理中药外治法操作中的异常情况。

情感目标

1. 体会中药常用外治法操作中护士的责任，并能及时处理中药外治法在操作时出现的异常情况。

2. 增强学习的兴趣和自主性。

一、敷药法

敷药法是将新鲜中草药切碎、捣烂、研末，加赋形剂调成糊状，敷于患处或穴位的一种方法。具有通经活络、清热解毒、活血化瘀、消肿止痛，促使毒聚溃破之功用（图 6-2）。

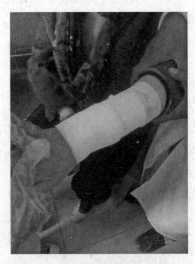

图 6-2 敷药法

（一）适用范围

适用于疖、痈、疽、疮、跌打损伤，以及肠痈、肺痈、哮喘、高血压等疾患。

（二）护理评估

1. 当前主要症状、临床表现、既往史及过敏史。

2. 患者体质及敷药部位的皮肤情况、对疼痛的耐受程度。

3. 了解患者年龄、文化层次、目前心理状态、对疾病的认识及合作程度。

（三）用物准备

治疗盘、生理盐水棉球、棉纸或薄胶纸、遵医嘱配制的药物、油膏刀、无菌棉垫或纱布、胶布或绷带，必要时备屏风；若需临时调配药物，则需备治疗碗、调和剂（麻油或饴糖、清水、蜜、醋、凡士林等）；敷新鲜中草药时需备乳钵。

（四）操作步骤

1. 备齐用物至床旁，核对床号、姓名、医嘱，向患者解释操作方法及目的，取得配合。

2. 根据敷药部位，选择合适体位，暴露患处，关闭门窗保暖，用屏风遮挡患者。

3. 用生理盐水棉球清洁皮肤，观察创面情况。

4. 摊药：新鲜中草药须切碎、捣烂，平摊于棉垫上，药末可经清水或醋、蜜等调制成糊状，平摊于棉垫或纱布上，并在药物上面加一大小相等的棉纸或纱布，将棉纸或纱布四周反折（图 6-3）。

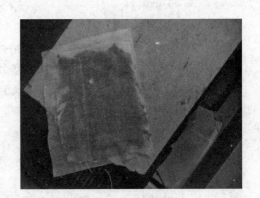

图 6-3 摊药

5. 将已摊好的药物敷于患处，以胶布或绷带固定，松紧适宜。

6. 敷药结束，协助患者穿好衣裤，取舒适体位。

7. 整理床单位和清理用物，洗手、记录并签名。

（五）禁忌证

皮肤过敏者慎用或忌用。

（六）注意事项及护理

1. 敷药摊制厚薄要均匀，一般以 0.2 ~ 0.5cm 为宜，同时注意湿度适中，围敷范围应超出病变范围 1 ~ 2cm，对皮肤有腐蚀作用的药物则应限于病变部位以内。

2. 敷药应保持一定湿度，如药物较干时，须经常用水、药汁、醋进行湿润。夏天如以蜂蜜、饴糖作赋形剂，须防止发酵变质，影响疗效。

3. 使用敷药后，观察局部及全身情况，如出现红疹、瘙痒、水泡等过敏现象，应及时停止使用。

实践操作

一、工作任务

1. 敷药法的操作步骤（操作流程见图 6-4，操作评分标准见表 6-2）。
2. 敷药法的注意事项及护理。

二、用物及器械

治疗盘、生理盐水棉球、棉纸或薄胶纸、药物、油膏刀、无菌棉垫或纱布、胶布或绷带，必要时备屏风。需临时调配药物时，备治疗碗、调和剂（麻油或饴糖、清水、蜜、醋、凡士林等）；敷新鲜中草药时需备乳钵。

三、操作规范

1. 操作前准备
（1）评估。
（2）物品准备。
2. 操作过程
（1）带教老师进行集中示教。
（2）学生分组，按步骤进行操作练习。
3. 操作后整理
（1）整理
（2）记录

四、注意事项

1. 注意所摊药物大小、厚薄应均匀适中，包扎宜松紧适度，无药物溢出。
2. 注意敷药法的禁忌。

五、结果与讨论

1. 结果
2. 讨论

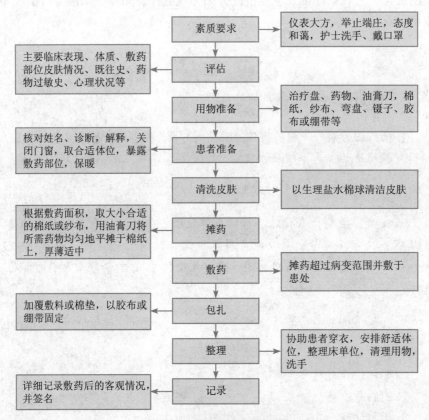

图 6-4 敷药法操作流程图

表 6-2 敷药法操作评分标准

编号	大步骤	操作步骤	要点	分数
1	评估	评估患者	1. 评估患者当前主要临床表现、既往史、药物过敏史及心理状况 2. 询问患者病情 3. 了解患者既往有无服用中药或者外用中药的经历	8
2	敷药前准备	用物准备	治疗盘、药液、油膏刀、棉纸、纱布、弯盘、镊子、胶布或绷带等	6
3		护士准备	洗手、戴口罩	4
4		环境准备	安静、整洁、通风	6

编号	大步骤	操作步骤	要点	分数
5	敷药操作	核对物品	准备的用物是否备齐	9
6		清洗皮肤	以生理盐水棉球清洁皮肤	10
7		摊药	根据敷药面积，取大小合适的棉纸或纱布，用油膏刀将所需药物均匀地平摊于棉纸上，厚薄适中	15
8		敷药	将摊药超过病变范围敷于患处	20
9		包扎	加覆敷料或棉垫，以胶布或绷带固定。	10
10	观察	观察处理	观察敷药期间全身情况，询问患者有无不适，发现异常情况及时停药，并报告医师，配合处理	4
11	整理	整理归位	协助患者穿衣，安排舒适体位，整理床单位，清理用物，洗手，将物品归置原处	4
12	记录	洗手、记录、签名	洗手，记录（敷药名称、方法、时间及患者的反应等），签全名	4
13	总计	得分		

二、药熨法

药熨法是将水或药物加热后敷于局部或特定穴位上，并来回移动或回旋运转，利用温热之力或药物的作用以达到行气活血、散寒定痛、祛瘀消肿目的的一种治疗方法。

（一）适用范围

适用于风湿引起的关节冷痛、酸胀、麻木；扭伤引起的局部青紫、肿痛、跌打损伤、腰背不适；脾胃虚弱所致的胃脘痛、泄泻、寒性呕吐等。

（二）护理评估

1. 当前主要症状、临床表现、既往史及过敏史。
2. 患者体质及热熨部位的皮肤情况、对疼痛耐受程度。
3. 了解患者年龄、文化层次、目前心理状态、对疾病的认识及合作程度。

（三）用物准备

治疗盘、遵医嘱配制的药物、炒具、白酒或食醋、双层纱布袋2个、油脂或凡士林、一次性手套、棉签、大毛巾、纱布或卫生纸、屏风。

（四）操作步骤

1. 备齐用物至床旁，核对床号、姓名、医嘱，向患者解释，取得配合。

2. 根据药熨部位，选择合适体位，暴露患处，关闭门窗保暖，以屏风遮挡患者。

3. 遵医嘱配制药物，将其炒热或蒸热装入双层纱布袋内，温度为 60℃～70℃，加大毛巾保温。

4. 患处薄涂少量油脂或凡士林，先在操作者手背上测试药熨包温度，将药熨包放置患处，来回推熨或回旋转动，力量要均匀。开始时用力要轻，速度可稍快，随着药袋温度的降低，力量可增大，同时速度减慢；药袋温度过低时可更换药袋。每次药熨时间一般为 15～30 分钟，每日 1～2 次。

5. 药熨过程中应随时询问患者的热感反应和自觉症状，注意观察患者神态及局部皮肤情况。

6. 药熨结束后，擦净局部皮肤，协助患者穿好衣服，取舒适的卧位。

7. 整理床单位和清理用物，洗手、记录并签名。

（五）禁忌证

1. 热证、实证、局部无感觉或麻醉未清醒者禁用。

2. 腹部包块性质未明者，及月经期女性、孕妇腹部禁用热熨。

3. 大血管处、皮肤损伤早期、溃疡、炎症、水泡处忌用。

（六）注意事项及护理

1. 熨法一般需要裸露体表，故应保持室内温度适宜，冬季应注意患者保暖。药熨前向患者做好解释，嘱患者排空膀胱；治疗后，不宜过度疲劳，饮食宜清淡。

2. 药熨温度不宜超过 70℃，老年人、婴幼儿不宜超过 50℃。

3. 药熨过程中应随时询问患者对热感的反应，观察皮肤颜色变化，一旦出现水泡时应立即停止，并给予适当处理。

实践操作

一、工作任务

1. 药熨法的操作步骤（操作流程见图 6-5，操作评分标准见表 6-3）。
2. 药熨法的注意事项及护理。

二、用物及器械

治疗盘、遵医嘱配制的药物、炒具、白酒或食醋、双层纱布袋 2 个、油脂或凡士林、一次性手套、棉签、大毛巾、纱布或卫生纸、屏风。

三、操作规范

1. 操作前准备
（1）评估。
（2）物品准备。
2. 操作过程
（1）带教老师进行集中示教。
（2）学生分组，按步骤进行操作练习。
3. 操作后整理
（1）整理
（2）记录

四、注意事项

1. 注意药熨温度、时间和药熨过程中患者对热感的反应，核查药方配备无误。
2. 注意药熨法的禁忌。

五、结果与讨论

1. 结果
2. 讨论

表 6-3　药熨法操作评分标准

编号	大步骤	操作步骤	要点	分数
1	评估	评估患者	1. 评估患者主要临床表现、既往史、药物过敏史及心理状况 2. 询问患者病情 3. 了解患者既往有无服用中药或者外用中药的经历	8
2	药熨前准备	用物准备	治疗盘、遵医嘱配制的药物、白酒或食醋、炒具、布袋、凡士林、棉签，必要时备大毛巾、屏风等	7
3		护士准备	洗手、戴口罩	4
4		环境准备	安静、整洁、通风，注意保暖	4
5	药熨操作	核对物品	准备的用物是否备齐	10
6		确定部位	遵医嘱确定药熨部位	15
7		药熨	局部涂凡士林，试温，将药袋置于患处熨敷，回旋运动，随时移动药袋，用力均匀，来回推熨，保持布袋内药物的温度	40

续表

编号	大步骤	操作步骤	要点	分数
8	观察	观察处理	观察患者对热感的反应，局部皮肤情况，一旦出现水泡应立即停止，并报告医生及时处理	4
9	整理	整理归位	清洁局部皮肤，协助患者穿衣，安排舒适体位，整理床单位，清理用物，归置原处	4
10	记录	洗手、记录、签名	洗手，记录（药熨名称、时间及患者的反应等），签全名	4
11	总计	得分		

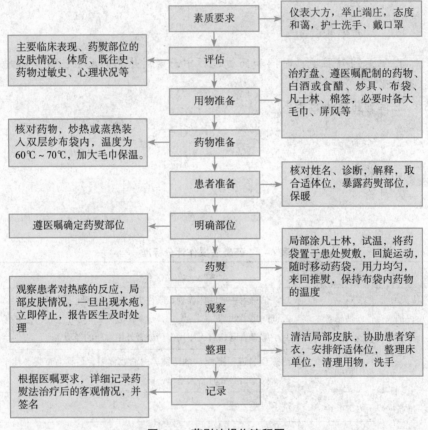

图 6-5　药熨法操作流程图

三、熏洗法

熏洗法是指将药物煎汤，趁热熏洗、淋洗患处的治疗方法。此法具有疏通腠理、调畅气血、清热解毒、消肿止痛、杀虫止痒等作用。

（一）适用范围

适用于风寒痹证、中风偏瘫、疮疡、筋骨疼痛、目赤肿痛、阴痒带下、肛门疾病等。

（二）护理评估

1. 当前主要症状、临床表现、既往史及过敏史。
2. 患者体质及熏洗部位的皮肤情况、对疼痛的耐受程度、心理状态。
3. 了解患者年龄、文化层次、对疾病的认识及合作程度。

（三）用物准备

治疗盘、治疗碗、橡胶单、软枕、毛巾或大浴巾、中药液、水温计、治疗巾、中草药熏蒸治疗机、镊子、纱布、绷带或胶布、弯盘、熏洗盆（面盆或坐浴盆）、坐浴架、屏风（根据熏洗部位选用以上物品）。

（四）操作步骤

1. 备齐用物至床旁，核对床号、姓名、医嘱，向患者解释，取得配合。
2. 关闭门窗，屏风遮挡，协助患者取合适的体位，暴露熏洗部位，注意保暖。
3. 将适量药液倒入熏洗盆内，测温度，根据不同部位和患者对热的耐受，取合适的距离熏蒸，盖上大浴巾；药液偏凉时，随时更换；药液温度降至患者可耐受程度时（38℃~40℃），酌情将熏洗部位浸入药液中泡洗。
4. 熏洗过程中，观察局部皮肤情况，询问患者的反应，如有不适，应立即停止，并及时处理。
5. 熏洗完毕，擦干药液后，协助患者穿衣，取舒适体位。
6. 整理床单位，清理用物，洗手，记录并签名。

（五）禁忌证

月经期妇女、孕妇禁止坐浴。急性传染病、重症心脑血管疾病者禁用。

（六）注意事项及护理

1. 注意保温，室内应温暖避风，暴露部位尽可能加盖衣被，室温以20℃~22℃为宜，熏洗一般为每日1次，每次20~30分钟，根据病情也可每日2次。
2. 熏洗药物不宜过热，一般为50℃~70℃；老年人、儿童等反应较差者不宜超过50℃，以防烫伤皮肤。浸洗的温度宜在35℃~40℃，不宜过凉，过凉起不到治疗作用。
3. 在伤口部位进行熏洗、浸洗时，应按无菌技术进行操作。
4. 包扎部位熏洗时应揭去敷料，熏洗完毕后，应更换消毒敷料重新包扎。
5. 所用物品应及时清洁消毒，每人一份，避免交叉感染。

实践操作

一、工作任务

1.熏洗法的操作步骤（操作流程见图6-6，操作评分标准见表6-4）。

2.熏洗法的注意事项及护理。

二、用物及器械

治疗盘、治疗碗、橡胶单、软枕、毛巾或大浴巾、中药液、水温计、治疗巾、中草药熏蒸治疗机、镊子、纱布、绷带或胶布、弯盘、熏洗盆（面盆或坐浴盆）、坐浴架、屏风（根据熏洗部位选用以上物品）。

三、操作规范

1.操作前准备

（1）评估。

（2）物品准备。

2.操作过程

（1）带教老师进行集中示教。

（2）学生分组，按步骤进行操作练习。

3.操作后整理

（1）整理

（2）记录

四、注意事项

1.注意熏洗的药温、次数、时间，根据具体熏洗部位进行物品的选择。

2.注意熏洗法的禁忌。

五、结果与讨论

1.结果

2.讨论

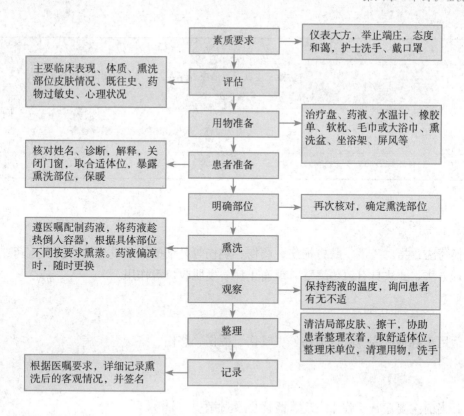

图 6-6 熏洗法操作流程图

表 6-4 熏洗法操作评分标准

编号	大步骤	操作步骤	要点	分数
1	评估	评估患者	1.评估患者主要临床表现、既往史、药物过敏史及心理状况 2.询问患者病情 3.了解患者既往有无服用中药或者外用中药的经历	8
2	熏洗前准备	用物准备	治疗盘、药液、盛放药液容器、水温计等	7
3		护士准备	洗手、戴口罩	4
4		环境准备	安静、整洁、通风,注意保暖	4
5	熏洗操作	核对物品	准备的用物是否备齐	10
6		确定部位	遵医嘱确定熏洗部位	15
7		熏洗	遵医嘱配制药液,将药液趁热倒入容器,根据具体部位不同按要求熏蒸。药液偏凉时,随时更换	40
8	观察	观察处理	保持药液的温度,询问患者有无不适	4

编号	大步骤	操作步骤	要点	分数
9	整理	整理归位	清洁擦干皮肤，协助患者穿衣，安排舒适体位，整理床单位，清理用物，归置原处	4
10	记录	洗手、记录、签名	洗手，记录（熏洗名称、部位、时间及患者的反应等），签全名	4
11	总计	得分		

四、换药法

换药法，指对疮疡、跌打损伤、烫伤、烧伤等外证的创面进行的清洗、上药、包扎等处理方法。此法具有清热解毒、镇痛止痒、生肌收口等作用。

（一）适用范围

适用于各种疮疡、跌打损伤、虫咬伤、烫伤、烧伤、痔瘘等疾病。

（二）护理评估

1. 当前主要症状、临床表现、既往史及过敏史。
2. 患者体质及换药部位的皮肤情况、对疼痛的耐受程度、心理状况。
3. 了解患者年龄、文化层次、对疾病的认识及合作程度。

（三）用物准备

治疗盘、75%酒精、生理盐水、换药碗、弯盘、镊子、剪刀、探针、纱布、干棉球、油纱布、遵医嘱配制的各种药物、胶布，酌情备绷带、橡胶单等。

（四）操作步骤

1. 备齐用物至床旁，核对床号、姓名、医嘱，向患者解释，取得配合。
2. 根据换药部位，取适宜的体位，充分暴露患处，必要时关闭门窗保暖，以屏风遮挡患者。
3. 松开胶布，逐层揭开绷带或外层敷料，放于弯盘内。
4. 用镊子取下内层敷料，若敷料粘连则以生理盐水棉球沾湿后再取下；换另一把镊子，再用生理盐水棉球清洗伤口，对污染伤口应由外向内清洗，清洁伤口应由内向外清洗。
5. 以酒精棉球消毒伤口周围（5cm）皮肤，用生理盐水棉球轻拭去伤口内脓液或分泌物，拭净后根据伤口不同而选择掺药于伤口上或放置药捻，再盖上油纱布或适当安放引流物。
6. 无菌纱布覆盖伤口，用胶布固定，酌情包扎。

7.换药结束，协助患者穿好衣裤，取舒适体位。

8.整理床单位和清理用物，洗手、记录并签名。

（五）禁忌证

无明显禁忌。

（六）注意事项及护理

1.保持换药室清洁，室内应每日消毒，严格执行无菌操作，防止交叉感染。

2.合理掌握换药的间隔时间。

3.换药者应注意操作手法，忌动作过大。

实践操作

一、工作任务

1.换药法的操作步骤（操作流程见图6-7，操作评分标准见表6-5）。

2.换药法的注意事项及护理。

二、用物及器械

治疗盘、75%酒精、生理盐水、换药碗、弯盘、镊子、剪刀、探针、纱布、干棉球、油纱布、遵医嘱配制的各种药物、胶布，酌情备绷带、橡胶单等。

三、操作规范

1.操作前准备

（1）评估。

（2）物品准备。

2.操作过程

（1）带教老师进行集中示教。

（2）学生分组，按步骤进行操作练习。

3.操作后整理

（1）整理

（2）记录

四、注意事项

1.注意严格执行无菌操作原则，观察患者疮面表现，对脓腐多的伤口应随时换药。

2.注意换药法的禁忌。

五、结果与讨论

1. 结果

2. 讨论

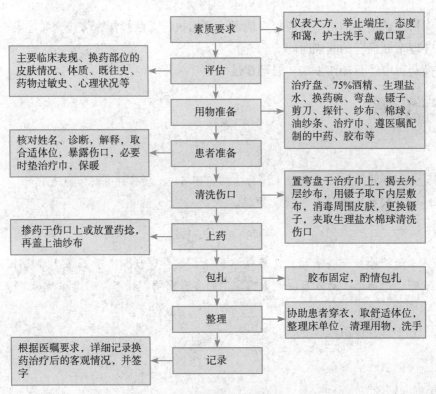

素质要求 → 仪表大方，举止端庄，态度和蔼，护士洗手、戴口罩

主要临床表现、换药部位的皮肤情况、体质、既往史、药物过敏史、心理状况等 → 评估

用物准备 → 治疗盘、75%酒精、生理盐水、换药碗、弯盘、镊子、剪刀、探针、纱布、棉球、油纱条、治疗巾、遵医嘱配制的中药、胶布等

核对姓名、诊断，解释，取合适体位，暴露伤口，必要时垫治疗巾，保暖 → 患者准备

清洗伤口 → 置弯盘于治疗巾上，揭去外层纱布，用镊子取下内层敷布，消毒周围皮肤，更换镊子，夹取生理盐水棉球清洗伤口

掺药于伤口上或放置药捻，再盖上油纱布 → 上药

包扎 → 胶布固定，酌情包扎

整理 → 协助患者穿衣，取舒适体位，整理床单位，清理用物，洗手

根据医嘱要求，详细记录换药治疗后的客观情况，并签字 → 记录

图 6-7 换药法操作流程图

表 6-5 换药法操作评分标准

编号	大步骤	操作步骤	要点	分数
1	评估	评估患者	1. 评估患者主要临床表现、既往史、药物过敏史及心理状况 2. 询问患者病情 3. 了解患者既往有无服用中药或者外用中药的经历	8
2	换药前准备	用物准备	治疗盘、75%酒精、生理盐水、换药碗、弯盘、镊子、剪刀、探针、纱布、棉球、油纱条、治疗巾、遵医嘱配制的中药、胶布等	7
3		护士准备	洗手、戴口罩	4
4		环境准备	安静、整洁、通风，注意保暖	4

编号	大步骤	操作步骤	要点	分数
5	换药操作	核对物品	准备的用物是否备齐	10
6		清洗伤口	置弯盘于治疗巾上，揭去外层纱布，用镊子取下内层敷布，消毒周围皮肤，更换镊子，夹取生理盐水棉球清洗伤口	15
7		上药	掺药于伤口上或放置药捻，再盖上油纱布	30
8		包扎	胶布固定，酌情包扎	10
9	观察	观察处理	观察患者有无不适	4
10	整理	整理归位	协助患者穿衣，取舒适体位，整理床单位，清理用物，归置原处	4
11	记录	洗手、记录、签名	洗手，记录（换药名称、部位、时间及患者的反应等），签全名	4
12	总计	得分		

五、涂药法

涂药法是将混悬剂、油剂、酊剂、霜剂等外用药直接涂于患处的方法。此法具有祛风除湿、解毒消肿、止痒定痛之功效。

（一）适用范围

适用于疮疡、痈疽、疖肿、水火烫伤、皮肤病等。

（二）护理评估

1. 当前主要症状、临床表现、既往史及过敏史，
2. 患者体质及涂药部位的皮肤情况、对疼痛耐受程度、心理状况。
3. 了解患者年龄、文化层次、对疾病的认识及合作程度。

（三）用物准备

治疗盘、弯盘、遵医嘱配制的药物或药膏、橡胶单、无菌棉签、干棉球、纱布、生理盐水棉球、镊子、胶布、绷带，必要时备屏风。

（四）操作步骤

1. 备齐用物至床旁，核对床号、姓名、医嘱，向患者解释，取得配合。
2. 根据部位，取适宜的体位，并充分暴露患处，必要时铺橡胶中单，屏风遮挡，注意保暖。
3. 药前用生理盐水棉球清洁皮肤，将涂药部位洗净擦干。
4. 用棉签蘸药涂于患处，面积较大时，可用镊子夹住棉球，蘸取药液涂布。蘸药应

干湿度适宜，涂药宜厚薄均匀。

5. 必要时用无菌纱布覆盖，以胶布或绷带固定。

6. 协助患者穿好衣服，整理床单位、物品，洗手、记录并签名。

（五）禁忌证

婴幼儿颜面忌用。

（六）注意事项及护理

1. 涂药前须清洁局部皮肤。

2. 涂药不宜过厚、过多，以防毛孔闭塞；面部涂药时，切勿误入口、眼。

3. 涂药后需密切观察局部皮肤，如有红色丘疹、奇痒或局部肿胀等过敏反应，应立即停用并将药物擦净或洗净，必要时内服或外用抗过敏药物。

实践操作

一、工作任务

1. 涂药法的操作步骤（操作流程见图 6-8，操作评分标准见表 6-6）。

2. 涂药法的注意事项及护理。

二、用物及器械

治疗盘、弯盘、药物或药膏、橡胶单、无菌棉签、干棉球、纱布、生理盐水棉球、镊子、胶布、绷带，必要时备屏风。

三、操作规范

1. 操作前准备

（1）评估。

（2）物品准备。

2. 操作过程

（1）带教老师进行集中示教。

（2）学生分组，按步骤进行操作练习。

3. 操作后整理

（1）整理

（2）记录

四、注意事项

1. 涂抹的药物应符合要求、厚薄均匀。

2. 注意涂药法的禁忌。

五、结果与讨论

1. 结果
2. 讨论

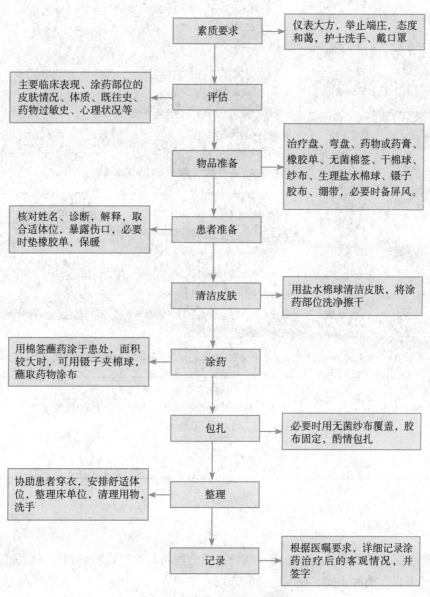

图 6-8 涂药法操作流程图

表 6-6　涂药法操作评分标准

编号	大步骤	操作步骤	要点	分数
1	评估	评估患者	1. 评估患者主要临床表现、既往史、药物过敏史及心理状况 2. 询问患者病情 3. 了解患者既往有无服用中药或者外用中药的经历	8
2	涂药前 准备	用物准备	治疗盘、弯盘、药物或药膏、橡胶单、无菌棉签、干棉球、纱布、生理盐水棉球、镊子、胶布、绷带，必要时备屏风。	7
3		护士准备	洗手、戴口罩	4
4		环境准备	安静、整洁、通风，注意保暖	4
5	涂药操作	核对物品	准备的用物是否备齐	10
6		清洁皮肤	用盐水棉球清洁皮肤，将涂药部位洗净擦干	15
7		涂药	用棉签蘸药涂于患处，面积较大时，可用镊子夹棉球，蘸取药物涂布	30
8		包扎	必要时用无菌纱布覆盖，胶布固定，酌情包扎	10
9	观察	观察处理	观察局部皮肤状况及询问患者有无不适	4
10	整理	整理归位	协助患者穿衣，取舒适体位，整理床单位，清理用物，归置原处	4
11	记录	洗手、记录、签名	洗手，记录（涂药名称、部位、时间及患者的反应等），签全名	4
12	总计	得分		

六、吹药法

吹药法是将药物研为细末，以小竹管、喷药器均匀地把药粉吹到患处的方法。本法具有清热解毒、消肿止痛、祛腐收敛的作用。

（一）适用范围

适用于人体特定器官的疾病，如口腔、咽喉、耳、鼻等。

（二）护理评估

1. 当前主要症状、临床表现、既往史及过敏史。
2. 患者体质及吹药部位的皮肤情况、对疼痛耐受程度、心理状况。
3. 了解患者年龄、文化层次、对吹药法的认识及合作程度。

（三）用物准备

治疗盘、吹药器、药粉、弯盘、纱布、生理盐水棉球、无菌干棉球，必要时备压舌板、弯血管钳、镊子、开口器、鼻窥镜、耳镜、手电筒、清洗液及治疗碗。

（四）操作步骤

1. 备齐用物携至床旁，核对床号、姓名、医嘱，向患者解释，取得配合。
2. 取适当的体位，充分暴露患处。
3. 吹药部位需清洗干净，无分泌物。
4. 口腔、咽喉吹法：清洁口腔或用棉球将痰涎揩拭干净，患者仰靠坐位或半坐卧位，头向后仰，嘱患者暂时屏气，左手拿压舌板压住舌根，右手持吹药器挑适量药物，迅速均匀吹入患处，并嘱患者闭口。
5. 耳鼻吹法：清洗、拭净耳道或鼻腔，观察病变部位，用吹药器将药粉吹入耳内或鼻腔内。
6. 观察药粉是否均匀撒布于患处，协助患者取舒适体位。
7. 整理床单位，清理用物，洗手并签名。

（五）禁忌证

神志不清者及婴幼儿禁用；对药物过敏者禁用；鼓膜穿孔者禁耳道吹药。

（六）注意事项及护理

1. 吹药时动作宜轻柔快速，药末要均匀撒布于整个病变部位。
2. 耳道再次吹药时，必须清除原有药粉，防止堵塞外耳道；吹鼻时，令患者暂时屏气，以防药物误入气道，引起呛咳或喷嚏。
3. 口腔、咽喉吹药后30分钟内不要饮水、进食、吞咽，以免减弱药物疗效；耳、鼻有痛、痒、异物感时不能抓搔，以免损伤组织。
4. 吹药器不可接触病灶，使用后需灭菌处理。

实践操作

一、工作任务

1.吹药法的操作步骤（操作流程见图6-9，操作评分标准见表6-7）。

2.吹药法的注意事项及护理。

二、用物及器械

治疗盘、吹药器、药粉、弯盘、纱布、生理盐水棉球、无菌干棉球，必要时备压舌板、弯血管钳、镊子、开口器、鼻窥镜、耳镜、手电筒、清洗液及治疗碗。

三、操作规范

1.操作前准备

（1）评估。

（2）物品准备。

2.操作过程

（1）带教老师进行集中示教。

（2）学生分组，按步骤进行操作练习。

3.操作后整理

（1）整理

（2）记录

四、注意事项

1.吹药前局部清洗得当，药量适宜，药粉分布均匀，吹药后患者无不适。

2.注意吹药法禁忌。

五、结果与讨论

1.结果

2.讨论

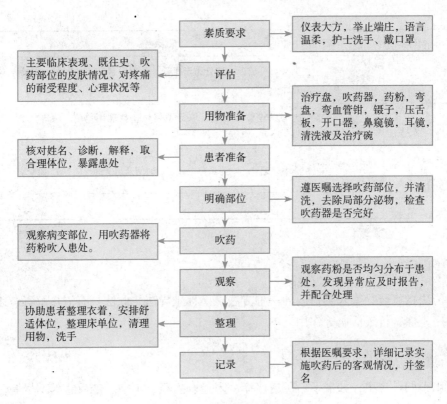

图 6-9 吹药法操作流程图

表 6-7 吹药法操作评分标准

编号	大步骤	操作步骤	要点	分数
1	评估	评估患者	1. 评估患者主要临床表现、既往史、药物过敏史及心理状况 2. 询问患者病情 3. 了解患者既往有无服用中药或者外用中药的经历	8
2	吹药前准备	准备用物	治疗盘，吹药器，药粉，弯盘，弯血管钳，镊子，压舌板，开口器，鼻窥镜，耳镜，清洗液及治疗碗	7
3		护士准备	洗手、戴口罩	4
4		环境准备	安静、整洁、通风	4
5	吹药操作	核对物品	准备的用物是否备齐，检查吹药器是否完好	10
6		清洗皮肤	遵医嘱选择吹药部位，并清洗，去除局部分泌物	15
7		吹药	观察病变部位，用吹药器将药粉吹入患处	40

续表

编号	大步骤	操作步骤	要点	分数
8	观察	观察处理	观察药粉是否均匀分布于患处，发现异常应及时报告，并配合处理	4
9	整理	整理归位	协助患者整理衣着，取舒适体位，整理床单位，清理用物，归置原处	4
10	记录	洗手、记录、签名	洗手，记录（吹药名称、部位、时间及患者的反应等），签全名	4
11	总计	得分		

七、坐药法

坐药法指将药物塞入阴道内的一种方法，又称坐导法。此法具有清热解毒、杀虫止痒、祛瘀止痛、行气活血等作用。

（一）适用范围

适用于妇科疾患，如带下、阴道瘙痒、闭经、痛经、不孕、产后恶露不尽等。

（二）护理评估

1. 当前主要症状、临床表现、既往史及过敏史。
2. 患者体质及坐药部位的皮肤情况，月经、带下、孕产情况，心理状况。
3. 了解患者年龄、文化层次、对疾病的认识及合作程度。

（三）用物准备

治疗盘、按医嘱准备的药物、无菌手套、无菌阴道窥器、镊子、带线棉球或纱布、棉球、冲洗液、消毒长棉签、治疗巾或卫生纸、屏风等。

（四）操作步骤

1. 备齐用物至床旁，核对床号、姓名、医嘱，向患者解释，取得配合。
2. 嘱患者排空膀胱，用屏风遮挡患者。
3. 臀下垫一次性治疗巾或卫生纸，协助患者脱去一侧裤腿，取截石位，注意保暖。
4. 用冲洗液洗净患者外阴，术者戴手套，上窥器，用消毒长棉签蘸 0.5% 碘伏擦洗阴道与子宫颈。
5. 用长镊子将药栓轻轻纳入阴道深部或宫颈处，或用消毒长棉签蘸取药粉涂抹患处，退出窥阴器。
6. 检查药物有无脱出，线头是否留在阴道外。

7. 坐药操作完毕，擦净会阴，协助患者穿衣，安排舒适体位。

8. 整理床单位，清理用物，洗手并签名。

（五）禁忌证

未婚女性禁用；妊娠期、月经期女性禁用。

（六）注意事项及护理

1. 严格执行无菌操作原则，治疗期间需注意外阴及内裤的清洁。

2. 治疗前，应嘱患者排空膀胱。

3. 药栓要放置在阴道深处或子宫颈处，以防脱出。

4. 一般每日更换药物一次，取出时要轻轻牵拉线头。

5. 嘱患者坐药治疗期间禁止性生活；月经期停止坐药，待月经干净 4 天后继续治疗。

实践操作

一、工作任务

1. 坐药法的操作步骤（操作流程见图 6-10，操作评分标准见表 6-8）。

2. 坐药法的注意事项及护理。

二、用物及器械

治疗盘、按医嘱准备的药物、无菌手套、无菌阴道窥器、镊子、带线棉球或纱布、棉球、冲洗液、消毒长棉签、治疗巾或卫生纸、屏风等。

三、操作规范

1. 操作前准备

（1）评估。

（2）物品准备。

2. 操作过程

（1）带教老师进行集中示教。

（2）学生分组，按步骤进行操作练习。

3. 操作后整理

（1）整理

（2）记录

四、注意事项

1. 注意坐药深度，线头留在阴道外，取出方便。
2. 注意坐药法的禁忌。

五、结果与讨论

1. 结果
2. 讨论

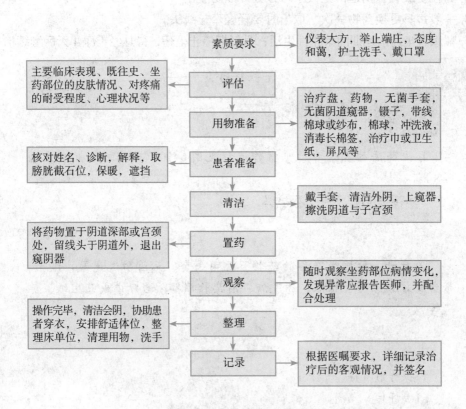

图6-10　坐药法操作流程图

表6-8　坐药法操作评分标准

编号	大步骤	操作步骤	要点	分数
1	评估	评估患者	1. 评估患者主要临床表现、既往史、药物过敏史及心理状况 2. 询问患者病情 3. 了解患者既往有无服用中药或者外用中药的经历	8

续表

编号	大步骤	操作步骤	要点	分数
2	坐药前准备	用物准备	治疗盘，药物，无菌手套，无菌阴道窥器，镊子，带线棉球或纱布，棉球，冲洗液，消毒长棉签，治疗巾或卫生纸，屏风等	7
3		护士准备	洗手、戴口罩	4
4		环境准备	安静、整洁、通风，注意保暖	4
5	坐药操作	核对物品	准备的用物是否备齐	10
6		清洁	戴手套，清洁外阴，上窥器，擦洗阴道与子宫颈	15
7		置药	将药物置于阴道深部或宫颈处，留线头于阴道外，退出窥阴器	40
8	观察	观察处理	随时观察坐药部位病情变化，发现异常应报告医师，并配合处理	4
9	整理	整理归位	清洁局部皮肤，协助患者穿衣，取舒适体位，整理床单位，清理用物，归置原处	4
10	记录	洗手、记录、签名	洗手，记录（坐药名称、时间及患者的反应等），签全名	4
11	总计	得分		

八、贴药法

贴药法是指将膏药或膏药上掺药粉或植物叶子贴于患处的方法。此法具有舒筋通络、活血化瘀、散结止痛、消肿拔毒等作用（图6-11）。

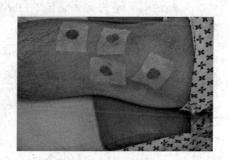

图6-11 贴药法

（一）适用范围

适用于内、外、妇、儿、骨伤、五官科等多种疾病，如疔肿、疮疡、咳喘、胸痹、头痛、口眼㖞斜、癥瘕、积聚、腰腿痛等。

（二）护理评估

1. 当前主要症状、临床表现、既往史及过敏史。
2. 患者体质及贴药部位的皮肤情况、对疼痛耐受程度、心理状况。
3. 了解患者年龄、文化层次、对疾病的认识及合作程度。

（三）用物准备

治疗盘、镊子、棉签、剃毛刀、剪子、纱布、酒精灯、火柴、胶布、膏药、棉花、绷带等。

（四）操作步骤

1. 备齐用物至床旁，核对床号、姓名、医嘱，向患者解释，取得配合。

2. 充分暴露贴药部位，保暖，必要时用屏风遮挡。

3. 观察创面情况，清洁皮肤，剃去贴药部位较长的毛发。

4. 遵医嘱使用配制好的药物，根据病灶范围，剪去膏药四角，在酒精灯上加热，使之烤化后揭开。

5. 先用膏药背面接触患者皮肤，感觉不烫时，再将膏药趁热贴在患处，膏药外缘以棉花围绕 1 周，必要时加纱布，以胶布或绷带固定。

（五）禁忌证

皮肤过敏者慎用。

（六）注意事项及护理

1. 贴药的时间一般视病情而定，用于肿疡时 1～2 天换药一次。

2. 膏药应逐渐加温，以烊化为度。

3. 注意观察皮肤反应，如出现皮肤发红，出现丘疹、水泡，痒痛、糜烂等，应随即取下，停止用药，及时报告医师配合处理。

4. 贴药时，避免交叉感染。除去膏药后，局部随即用汽油或松节油擦拭，以免污染衣服。

5. 膏药不可去之过早，否则创面不慎受伤可再次感染，引起溃疡。

实践操作

一、工作任务

1. 贴药法的操作步骤（操作流程见图 6-12，操作评分标准见表 6-9）。

2. 贴药法的注意事项及护理。

二、用物及器械

治疗盘、镊子、棉签、剃毛刀、剪子、纱布、酒精灯、火柴、胶布、膏药、棉花、绷带。

三、操作规范

1. 操作前准备

（1）评估。

（2）物品准备。

2. 操作过程

（1）带教老师进行集中示教。

（2）学生分组，按步骤进行操作练习。

3. 操作后整理

（1）整理

（2）记录

四、注意事项

1. 注意贴药部位皮肤处理得当，贴药温度适宜。

2. 注意贴药法的禁忌。

五、结果与讨论

1. 结果

2. 讨论

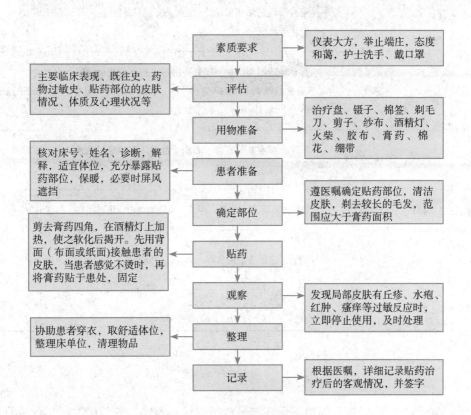

图 6-12　贴药法操作流程图

表 6-9 贴药法操作评分标准

编号	大步骤	操作步骤	要点	分数
1	评估	评估患者	1. 评估患者主要临床表现、既往史、药物过敏史及心理状况 2. 询问患者病情 3. 了解患者既往有无服用中药或者外用中药的经历	8
2	贴药前准备	用物准备	治疗盘、镊子、棉签、剃毛刀、剪子、纱布、酒精灯、火柴、胶布、膏药、棉花、绷带	7
3		护士准备	洗手、戴口罩	4
4		环境准备	安静、整洁、通风，注意保暖	4
5	贴药操作	核对物品	准备的用物是否备齐	10
6		确定部位	遵医嘱确定贴药部位，清洁皮肤，剃去较长的毛发，范围应大于膏药面积	15
7		贴药	剪去膏药四角，在酒精灯上加热，使之软化后揭开。先用背面（布面或纸面）接触患者的皮肤，当患者感觉不烫时，再将膏药贴于患处，固定	40
8	观察	观察处理	发现局部皮肤有丘疹、水泡、红肿、瘙痒等过敏反应时，立即停止使用，及时处理	4
9	整理	整理归位	协助患者穿衣，取舒适体位，整理床单位，清理用物，归置原处	4
10	记录	洗手、记录、签名	洗手，记录（贴药名称、部位、时间及患者的反应等），签全名	4
11	总计	得分		

九、溻渍法

溻渍法是指利用多种药物煎汤后在局部进行淋洗、浸泡、湿敷的方法。此法具有通调腠理，舒畅血脉，消散肿疡之功效（图 6-13）。

（一）适用范围

适用于丹毒、脱疽、急性湿疹、手足癣或感染、烧伤、肢端骨髓炎、扭挫伤、筋骨关节劳损等。

（二）护理评估

1. 当前主要症状、临床表现、既往史及过敏史。

2. 患者体质及溻渍部位的皮肤情况、对疼痛耐受程度、心理状况。

3. 了解患者年龄、文化层次、对疾病的认识及合作程度。

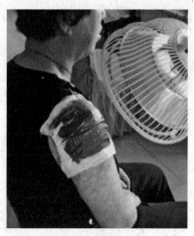

图 6-13　溻渍法

（三）用物准备

治疗盘、换药碗、弯盘、纱布、水温计、胶布、喷壶、尼龙管、药液、橡胶单，酌情备绷带、卵圆钳两把。

（四）操作步骤

1. 备齐用物至床旁，核对床号、姓名、医嘱，向患者解释，取得配合。

2. 关闭门窗，用屏风遮挡患者，取合适体位。

3. 溻法：溻渍部位下垫橡胶单，用纱布 6～8 层浸透药液，用卵圆钳拧干，以不滴水为宜，在手腕掌侧试温度，以不烫手为度，折叠后敷于患处。

4. 渍法：①浸泡法：用治疗碗或小药杯盛放药液，然后将肢端浸泡在药液中。②淋洗法：将煎煮好的药液放于盆内，趁热熏蒸，然后淋洗；或将药液装入喷壶内淋洗患处，每日 3～4 次。

5. 操作完毕，擦干局部药液，取下弯盘、橡胶单，协助患者穿好衣裤。

6. 整理床单位，清理物品，洗手、记录并签字。

（五）禁忌证

疮疡、脓肿扩散者不宜使用。

（六）注意事项及护理

1. 药液温度不宜过热，避免烫伤，老年人、儿童使用药液温度不得超过 50℃。

2. 对四肢远端可浸泡的病变部位，应用渍法；对于不能浸着的部位用溻法。

3. 冬季应注意保暖，浸泡后要立即拭干，盖被保暖。

4. 一般溻法时间为 30～60 分钟，每日 1 次；局部浸泡一般每日 1～2 次，每次 15～30 分钟。

实践操作

一、工作任务

1.溻渍法的操作步骤（操作流程见图6-14，操作评分标准见表6-10）。

2.溻渍法的注意事项及护理。

二、用物及器械

治疗盘、换药碗、弯盘、纱布、水温计、胶布、喷壶、尼龙管、药液、橡胶单，酌情备绷带、卵圆钳两把。

三、操作规范

1.操作前准备

（1）评估。

（2）物品准备。

2.操作过程

（1）带教老师进行集中示教。

（2）学生分组，按步骤进行操作练习。

3.操作后整理

（1）整理

（2）记录

四、注意事项

1.注意溻渍操作的温度、湿度适宜。

2.注意溻渍法的禁忌。

五、结果与讨论

1.结果

2.讨论

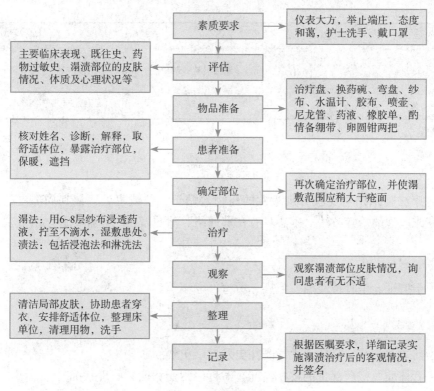

图 6-14 溻渍法操作流程图

流程图文字：

素质要求 → 仪表大方，举止端庄，态度和蔼，护士洗手、戴口罩

主要临床表现、既往史、药物过敏史、溻渍部位的皮肤情况、体质及心理状况等 → 评估

物品准备 → 治疗盘、换药碗、弯盘、纱布、水温计、胶布、喷壶、尼龙管、药液、橡胶单，酌情备绷带、卵圆钳两把

核对姓名、诊断，解释，取舒适体位，暴露治疗部位，保暖，遮挡 → 患者准备

确定部位 → 再次确定治疗部位，并使溻敷范围应稍大于疮面

溻法：用6~8层纱布浸透药液，拧至不滴水，湿敷患处。渍法：包括浸泡法和淋洗法 → 治疗

观察 → 观察溻渍部位皮肤情况，询问患者有无不适

清洁局部皮肤，协助患者穿衣，安排舒适体位，整理床单位，清理用物，洗手 → 整理

记录 → 根据医嘱要求，详细记录实施溻渍治疗后的客观情况，并签名

表 6-10 溻渍法操作评分标准

编号	大步骤	操作步骤	要点	分数
1	评估	评估患者	1. 评估患者主要临床表现、既往史、药物过敏史及心理状况 2. 询问患者病情 3. 了解患者既往有无服用中药或者外用中药的经历	8
2	溻渍前准备	用物准备	治疗盘、换药碗、弯盘、纱布、水温计、胶布、喷壶、尼龙管、药液、橡胶单，酌情备绷带、卵圆钳两把	7
3		护士准备	洗手、戴口罩	4
4		环境准备	安静、整洁、通风，注意保暖	4
5	溻渍操作	核对物品	准备的用物是否备齐	10
6		确定部位	遵医嘱确定溻渍部位，并使溻敷范围应稍大于疮面	15
7		溻渍	溻法：用6~8层纱布浸透药液，拧至不滴水，湿敷患处；渍法：包括浸泡法和淋洗法	40
8	观察	观察处理	观察溻渍部位皮肤情况，询问患者有无不适	4
9	整理	整理归位	协助患者穿衣，取舒适体位，整理床单位，清理用物，归置原处	4

编号	大步骤	操作步骤	要点	分数
10	记录	洗手、记录、签名	洗手，记录（溻渍名称、部位、时间及患者的反应等），签全名	4
11	总计	得分		

十、发泡疗法

发泡疗法是采用对皮肤有刺激性的药物敷贴于穴位或患处，使其局部皮肤自然充血、潮红或起泡的治疗方法。本法具有祛邪通络、清热解毒、止痛消肿之功效。

（一）适用范围

适用于痹证、坐骨神经痛、疟疾、黄疸、哮喘等。

（二）护理评估

1. 当前主要症状、临床表现、既往史及过敏史。
2. 患者体质及敷药部位的皮肤情况、对疼痛耐受程度、心理状况。
3. 了解患者年龄、文化层次、对疾病的认识及合作程度。

（三）用物准备

治疗盘、药物（新鲜威灵仙等中草药，切碎、捣烂，捏成直径约 1cm 的药饼）、塑料纸、无菌纱布、胶布、绷带、弯盘、无菌棉签、一次性注射器（5mL、10mL 各 1 支）、镊子、治疗巾或卫生纸、碘伏、75% 酒精、消毒瓶 1 个（直径约 3cm，高 2cm）。

（四）操作步骤

1. 备齐用物至床旁，核对床号、姓名、医嘱，向患者解释，取得配合。
2. 根据发泡部位不同，嘱患者取适当体位，暴露发泡部位。
3. 将制好的药饼敷于需要的部位，如痹证敷于关节肿胀处，哮喘敷于天突或膻中穴，急性黄疸敷于内关穴等。
4. 盖上塑料纸、纱布，以胶布固定。
5. 敷 4 小时左右后，患者感局部灼痛、蚁走感，皮肤潮红，即可将药饼取下，上扣一直径约 3cm 的瓶盖，以绷带固定。
6. 8～12 小时后，皮肤逐渐起泡，待水泡内液体充盈、胀满时，经常规消毒，用针头刺破水泡底部，抽出液体。
7. 以酒精棉签消毒针眼，盖上无菌纱布，用绷带加压包扎固定。
8. 协助患者整理衣着，取合适体位。

9.整理床单位，清理物品，洗手、记录并签字。

（五）禁忌证

病变大血管处、孕妇的腹部及腰骶处禁用；体质虚弱者禁用。

（六）注意事项及护理

1.治疗前应详细向患者解释发泡疗法的作用和过程，应用时要按照操作规程进行，发泡药物及穴位的选择都要符合治疗要求。

2.敷药前患者应洗澡或清洁敷药部位。

3.发泡药物有腐蚀性和刺激性，不可乱敷，敷后应妥善包扎。

4.水泡可以挑破，也可以不挑破，但要注意清洁，要用消毒纱布包扎，预防感染。一旦感染，可外涂或外敷消炎药物。一次发泡后，如仍需在原处进行第二次，第三次发泡，须待皮肤愈合恢复后才能进行。

5.发泡后嘱患者注意休息；皮肤病变者，禁在病变部位发泡。

实践操作

一、工作任务

1.发泡疗法的操作步骤（操作流程见图6-15，操作评分标准见表6-11）。

2.发泡疗法的注意事项及护理。

二、用物及器械

治疗盘、药物（新鲜威灵仙等中草药，切碎、捣拌，捏成直径约1cm的药饼）、塑料纸，无菌纱布、胶布、绷带、弯盘、无菌棉签、一次性注射器（5mL、10mL各1支）、镊子、治疗巾或卫生纸、碘伏、75%酒精、消毒瓶1个（直径约3cm，高2cm）。

三、操作规范

1.操作前准备

（1）评估。

（2）物品准备。

2.操作过程

（1）带教老师进行集中示教。

（2）学生分组，按步骤进行操作练习。

3. 操作后整理

（1）整理

（2）记录

四、注意事项

1. 注意药饼的湿度、大小得当，发泡疗法操作恰当。

2. 注意发泡疗法的禁忌。

五、结果与讨论

1. 结果

2. 讨论

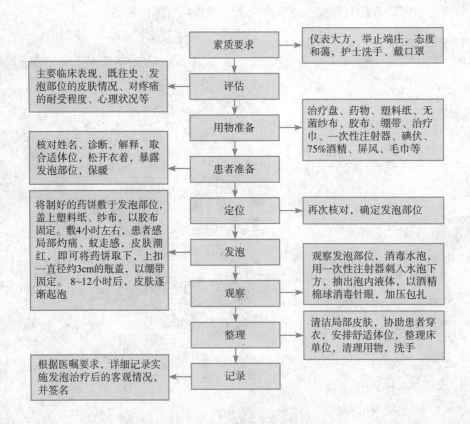

图 6-15　发泡疗法操作流程图

表 6-11 发泡疗法操作评分标准

编号	大步骤	操作步骤	要点	分数
1	评估	评估患者	1. 评估患者主要临床表现、既往史、药物过敏史及心理状况 2. 询问患者病情 3. 了解患者既往有无服用中药或者外用中药的经历	8
2	发泡疗法前准备	用物准备	治疗盘、药物、塑料纸、无菌纱布、胶布、绷带、治疗巾、一次性注射器、碘伏、75%酒精、屏风、毛巾等	7
3		护士准备	洗手、戴口罩	4
4		环境准备	安静、整洁、通风，注意保暖	4
5	发泡疗法操作	核对物品	准备的用物是否备齐	10
6		确定部位	遵医嘱确定发泡部位	15
7		发泡	将制好的药饼敷于发泡部位，盖上塑料纸、纱布，以胶布固定。敷 4 小时左右，患者感局部灼痛、蚁走感，皮肤潮红，即可将药饼取下，上扣一直径约 3cm 的瓶盖，以绷带固定。8～12 小时后，皮肤逐渐起泡，待水泡内液体充盈、胀满	40
8	观察	观察处理	观察发泡部位，消毒水泡，用一次性注射器刺入水泡下方，抽出泡内液体，以酒精棉球消毒针眼	4
9	整理	整理归位	清洁局部皮肤，协助患者穿衣，取舒适体位，整理床单位，清理用物，归置原处	4
10	记录	洗手、记录、签名	洗手，记录（发泡部位、时间及患者的反应等），签全名	4
11	总计	得分		

十一、中药保留灌肠法

中药保留灌肠法是将中药汤剂自肛门灌入，保留在直肠或结肠内，通过肠黏膜吸收，达到治疗疾病之目的的一种方法。本法具有清热解毒、软坚散结、活血化瘀等作用。

（一）适用范围

适用于慢性结肠炎、慢性肾功能不全、带下病、慢性盆腔炎、盆腔包块、慢性痢疾等疾病。

（二）护理评估

1. 当前主要症状、临床表现、既往史及过敏史。

2. 患者病变部位及肛周皮肤情况、对疼痛耐受程度、心理状况。

3. 了解患者的年龄、文化层次、对疾病的认识及合作程度。

（三）用物准备

治疗盘、灌肠筒或输液管、手套、注射器、水温计、弯盘、肛管、纱布、石蜡油、棉签、止水夹、输液架、橡胶单、治疗巾或卫生纸、中药液、10cm 高的小枕、便盆及便盆布、屏风。

（四）操作步骤

1. 备齐用物至床旁，核对床号、姓名、医嘱，向患者解释，嘱患者排二便，用屏风遮挡患者。

2. 根据病变部位协助患者取左侧或右侧卧位，用小枕垫高或升起床尾抬高臀部10cm，臀下垫橡胶单及一次性治疗巾，将裤子退至膝部，暴露肛门，注意保暖。

3. 弯盘置于臀边，检查注射器、肛管，并置于弯盘内；戴手套，用注射器吸取药液，将注射器与肛管连接，排气后夹闭肛管；用石蜡油润滑肛管前段，暴露肛门，告知患者张口呼吸，将肛管轻轻插入肛门 15～20cm。

4. 开通肛管，缓慢推注药液，注毕，夹闭肛管，将注射器与肛管分离，抽吸药液，连接肛管再注药，如此反复，直至药液注完；注入温水 5～10mL 或分离注射器抬高肛管末端，将管内药液全部灌入。

5. 滴入法：测量药液温度，将药液倒入灌肠筒内，挂在输液架上，使液面距肛门40～50cm，剪掉输液管终端过滤装置连接肛管，润滑肛管前端，排气后夹闭肛管，轻插入肛门 15～20cm，开通肛管，调节滴速每分钟 60～80 滴。

6. 用卫生纸轻揉肛门片刻，嘱患者屈膝仰卧，抬高臀部，待 10～15 分钟后取出小枕、橡胶单和治疗巾，嘱患者静卧 1 小时以上。

7. 整理床单位，清理用物，洗手，记录并签名。

（五）禁忌证

肛门、直肠和结肠等手术后或大便失禁患者、下消化道出血者、妊娠妇女禁用。

（六）注意事项及护理

1. 操作前先了解患者的病情及病变部位，掌握灌肠的卧位和肛管插入深度。

2. 灌肠前，应嘱患者先排便。排便后休息 30～60 分钟再行保留灌肠，以减轻腹压、清洁肠道，利于药物保留。

3. 肛管要细，插入要深，压力要低，药量要少。

4.药液温度要适宜，一般为39℃～40℃；虚证患者，药液温度可为40℃～44℃。

5.为使药液能在肠道内尽量多保留一段时间，对所使用药物刺激性较强的患者可选用较细软的导尿管灌肠，并且药液一次不应超过200mL；可在晚间睡前灌肠，灌肠后不再下床活动，以提高疗效。

实践操作

一、工作任务

1.中药保留灌肠法的操作步骤（操作流程见图6-16，操作评分标准见表6-12）。

2.中药保留灌肠法的注意事项及护理。

二、用物及器械

治疗盘，灌肠筒或输液管，手套，水温计，弯盘，肛管，纱布，石蜡油，棉签，止水夹，输液架，橡胶单，治疗巾或卫生纸，中药液，小枕，屏风。

三、操作规范

1.操作前准备

（1）评估。

（2）物品准备。

2.操作过程

（1）带教老师进行集中示教。

（2）学生分组，按步骤进行操作练习。

3.操作后整理

（1）整理

（2）记录

四、注意事项

1.注意药液的温度、量，插管深度、压力适当。

2.注意灌肠法的禁忌。

五、结果与讨论

1.结果

2.讨论

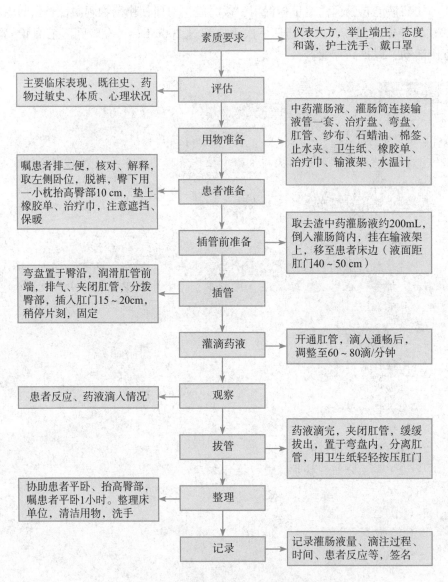

图6-16 中药保留灌肠法操作流程图

表6-12 中药保留灌肠法操作评分标准

编号	大步骤	操作步骤	要点	分数
1	评估	评估患者	1. 评估患者主要临床表现、既往史、药物过敏史及心理状况 2. 询问患者病情 3. 了解患者既往有无服用中药或者外用中药的经历	8

续表

编号	大步骤	操作步骤	要点	分数
2	灌肠前准备	用物准备	中药灌肠液、灌肠筒连接输液管一套、治疗盘、弯盘、肛管、纱布、石蜡油、棉签、止水夹、卫生纸、橡胶单、治疗巾、输液架、水温计	6
3		护士准备	洗手、戴口罩	4
4		环境准备	安静、整洁、通风，注意保暖	6
		患者准备	嘱患者排二便，查对解释，取左侧卧位，脱裤，臀下用一小枕抬高臀部10cm，垫上橡胶单	4
5	灌肠操作	核对物品	准备的用物是否备齐	5
6		插管前准备	取去渣中药灌肠液约200mL，倒入灌肠筒内，挂在输液架上，移至患者床边（液面距肛门40～50cm）	10
7		插管	弯盘置于臀沿，润滑肛管前端，排气，夹闭肛管，分拨臀部，插入肛门15～20cm，稍停片刻，固定	15
8		灌滴药液	开通肛管，滴入通畅后，调整至60～80滴/分	20
9		拔管	药液滴完，夹闭肛管，缓缓拔出，置于弯盘内，分离肛管，用卫生纸轻轻按压肛门	10
10	观察	观察处理	观察灌肠期间患者全身情况，药液滴入情况，询问患者有无不适，发现异常情况应及时停药，并报告医师，配合处理	4
11	整理	整理归位	协助患者穿衣，安排舒适体位，整理床单位，清理用物，将物品归置原处	4
12	记录	洗手、记录、签名	洗手，记录（灌肠时间及患者的反应等），签全名	4
13	总计	得分		

十二、中药离子导入法

中药离子导入法是利用直流电电场（或低频脉冲电场）的作用，使中药液中的离子产生定向移动，通过皮肤的汗腺管而被导入人体，以达到治疗目的的一种方法。本法具有活血化瘀、软坚散结、抗炎镇痛等作用。

（一）适用范围

适用于神经炎、神经痛、盆腔炎、风湿性关节炎、中心性视网膜炎和各部位的骨质增生等。

（二）护理评估

1. 当前主要症状、临床表现，既往史及过敏史。

2. 患者体质及发病部位、局部的皮肤情况、心理状况、药物属性与作用。

3. 了解患者年龄、文化层次、对疾病的认识及合作程度。

（三）用物准备

直流感应电疗机、药液、衬垫、治疗碗、镊子、塑料薄膜、绷带、纱布或卫生纸。

（四）操作步骤

1. 备齐用物至床旁，核对床号、姓名、医嘱，向患者解释，取得配合。

2. 取舒适体位，充分暴露治疗部位，必要时遮挡患者。

3. 浸药的衬垫拧至不滴水，放在患处，贴紧皮肤，带负离子的药物衬垫上放负极板（黑色导线），带正离子的药物衬垫上放上正极板（红色导线），准备好后将塑料薄膜放在电极板上，用纱布和绷带固定。

4. 先检查输出端电位调节器是否调至"0"，再接通电源，根据治疗部位调节电流量，注意观察，询问患者的感觉，一般治疗 15 ~ 20 分钟。结束时，先将输出电位调节器调至"0"后再关电源。

5. 拆去衬垫，擦净局部。

6. 整理床单位，清理用物，洗手，记录并签名。

（五）禁忌证

活动性出血、高热、严重心脑血管疾病、传染病、活动性结核、妊娠、治疗部位有金属异物或带有心脏起搏器的患者禁用此法。

（六）注意事项及护理

1. 衬垫上药物的浓度一般为 1% ~ 10%，眼结膜及体腔内药物导入浓度应小些，并注意药液的 pH 值，以减少刺激性。

2. 衬垫须有标识，正负极要分开，要求一个垫供一种药使用，用后以清水（不含任何洗涤剂）洗净、消毒。

3. 通电时注意电流应由小逐渐增至所需量，以免患者有电击感；电极板不能直接接触皮肤，必须安放在衬垫上。治疗时要防止电极板滑出衬垫灼伤皮肤。

实践操作

一、工作任务

1. 中药离子导入法的操作步骤（操作流程见图 6-17，操作评分标准见表 6-13)。

2. 中药离子导入法的注意事项及护理。

二、用物及器械

直流感应电疗机、药液、衬垫、治疗碗、镊子、塑料薄膜、绷带、纱布或卫生纸。

三、操作规范

1. 操作前准备

（1）评估。

（2）物品准备。

2. 操作过程

（1）带教老师进行集中示教。

（2）学生分组，按步骤进行操作练习。

3. 操作后整理

（1）整理

（2）记录

四、注意事项

1. 注意按照药物选择电极正确，衬垫固定得当。

2. 调节电流量恰当。

五、结果与讨论

1. 结果

2. 讨论

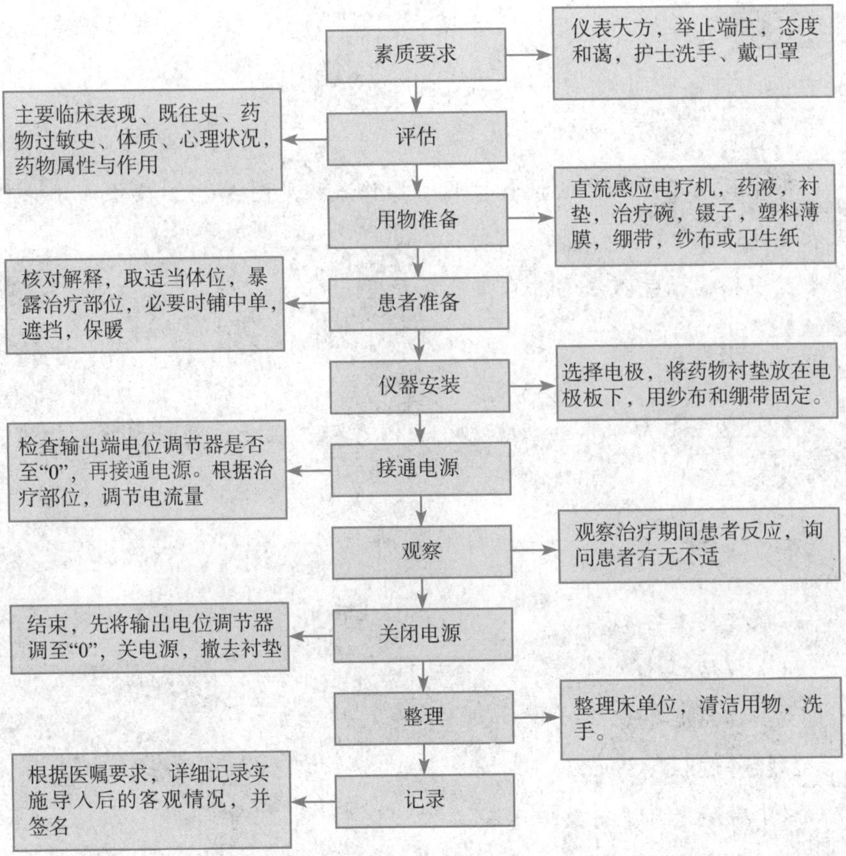
素质要求
仪表大方，举止端庄，态度和蔼，护士洗手、戴口罩
评估
主要临床表现、既往史、药物过敏史、体质、心理状况，药物属性与作用
用物准备
直流感应电疗机，药液，衬垫，治疗碗，镊子，塑料薄膜，绷带，纱布或卫生纸
患者准备
核对解释，取适当体位，暴露治疗部位，必要时铺中单，遮挡，保暖
仪器安装
选择电极，将药物衬垫放在电极板下，用纱布和绷带固定。
接通电源
检查输出端电位调节器是否至“0”，再接通电源。根据治疗部位，调节电流量
观察
观察治疗期间患者反应，询问患者有无不适
关闭电源
结束，先将输出电位调节器调至“0”，关电源，撤去衬垫
整理
整理床单位，清洁用物，洗手。
记录
根据医嘱要求，详细记录实施导入后的客观情况，并签名

图 6-17　中药离子导入法操作流程图

表 6-13　中药离子导入法操作评分标准

编号	大步骤	操作步骤	要点	分数
1	评估	评估患者	1. 评估患者主要临床表现、既往史、药物过敏史及心理状况 2. 询问患者病情 3. 了解患者既往有无服用中药或者外用中药的经历	8
2	离子导入前准备	用物准备	直流感应电疗机，药液，衬垫，治疗碗，镊子，塑料薄膜，绷带，纱布或卫生纸	7
3		护士准备	洗手、戴口罩	4
4		环境准备	安静、整洁、通风，注意保暖	4
5	离子导入操作	仪器安装	选择电极，将药物衬垫放在电极板下，用纱布和绷带固定。	10
6		接通电源	检查输出端电位调节器是否至“0”，再接通电源。根据治疗部位，调节电流量	15
7		关闭电源	结束，先将输出电位调节器调至“0”，关电源，撤去衬垫	40

编号	大步骤	操作步骤	要点	分数
8	观察	观察处理	观察离子导入期间全身情况，询问患者有无不适，发现异常情况应及时停药，并报告医师，配合处理	4
9	整理	整理归位	协助患者穿衣，安排舒适体位，整理床单位，清理用物，将物品归置原处	4
10	记录	洗手、记录、签名	洗手，记录（离子导入时间及患者的反应等），签全名	4
11	总计	得分		

十三、超声雾化吸入法

超声雾化吸入法是应用超声波声能，使药液变成细微气雾由呼吸道吸入，以达到改善呼吸道通气功能和防治呼吸道疾病之目的的治疗方法。本法有消炎、镇咳、祛痰、解除支气管痉挛，使呼吸道通畅等作用（图6-18、图6-19）。

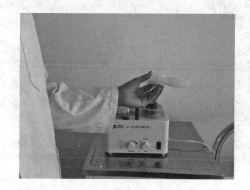

图 6-18　超声雾化器

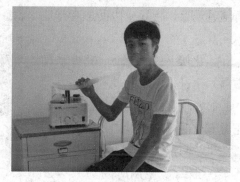

图 6-19　超声雾化吸入法

（一）适用范围

适用于呼吸道疾病，如支气管炎，咽喉炎，哮喘，肺脓肿等；另外，还可用于手术后呼吸道感染的预防。

（二）护理评估

1. 当前主要症状、临床表现、既往史及过敏史。

2. 患者体质及呼吸道、面部、口腔有无异常，患者排痰情况、活动能力、配合程度、心理状况。

3. 了解患者年龄、文化层次、对疾病的认识及合作程度。

（三）用物准备

治疗车或治疗盘、超声雾化器一套、药液、冷蒸馏水、水温计、纱布块或纸巾。

（四）操作步骤

1.备齐用物，携至床旁，核对床号、姓名、医嘱，向患者解释，取得配合，嘱患者排痰。

2.将超声雾化吸入器主机与附件连接，并检查仪器装备是否正确。水槽内放入冷蒸馏水 250mL，液面高度约 3cm，罐内加药液（稀释至 30~50mL，要求浸没雾化罐底部的透声膜）。

3.接通电源，红色指示灯亮，预热 3 分钟，开雾化开关，白色指示灯亮，此时药液呈雾状喷出。根据需要调节雾量（开关自左向右旋，分 3 档，大档雾量每分钟为 3mL，中档每分钟为 2mL，小档每分钟为 1mL），一般用中档。

4.患者吸气时，将面罩覆于口鼻部，呼气时启开；或将"口含嘴"放入患者口中，嘱其紧闭口唇深吸气。注意随时观察，指导或协助患者排痰（图 6-20）。

5.雾化吸入 20 分钟，检查水槽内水温，超过 60℃时停机换水。

6.如发现雾化罐内液体过少，影响正常雾化时，应继续增加药量，但不必关机，只需从盖上小孔向内注入即可。一般每次使用时间为 15~20

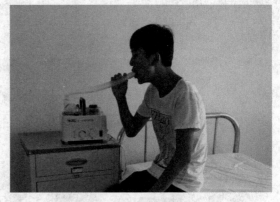

图 6-20 雾化吸入

分钟，治疗完毕，先关闭雾化开关，再关闭电源开关，否则电子管易损坏。倒掉水槽内的水，擦干水槽。

7.整理床单位，清理用物，洗手，记录并签名。

（五）禁忌证

严重缺氧者禁用。

（六）注意事项及护理

1.若患者出现不良反应如呼吸困难、发绀等，应暂停雾化吸入，立即吸氧，并通知医生。每次雾化结束后用毛巾抹干净口鼻部留下的雾珠，以免受凉。

2.操作前应检查机器各部件有无松动、脱落等异常情况。机器与雾化罐编号要一致。

3. 水槽或雾化罐中切忌加温水或热水。若连续使用，中间需间歇 30 分钟。

4. 每次使用完毕，将雾化管、罐、口含嘴（面罩）用含氯消毒液浸泡消毒后备用。

5. 使用雾化器时，勿倾斜，以免药物外溢，浪费药液。患儿若配合程度良好，可使用连续雾化；若配合程度欠佳，可采取间断雾化，以便达到更好的效果。

实践操作

一、工作任务

1. 超声雾化吸入法的操作步骤（操作流程见图 6-21，操作评分标准见表 6-14）。

2. 超声雾化吸入法的注意事项及护理。

二、用物及器械

治疗车或治疗盘，超声雾化器一套，药液，冷蒸馏水，水温计，纱布块或纸巾。

三、操作规范

1. 操作前准备

（1）评估。

（2）物品准备。

2. 操作过程

（1）带教老师进行集中示教。

（2）学生分组，按步骤进行操作练习。

3. 操作后整理

（1）整理

（2）记录

四、注意事项

1. 注意仪器安装、使用正确。

2. 注意超声雾化吸入法禁忌。

五、结果与讨论

1. 结果

2. 讨论

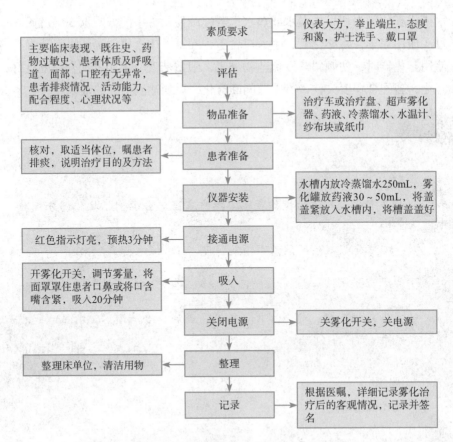

图 6-21　超声雾化吸入法操作流程图

表 6-14　超声雾化吸入法操作评分标准

编号	大步骤	操作步骤	要点	分数
1	评估	评估患者	1. 评估患者主要临床表现、既往史、药物过敏史及心理状况 2. 询问患者病情 3. 了解患者既往有无服用中药或者外用中药的经历	8
2	雾化吸入 前准备	用物准备	治疗车或治疗盘、超声雾化器、药液、冷蒸馏水、水温计、纱布块或纸巾	6
3		护士准备	洗手、戴口罩	4
4		环境准备	安静、整洁、通风	6
5	雾化吸入 操作	仪器安装	水槽内放冷蒸馏水 250mL，雾化罐放药液 30～50mL，将盖盖紧放入水槽内，将槽盖盖好	9
6		接通电源	红色指标灯亮，预热 3 分钟	10
7		吸入	开雾化开关，调节雾量，将面罩罩住患者口鼻或将口含嘴含紧，吸入 20 分钟	30
8		关闭电源	关雾化开关，关电源	15

编号	大步骤	操作步骤	要点	分数
9	观察	观察处理	观察雾化吸入期间患者全身情况，询问患者有无不适，发现异常情况应及时停药，并报告医师，配合处理	4
10	整理	整理归位	整理床单位，清理用物，洗手，将物品归置原处	4
11	记录	洗手、记录、签名	洗手，记录（超声雾化时间及患者的反应等），签全名	4
12	总计	得分		

十四、全身药浴法

全身药浴法是将药物煎汤进行全身性熏洗、浸渍，促进经络疏通、气血调和，从而达到防病治病、强身健体目的的一种外治方法。

（一）适用范围

适用于能自行活动者；对于活动不便的患者应协助其洗浴。

（二）护理评估

1. 当前主要症状、临床表现、既往史及过敏史。
2. 患者体质及药浴部位的皮肤情况、心理状况。
3. 了解患者年龄、文化层次、对疾病的认识及合作程度。

（三）用物准备

配制的药液、浴巾、拖鞋、毛巾、浴盆、坐架、治疗单（卡）、钟表、笔、凳子、温度计等。

（四）操作步骤

1. 备齐用物至浴室内，核对床号、姓名、医嘱，向患者解释，取得配合，关闭门窗。将药液、冷水、热水先后倒于浴盆（缸）内，测量水温，要求水温在40℃～45℃。

3. 协助患者脱去外衣，坐于药液盆坐架上，待药液温度在38℃～45℃时，将躯体及四肢浸泡于药液中。协助或指导患者活动筋骨。

4. 在药浴过程中，随时观察询问患者有无不适，了解其生理和心理感受；若感到不适，应立即停止，协助患者休息。注意保持室温20℃～22℃，监测药液温度。

5. 药浴结束，协助患者擦干身体，穿衣，卧床休息。

6. 整理床单位，清理物品，洗手、记录并签名。

（五）禁忌证

体弱者、老年人、儿童、精神欠佳者慎用，孕妇、月经期女性禁用。

（六）注意事项及护理

1. 药浴尽量在浴室内进行，室内保持适当通风。

2. 全身药浴时，水位应在膈肌以下，避免胸闷、心慌。

3. 室温、水温均应适宜，防止烫伤或受凉。观察患者面色、脉搏、呼吸，以防虚脱或休克的发生。

4. 不宜在空腹及饱餐状态下进行全身药浴。

5. 有皮肤外伤者禁止药浴。用物须清洁消毒，接触皮肤的用物一人一份，避免交叉感染。

实践操作

一、工作任务

1. 全身药浴法的操作步骤（操作流程见图 6-22，评分标准见表 6-15）。
2. 全身药浴法的注意事项及护理。

二、用物及器械

配制的药液，浴巾，拖鞋，毛巾，浴盆，坐架，温度计等。

三、操作规范

1. 操作前准备
（1）评估。
（2）物品准备。
2. 操作过程
（1）带教老师进行集中示教。
（2）学生分组，按步骤进行操作练习。
3. 操作后整理
（1）整理
（2）记录

四、注意事项

1. 注意药浴的温度，观察患者药浴后的一般情况。

2. 注意全身药浴法的禁忌。

五、结果与讨论

1. 结果

2. 讨论

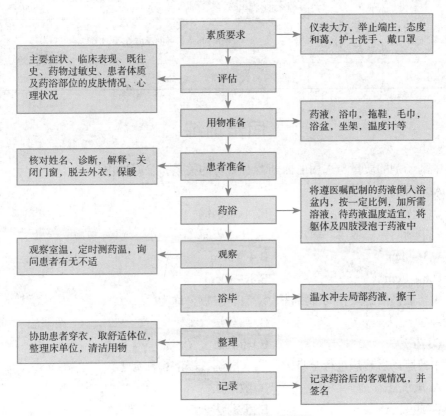

图 6-22 全身药浴法操作流程图

表 6-15 全身药浴法操作评分标准

编号	大步骤	操作步骤	要点	分数
1	评估	评估患者	1. 评估患者主要临床表现、既往史、药物过敏史及心理状况 2. 询问患者病情 3. 了解患者既往有无服用中药或者外用中药的经历	8
2	药浴前准备	用物准备	药液，浴巾，拖鞋，毛巾，浴盆，坐架，温度计等	7
3		护士准备	洗手、戴口罩	4
4		环境准备	安静、整洁、通风，注意保暖	4

续表

编号	大步骤	操作步骤	要点	分数
5	药浴操作	核对物品	准备的用物是否备齐	10
6		药浴	将遵医嘱配制的药液倒入浴盆内，按一定比例，加所需溶液，待药液温度适宜，将躯体及四肢浸泡于药液中	50
7	观察	观察处理	观察室温，定时测药温，询问患者有无不适	4
8	整理	整理归位	温水冲去局部药液，擦干，协助患者穿衣，取舒适体位，整理床单位，清理用物，归置原处	9
9	记录	洗手、记录、签名	洗手，记录（药浴时间及患者的反应等），签全名	4
10	总计	得分		

同步训练

1. 中药汤剂的质量与选用的煎药器有密切的关系，最好选用（　　　）

　　A. 铁锅　　　　　　　　　　B. 瓷罐　　　　　　　　　　C. 铝锅

　　D. 搪瓷锅　　　　　　　　　E. 不锈钢锅

2. 煎中药时，一般第一煎加水量应没过药面（　　　）

　　A.3～4cm　　　　　　　　　B.4～5cm　　　　　　　　　C.5～6cm

　　D.6～7cm　　　　　　　　　E.8～10cm

3. 中药煎汤后趁热在局部淋洗、浸泡、湿敷，称为（　　　）

　　A. 熏洗法　　　　　　　　　B. 敷药法　　　　　　　　　C. 溻渍法

　　D. 药熨法　　　　　　　　　E. 药浴法

4. 中药煎汤后趁热进行全身的熏蒸、淋洗、浸浴，称为（　　　）

　　A. 熏洗法　　　　　　　　　B. 敷药法　　　　　　　　　C. 溻渍法

　　D. 药熨法　　　　　　　　　E. 坐药法

5. 熏洗疗法熏蒸时药液的温度一般为（　　　）

　　A.30℃～40℃　　　　　　　B.40℃～50℃　　　　　　　C.50℃～70℃

　　D.70℃～80℃　　　　　　　E.50℃～60℃

6. 药熨时药袋的温度一般为（　　　）

　　A.30℃～40℃　　　　　　　B.40℃～50℃　　　　　　　C.50℃～70℃

　　D.70℃～80℃　　　　　　　E.60℃～70℃

7. 中医用药"八法"中，不包括（　　　）

　　A. 清法　　　　　　　　　　B. 吐法　　　　　　　　　　C. 下法

　　D. 和法　　　　　　　　　　E. 热法

8. 服用滋补药一般宜在（　　　）

A. 饭后服用　　　　　　　B. 饭后 2 小时服用　　　　C. 饭前 2 小时服用

D. 饭前半小时服下　　　　E. 空腹服用

9. 应用汗法时忌生冷食物和（　　　）

A. 辛辣食物　　　　　　　B. 清淡食物　　　　　　　C. 酸性食物

D. 煎炸食物　　　　　　　E. 热粥

10. 有效清除经口摄入的中毒物质，避免毒物吸收最有效的方法是（　　　）

A. 清洗　　　　　　　　　B. 洗胃　　　　　　　　　C. 催吐

D. 导泻　　　　　　　　　E. 灌肠

11. 如果有毒中草药腐蚀肠黏膜时，不能让患者服下的保护剂是（　　　）

A. 浓茶　　　　　　　　　B. 植物油　　　　　　　　C. 牛奶

D. 蛋清　　　　　　　　　E. 果胶

12. 毒蕈、马钱子中毒时，可选用的洗胃液是（　　　）

A. 高锰酸钾　　　　　　　B. 过氧化氢　　　　　　　C. 碳酸氢钠

D. 生理盐水　　　　　　　E. 绿豆汤

13. 将药物或其他物品加热后，装入布袋内包好，在患病部位或特定穴位适时来回或回旋运转，利用温热及药物作用，达到治疗目的的一种方法，其为（　　　）

A. 药熨法　　　　　　　　B. 敷药法　　　　　　　　C. 溻渍法

D. 熏洗法　　　　　　　　E. 贴药法

14. 将中药敷于一定的穴位或患部，使局部皮肤潮红、灼热、起泡，利用较强的刺激作用达到治疗目的的方法是（　　　）

A. 药熨法　　　　　　　　B. 敷药法　　　　　　　　C. 溻渍法

D. 发泡法　　　　　　　　E. 坐药法

15. 为患者进行熏洗治疗时，药液的温度一般为（　　　）

A.20℃～30℃　　　　　　B.30℃～40℃　　　　　　C.40℃～50℃

D.50℃～70℃　　　　　　E.70℃～80℃

16. 中药保留灌肠时，药量一次不应超过（　　　）

A.100mL　　　　　　　　B.200mL　　　　　　　　C.300mL

D.400mL　　　　　　　　E.500mL

17. 安神药的服用时间宜在（　　　）

A. 空腹　　　　　　　　　B. 饭后 2 小时　　　　　　C. 睡前

D. 饭后　　　　　　　　　E. 饭前

18. 健胃药的服用时间宜在（　　　）

A. 空腹　　　　　　　　　B. 饭后 2 小时　　　　　　C. 睡前

D. 饭后　　　　　　　　　E. 饭前

19. 坐药法的最佳频率为（　　　）

A. 每日 1 次　　　　　　　B. 每日 2 次　　　　　　　C. 每日 3 次

D. 每日 4 次　　　　　　　E. 每日 5 次

20. 敷药法的药物厚度最好为（　　　）

    A. 0.1 ~ 0.2cm   B. 0.15 ~ 0.2cm   C. 0.2 ~ 0.5cm

    D. 0.2 ~ 0.25cm   E. 0.25 ~ 0.3cm

21. 临床使用最多的贴药是（　　　）

    A. 膏贴   B. 药膜贴   C. 花贴

    D. 皮贴   E. 箍围药

22. 口腔、咽喉喷药的患者再进食或饮水最好间隔（　　　）

    A.0.5 小时   B.1 小时   C.2 小时

    D.3 小时   E.4 小时

第七章　其他特色护理技术

结构导图

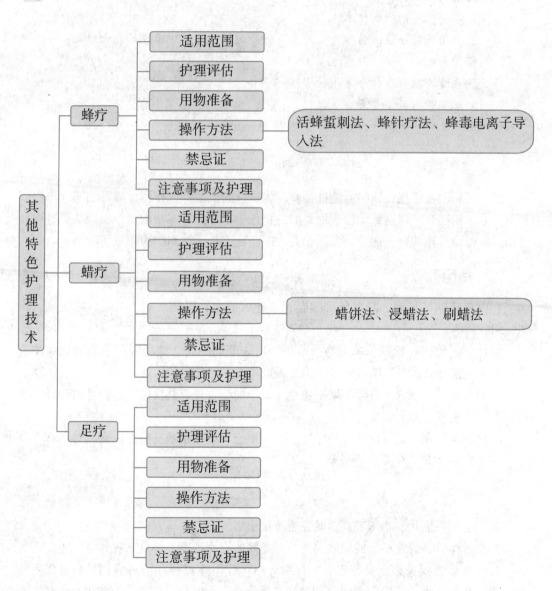

第一节 蜂 疗

📖 **教学要求**

知识目标
1. 知道蜂疗的定义。
2. 知道蜂疗的适用范围、禁忌证及注意事项。
3. 掌握蜂疗的常用手法。

技能目标
1. 学会蜂疗的操作技术。
2. 会用蜂疗手法进行操作，并能及时处理操作过程中出现的异常现象。

情感目标
1. 在蜂疗操作中体会护士的责任。
2. 加强学习的兴趣和自主性。

一、基本概念

蜂疗是利用蜜蜂尾针循络脉施针蜇刺，将蜂针的机械针刺作用、蜂毒的药理作用以及温灸原理相结合，以达到治疗疾病目的的特色生物疗法。本法的治疗机理是通过提高免疫力，调动人体的自愈能力，激活相关功能器官，从而达到生物体平衡功能。

二、适用范围

1. 内科疾病 头痛、高血压、脑血管意外后遗症、胃肠疾病、失眠、糖尿病、哮喘、甲状腺等。

2. 外科、骨伤科疾病 风湿性关节炎、肩关节周围炎、腱鞘囊肿、类风湿性关节炎、血栓闭塞性脉管炎、腰椎间盘突出症、增生性骨关节病等。

3. 妇科、男科疾病 月经不调、痛经、更年期综合征、乳房肿块、慢性盆腔炎、不孕不育症、遗精、前列腺炎等。

4. 皮肤科疾病 带状疱疹、神经性皮炎、痤疮、斑秃、硬皮病、白癜风等。

5. 五官科疾病 鼻炎、牙痛等。

三、护理评估

1. 当前主要症状、临床表现、既往史及过敏史。
2. 患者体质、蜂疗部位的皮肤情况、对疼痛的耐受程度、心理状况等。
3. 护理人员要关心、安慰患者，详细介绍蜂疗治疗过程和治愈病例，稳定患者情绪，消除恐惧心理，积极配合治疗和护理；蜂疗前应做好相关检查，监测生命体征、心电图，如果有异常，及时向医生报告。

四、用物准备

治疗盘（盘中放清洁的直行无齿长镊和拔针镊）、酒精棉球、氧气袋或氧气筒、盐酸肾上腺素、葡萄糖注射液、注射器、输液器、活蜂、子午流注计算仪、离子导入仪。

五、操作方法

1. 准备 备齐用物至床旁，核对床号、姓名、医嘱，向患者解释，取得配合。

2. 体位 根据蜂疗部位，取适宜的体位，充分暴露患处，必要时关闭门窗保暖，以屏风遮挡患者。

3. 常用方法

（1）活蜂蜇刺法

①75%酒精擦拭作用点皮肤进行消毒。

②手或镊子夹住蜜蜂，将其尾部对准作用点蜇刺，刺后将蜂放掉。此时整针留在皮肤上有节奏地蠕动，待毒囊活动停止后拔出。

③初刺时极痛，3～4分钟后疼痛减轻，蜇刺点形成一指甲大小肿块，2日后肿块消失。若治疗点出现化脓和破溃，出现黑色结痂，一般会自然脱落。

④针刺部位最好为四肢裸露的皮肤，腹部及其他幼嫩的部位不要刺。

⑤针刺后注意观察患者全身反应，观察时间不应少于20分钟。

（2）蜂针疗法 按患者来诊时间，用子午流注计算仪求出该时辰应选的穴位或经络，以蜜蜂的蜇针代替针灸中使用的钢针。

①蜂蜇部位用酒精棉球消毒，用镊子夹持1只工蜂的胸部（勿夹腹部或尾部），然后用左手捏住蜜蜂头部，使其腹部向外，右手持解剖镊，趁蜇针伸出时将其拔出。

②宜夹持蜇针的上1/3处，太偏上会刺激毒囊收缩排毒，太偏下则因蜇针较细易被夹伤。拔出蜇针后应在数秒钟内使用，若耽搁时间稍长，蜂毒即从蜇针尖端大量排出。

③蜂针应垂直刺入皮部，用力要适中，否则蜇针容易折断。最初所刺的3～5处，应随刺随拔；之后因毒量减少，刺入皮肤后，应将镊子放开，留针2～3秒。

④一针可分刺7～10处，最后将蜂针刺入治疗要点，留针数分钟至20分钟。然后用镊子夹蜜蜂在选定的穴位蜇刺。

（3）蜂毒电离子导入法 将蜂毒冻干粉与生理盐水配制成一定比例的溶液，然后将该溶液均匀地浸湿衬垫，并接通两极的电源，利用直流电通过无损伤皮肤将蜂毒离子导入体内。治疗后，皮肤略有充血、微肿和轻度的痒感。

4. 观察 蜂疗过程中应随时询问患者症状，注意观察患者神态及局部皮肤情况。

5. 整理 结束后，擦净局部皮肤，协助患者穿好衣服，取舒适的卧位。

6. 结束 整理床单位，清理物品，洗手、记录并签名。

六、禁忌证

1. 过敏体质者禁用。
2. 10 岁以下的儿童禁用。
3. 脑创伤、荨麻疹者不宜使用。
4. 各种器质性心脏病者禁用。

七、注意事项及护理

1. 患者治疗结束后应休息 10 分钟以上，不宜在治疗后立即进行活动。
2. 治疗前不宜进食过饱，治疗期间不宜饮用含有酒精的饮料。
3. 凡初次接受治疗者，若出现较轻的疼痛，局部略有红肿，不必惊慌，更不要轻易停止治疗。如出现发烧、恶心、呕吐、惊慌出汗，可应用镇静剂，如肌肉注射 25mg 异丙嗪即可缓解其毒副作用。
4. 该疗法应在有经验的医生指导下进行，不可随便使用。
5. 蜂针治疗期间严禁食螺、蚌、虾等食物和服用含虫类成分的药物，以免引起严重的过敏反应。

实践操作

一、工作任务

1. 蜂疗法的操作步骤（操作流程见图 7-1，操作评分标准见表 7-1）。
2. 蜂疗法的注意事项及护理。

二、用物及器械

治疗盘（盘中放清洁的直行无齿长镊和拔针镊）、酒精棉球、氧气袋或氧气筒、盐酸肾上腺素、葡萄糖注射液、注射器、输液器、活蜂、子午流注计算仪、电离子导入仪。

三、操作规范

1. 操作前准备
（1）评估。
（2）物品准备。
2. 操作过程
（1）带教老师进行集中示教。
（2）学生分组，按步骤进行操作练习。

3. 操作后整理

（1）整理

（2）记录

四、注意事项

1. 注意做好解释、沟通工作，蜂疗后密切观察患者表现。

2. 注意蜂疗法的禁忌。

五、结果与讨论

1. 结果

2. 讨论

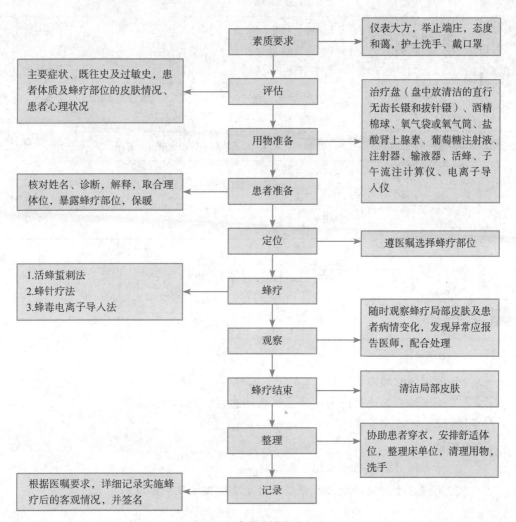

图 7-1　蜂疗法操作流程图

表 7-1　蜂疗法操作评分标准

编号	大步骤	操作步骤	要点	分数
1	评估	评估患者	1. 核对医嘱 2. 向患者解释蜂疗的目的、操作过程，告知需要配合的事项	8
2	蜂疗前准备	用物准备	治疗盘（盘中放清洁的直行无齿长镊和拔针镊）、酒精棉球、氧气袋或氧气筒、盐酸肾上腺素、葡萄糖注射液、注射器、输液器、活蜂、子午流注计算仪，电离子导入仪	7
3		护士准备	洗手、戴口罩	4
4		环境准备	安静、整洁、通风，注意保暖	4
5	蜂疗操作	核对物品	准备的用物是否备齐	10
6		定位	遵医嘱选择蜂疗部位	15
7		蜂疗	1. 活蜂蜇刺法 2. 蜂针疗法 3. 蜂毒电离子导入法	40
8	观察	观察处理	随时观察蜂疗局部皮肤情况及患者病情变化，发现异常应报告医师，配合处理	4
9	整理	整理归位	协助患者穿衣，取舒适体位，整理床单位，清理用物，归置原处	4
10	记录	洗手、记录、签名	洗手，记录（蜂疗部位、时间及患者的反应等），签全名	4
11	总计	得分		

第二节　蜡　疗

 教学要求

知识目标

1. 知道蜡疗的定义。

2. 知道蜡疗的适用范围、禁忌证及注意事项。

3. 掌握蜡疗的常用手法。

技能目标

1. 学会蜡疗的操作技术。

2. 用蜡疗手法进行操作，并能及时处理操作过程中出现的异常现象。

情感目标

1.在蜡疗操作中体会护士的责任。

2.加强学习的兴趣和自主性。

一、基本概念

蜡疗是一种利用加热的蜡敷在患部，或将患部浸入蜡液中进行治疗的方法。

二、适用范围

1.损伤及劳损 挫伤、扭伤、外伤性滑囊炎、腱鞘炎、肌肉劳损等。

2.关节功能障碍 关节强直、瘢痕挛缩等。

3.外伤或手术后遗症 粘连及浸润等。

4.各种慢性炎症 关节炎、慢性胃肠炎、盆腔炎、神经炎、神经痛、胆囊炎、伤口或溃疡面愈合不良及营养性溃疡等。

三、护理评估

1.当前主要症状、临床表现。

2.既往史及过敏史，患者体质及蜡疗部位的皮肤情况、患者心理状况。

四、用物准备

盛蜡的治疗盘、熔蜡槽、酒精棉球、镊子、刷子、塑料布、棉垫、铲子、凡士林。

五、操作方法

1.准备 备齐用物至床旁，核对床号、姓名、医嘱，向患者解释，取得配合。

2.体位 根据蜂疗部位，取适宜的体位，充分暴露患处，必要时关闭门窗保暖，以屏风遮挡患者。

3.常用方法

（1）蜡饼法 ①将加热熔化的蜡液倒入准备好的治疗盘中（图7-2），厚度为2~3cm，冷却到刚凝结成块时（表面温度45℃~50℃）。②患者取舒适体位，暴露治疗部位，下垫塑料布、棉垫。③用铁铲将蜡块取出，敷于患处，外包塑料布、棉垫保温30~60分钟，每日1次，10次为1个疗程，每次治疗20~30分

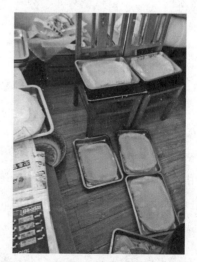

图7-2 熔化蜡液

钟（图 7-3）。

（2）浸蜡法 ①将加热后完全熔化的蜡液冷却到 55℃~60℃，留置于熔蜡槽或倒入搪瓷盆中（图 7-4）。②患者取舒适体位，暴露治疗部位。③患者将需治疗的手（足）涂上一层凡士林后，浸入蜡液后立即提出，蜡液在手（足）浸入部分的表面冷却形成一薄层蜡膜，如此反复浸入、提出多次；再次浸蜡时蜡的边缘不可超过第一层蜡膜边缘，直到体表的蜡层厚达 0.5~1cm，成为手套（袜套）样，然后再持续浸于蜡液中；每次治疗 20~30 分钟，每日 1 次，10 次为 1 个疗程。

（3）刷蜡法 ①将加热熔化的蜡液冷却至 55℃~60℃时，留置于熔蜡槽或搪瓷盆内。②用刷子蘸蜡液均匀刷在患处，使蜡液在皮肤表面冷却凝成一薄蜡膜层，如此反复涂刷直至蜡膜达 0.5~1.0cm 厚时，外面再包一块蜡饼并用塑料布、棉垫包裹其外保温；每次治疗 30~50 分钟，每日 1 次，10 次为 1 个疗程。

4. 观察 蜡疗过程中随时询问患者症状，注意观察患者神态及局部皮肤情况。

5. 整理 治疗完毕，打开塑料布、棉垫，取出冷却的蜡块，擦去蜡块上的汗液，并放回治疗盘；擦净局部皮肤，协助患者穿好衣服，取舒适的卧位。

6. 结束 整理床单位，清理物品，洗手、记录并签名。

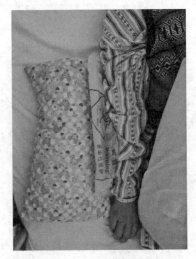

图 7-3 蜡饼法

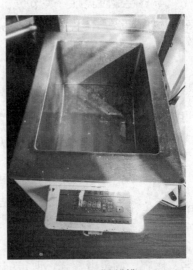

图 7-4 熔蜡槽

六、禁忌证

1. 高热患者禁用。

2. 一岁以下婴幼儿禁用。

3. 急性化脓性炎症、感染性皮肤病局部渗出未停止者禁用，面部油性皮肤、暗疮皮肤及微血管扩张者禁用。

4. 肿瘤、结核、脑动脉硬化、甲亢、心肾功能衰竭、有出血倾向及出血性疾病者，禁用本法。

5. 皮肤有创面或溃疡者不可用。

七、注意事项及护理

1. 蜡疗前必须诊断清楚，并且熟悉蜡疗的适应证。

2.蜡经反复使用后，如有减少，可按比例加入一定的新蜡。

3.调节温度，谨防烫伤；治疗结束后，应穿衣休息半小时再出门，以防受寒。

实践操作

一、工作任务

1.蜡疗法的操作步骤（操作流程见图7-5，操作评分标准见表7-2）。

2.蜡疗法的注意事项及护理。

二、用物及器械

盛蜡的治疗盘、熔蜡槽、酒精棉球、镊子、刷子、塑料布、棉垫、铲子、凡士林。

三、操作规范

1.操作前准备

（1）评估。

（2）物品准备。

2.操作过程

（1）带教老师进行集中示教。

（2）学生分组，按步骤进行操作练习。

3.操作后整理

（1）整理

（2）记录

四、注意事项

1.明确诊断，是否符合蜡疗的适应证。

2.注意蜡疗法的禁忌。

五、结果与讨论

1.结果

2.讨论

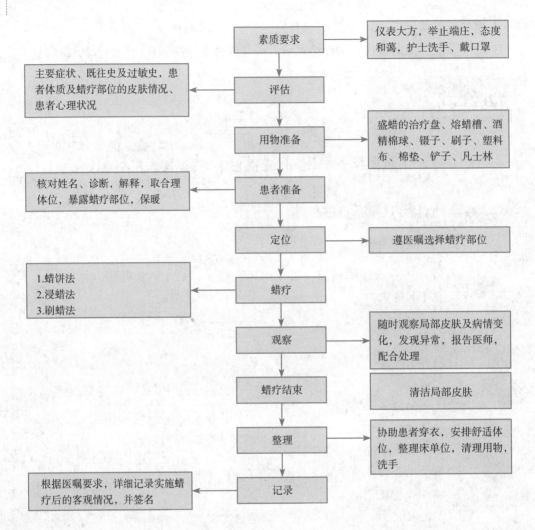

图 7-5 蜡疗法操作流程图

表 7-2 蜡疗法操作评分标准

编号	大步骤	操作步骤	要点	分数
1	评估	评估患者	1. 患者主要症状、既往史及过敏史，体质及蜡疗部位皮肤情况 2. 向患者解释蜡疗的目的，操作过程。告知其需要配合的事项	8
2	蜡疗前准备	用物准备	盛蜡的治疗盘、熔蜡槽、酒精棉球、镊子、刷子、塑料布、棉垫、铲子、凡士林	7
3		护士准备	洗手、戴口罩	4
4		环境准备	安静、整洁、通风，注意保暖	4

续表

编号	大步骤	操作步骤	要点	分数
5	蜡疗操作	核对物品	准备的用物是否备齐	10
6		定位	遵医嘱选择蜡疗部位	15
7		蜡疗	1. 蜡饼法 2. 浸蜡法 3. 刷蜡法	40
8	观察	观察处理	随时观察蜡疗局部皮肤及病情变化，发现异常应报告医师，配合处理	4
9	整理	整理归位	协助患者穿衣，取舒适体位，整理床单位，清理用物，归置原处	4
10	记录	洗手、记录、签名	洗手，记录（蜡疗部位、时间及患者的反应等），签全名	4
11	总计	得分		

第三节 足 疗

 教学要求

知识目标

1. 知道足疗的定义。

2. 知道足疗的适用范围、禁忌证及注意事项。

3. 掌握足疗的常用手法。

技能目标

1. 学会足疗的操作技术。

2. 会用足疗手法进操作，并能及时处理操作过程中出现的异常现象。

情感目标

1. 在足疗操作中体会护士的责任。

2. 加强学习的兴趣和自主性。

一、基本概念

足疗是通过对足部反射区的刺激按摩，调整人体生理机能，提高免疫系统功能，以达到防病、治病、保健、强身目的的一种按摩方法。足疗是运用中医原理，集检查、治疗和保健为一体的无创伤自然疗法。足疗包括两部分：足浴和足部按摩。足部是人体的"第二心脏"，是人体健康的晴雨表，能够很准确地反映人体的健康状况。

二、适用范围

适用于内科、外科、儿科、妇科及皮肤科多种疾病，如痹症、风湿性关节炎、类风湿性关节炎、中风后遗症、四肢厥冷症、血栓闭塞性脉管炎、闭经、小儿麻痹后遗症等。

三、护理评估

1. 患者当前主要症状、临床表现、既往史及药物过敏史、心理情况等。
2. 患者体质及足浴部位皮肤情况。
3. 女性患者的经孕情况。

四、用物准备

治疗盘、遵医嘱准备的足浴药粉、热水瓶、足浴盆、一次性盆罩、座椅、小毛巾、方纱、水温计、钟表。

五、操作方法

（一）足疗常用穴位

足疗常用穴位的定位见图 7-6。

（1）肾上腺

[定位] 在双足底第 2 跖骨与第 3 跖骨之间、足底部人字形交叉点下凹陷处稍外。

[主治] 心律不齐，肾上腺皮质功能不全，昏厥，炎症，过敏，哮喘，风湿性关节炎等。

（2）肾

[定位] 在双足底第 2、3 跖骨近端，相当于足底人字形交叉后方的凹陷处、肾上腺反射区的下面。

[主治] 各种肾脏疾患，如急、慢性肾炎，肾功能不全，肾结石，游走肾及水肿，风湿性关节炎，高血压，泌尿系统感染等。

（3）输尿管

[定位] 在双足底自肾反射区至膀胱反射区之间，呈一线状弧形区域。

[主治] 排尿困难，输尿管结石，泌尿系统感染，肾积水，血尿，关节炎，高血压，动脉硬化等。

（4）膀胱

[定位] 在双足底内侧舟骨下方的稍凸起处足跟侧。

[主治] 泌尿系统结石、感染及其他膀胱疾患等。

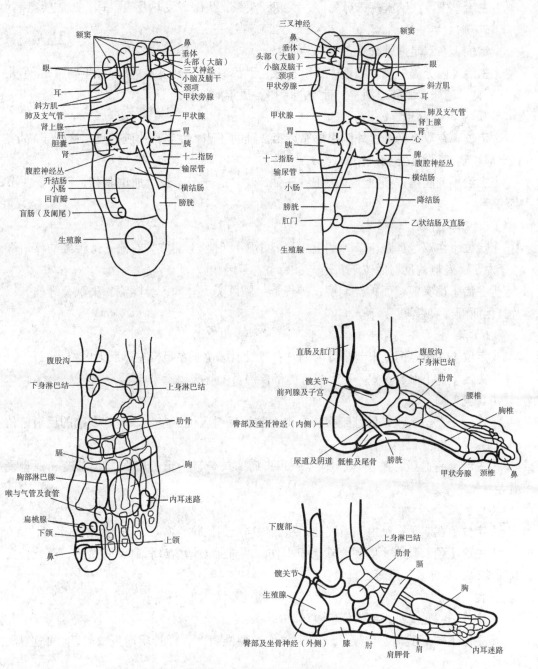

图 7-6　足疗常用穴位的定位

（5）额窦

[定位] 在双足五趾上，拇趾在尖端，其余四趾在整个趾腹。右侧额窦反射区位于

左足，左侧反射区位于右足。

[主治] 中风，脑震荡，鼻窦炎，头痛，头晕，失眠，发热及眼、耳、口腔疾患等。

（6）脑垂体

[定位] 在双足拇趾趾腹正中央。

[主治] 内分泌失调（脑垂体、甲状腺、甲状旁腺、肾上腺、胰腺、生殖腺），小儿发育不良，遗尿，肥胖，消瘦，性功能障碍，更年期综合征等。

（7）小脑、脑干

[定位] 在双足拇趾腹外侧跟部靠近第 2 趾的一侧，左半部小脑的反射区位于右足，右半部小脑的反射区位于左足。

[主治] 脑震荡，高血压，失眠，头痛，中风，半身不遂，肌肉紧张，肌腱、关节疾病等。

（8）三叉神经

[定位] 在双足拇趾末节外侧上中段、小脑反射区上前方。右侧三叉神经的反射区位于左足，左侧的反射区位于右足。

[主治] 偏头痛，面神经麻痹，神经痛，腮腺炎，耳病，鼻咽癌，失眠，牙痛，以及其他面颊部疾患等。

（9）鼻

[定位] 在双足拇趾末节趾骨内侧。右鼻反射区位于左足，左鼻反射区位于右足。

[主治] 鼻出血、鼻塞、鼻窦炎等鼻部疾患及上呼吸道感染等。

（10）大脑

[定位] 在整个双足拇趾趾腹。右侧大脑的反射区位于左足，左侧大脑的反射区位于右足。

[主治] 高血压，脑中风，脑震荡，头痛，头晕，头重，失眠，脑血栓和视觉受损等。

（11）颈项

[定位] 在双足拇趾根部横纹处，左侧颈项反射区位于右足，右侧反射区位于左足。

[主治] 颈部酸痛、僵硬、软组织损伤，颈椎骨质增生或骨刺，高血压，落枕，尤其对头晕、头痛及手麻等更有效。

（12）颈椎

[定位] 双足拇趾根部内侧横纹尽头。

[主治] 颈部酸痛、僵硬、软组织损伤，颈椎病，颈椎骨质增生或骨刺，高血压，落枕等。

（13）甲状旁腺（副甲状腺）

[定位] 在双足底第 1 跖趾关节凹陷处。

[主治] 甲状旁腺功能失调引起的筋骨酸痛、抽筋、手足麻痹或痉挛，指甲脆弱，白内障，过敏症，亦可用于癫痫发作时的急救等。

（14）甲状腺

［定位］在双足底第 1 趾骨上 1/2 的跖骨头处至第 1、2 跖骨间，向趾端成弯带状。

［主治］甲状腺功能亢进或减退，心悸，失眠，情绪不稳定，甲状腺肿大，肥胖病，新陈代谢失调等。

（15）眼

［定位］在双足第 2 趾与第 3 趾根部，包括足底和足背两个位置，右眼反射区位于左足，左眼反射区位于右足。

［主治］结膜炎，角膜炎，近视，远视，花眼，青光眼，白内障及眼底出血等。

（16）耳

［定位］在双足第 4、5 趾双侧、趾面及根部。右耳反射区位于左足，左耳反射区位于右足。

［主治］各种耳疾（耳炎、耳鸣、重听）及鼻咽癌等。

（17）斜方肌

［定位］在双足底，位于眼、耳反射区下方，呈一条横带状；斜方肌反射区位于同侧足上。

［主治］颈、肩、背酸痛，手无力、酸麻，落枕等。

（18）肺、支气管

［定位］在双足斜方肌反射区下方，自甲状腺反射区向外呈扇形到足底外侧至肩反射区处，位于第 3 足趾近节趾骨向趾腹根部延伸呈一竖条状区域为支气管敏感带。肺、支气管反射区位于同侧足上。

［主治］肺部及支气管疾患，如肺炎、支气管炎、哮喘、肺气肿、非传染期肺结核、胸闷等。

（19）心脏

［定位］在左足底第 4、5 跖骨之间，肺反射区下方，部分被肺反射区遮盖。

［主治］心脏疾患，如心绞痛、心肌梗死、心力衰竭的恢复期，心律不齐、心功能不全及循环系统疾病等。

（20）脾

［定位］在左足底第 4、5 趾骨间近心端，心脏反射区下方。

［主治］贫血，食欲不振，消化不良，炎症，发热，皮肤病，还可用于肿瘤放疗时增强免疫功能，提高抗肿瘤能力。

（21）胃

［定位］在双足底第 1 跖趾关节后，即第 1 跖骨体中段。

［主治］胃部疾患，如恶心、呕吐、胃痛、胃胀、胃酸过多、消化不良、急（慢）性胃炎、胃下垂及免疫功能下降等。

（22）胰

［定位］在双足底第 1 跖骨体下段，位于胃和十二指肠反射区之间。

[主治] 消化系统及胰腺本身疾病，糖尿病，胰腺炎等。

（23）十二指肠

[定位] 位于胰反射区下方，即双足底第1跖骨近心端。

[主治] 胃及十二指肠疾患，如腹胀、消化不良、十二指肠溃疡、食欲不振、食物中毒等。

（24）小肠

[定位] 在双足底第1、2、3楔骨和少部分骰骨至跟骨间凹陷区域，被大肠反射区所包围。

[主治] 消化系统疾患，如胃肠胀气、腹泻、腹痛、急（慢）性肠炎及营养不良性疾病等。

（25）横结肠

[定位] 在双足底中间的跖跗关节处，横越足底呈一条带状区域。

[主治] 消化系统疾患，如腹泻、腹痛、肠炎、便秘，及肺部疾病等。

（26）降结肠

[定位] 在左足底中部，前接横结肠反射区外侧端，沿骰骨体向下呈带状区域，止于跟骨前缘。

[主治] 便秘、腹泻、腹痛、肠炎及肺部疾病等。

（27）乙状结肠和直肠

[定位] 在左足底跟骨前缘，呈一横带状。

[主治] 乙状结肠及直肠疾患，如炎症、息肉、便秘、痔疮，及肺部疾病等。

（28）肛门

[定位] 在足底跟骨前缘，左足位于乙状结肠和直肠反射区的末端，右足与膀胱反射区相邻，双足相对称。

[主治] 便秘，痔疮，瘘管等。

（29）肝

[定位] 在右足底第4、5跖骨之间，前端少部分与肺反射区重叠，与左足心脏反射区大致对称。

[主治] 肝脏疾患，如肝炎、肝硬化、肝肿大、肝功能失调等。

（30）胆

[定位] 在右足底第3、4跖骨之间、肺反射区下方、肝脏反射区之内。

[主治] 胆囊疾患，如胆囊炎、胆结石、黄疸病及其他胆系疾患等。

（31）盲肠和阑尾

[定位] 在右足底跟骨前缘的外侧，与小肠和升结肠的反射区连接。

[主治] 腹胀、阑尾炎等。

（32）回盲瓣

[定位] 在右足底跟骨前端，靠近外侧，位于盲肠反射区上方。

[主治] 消化系统吸收障碍性疾病及其他回盲部疾病等。

（33）升结肠

[定位] 在右足底小肠反射区外侧与足外侧缘平行的带状区域，从足跟前缘外侧上行至第 5 跖骨底部。

[主治] 消化系统疾患，如腹泻、腹痛、便秘，及肺部疾病等。

（34）腹腔神经丛（太阳神经丛）

[定位] 在双足底中心，位于肾反射区的两侧。

[主治] 神经性胃肠病症，腹胀，腹泻，气闷，烦躁等。

（35）生殖腺

[定位] 在双足跟正中。

[主治] 性功能障碍，不孕症，月经不调，痛经，更年期综合征等。

（36）生殖腺（睾丸、卵巢）

[定位] 在双足外踝下方与跟腱前方的三角形区域（与前列腺或子宫的反射位置相对称）。睾丸、卵巢的敏感点位于三角形直角顶点附近。

[主治] 性功能障碍，不孕症，月经不调，痛经，乳腺炎或乳腺增生，更年期综合征等。

（二）足疗常用手法

1. 单食指扣拳法　以一手握足，另一手半握拳，食指弯曲，以食指的第 1 指间关节顶点着力，向反射区按压。

2. 拇指指腹按压法　以一手握足，另一手的拇指指腹着力，按压反射区。

3. 食指刮压法　以拇指固定，食指弯曲呈镰刀状，用食指内侧缘着力，进行刮压反射区。

4. 拇指端按压法　以一手握足，另一手拇指指端着力，按压反射区。

5. 双指钳法　一手握足，另一手食指、中指弯曲成钳状夹住被施术的拇指，以食指第 2 指骨内侧固定反射区位置，以拇指在其上加压。

6. 双拇指指腹推按　以双手拇指指腹着力，推按反射区。

7. 双指扣拳法　以一手握足，另一手半握拳，食、中指弯曲，以食、中指的第 1 指间关节部着力，按压反射区。

8. 双食指刮压法　双手食指弯曲呈镰刀状，以双手食指内侧缘同时着力，刮压反射区。

（三）按摩要领

1. 整个足疗保健按摩程序大约 60 分钟，包括中药泡足 15 分钟、放松手法 5 分钟、双足反射区按摩 40 分钟（每个反射区按摩 5 ~ 7 次）。

2. 正式进行足疗保健按摩前先用中药泡足，泡好后用毛巾擦干水。

3. 在左足涂上按摩膏或罩上塑料袋，按照足底→足内侧→足外侧→足背顺序按摩完左足反射区，且重复按摩足底肾上腺反射区、肾反射区、输尿管反射区；之后以相同方法按摩右足反射区。

4.原则上每个反射区从按摩有痛感开始（每个反射区按摩5~7次）。

5.对足部进行按摩时，需要涂上专用足底按摩膏进行按摩，防止按摩后损伤手部。

（四）操作程序

1.足浴操作

（1）携用物到患者床旁，核对床号、姓名，关闭门窗、必要时为患者遮挡。

（2）做好解释，协助患者取合适体位，注意保暖，再次核对。将适量药粉倒入足浴盆内，加入热水，调节水温并测量温度，一般在38℃~40℃，双足浸入药液中泡洗，泡洗时间10~15分钟。

2.足部反射区按摩　足部按摩操作时，先进行左足按摩，具体如下：

（1）用拇指指腹或单食指叩拳，以轻、中、重3种不同力度在心脏反射区处定点向足趾方向推按，定点按压3~5次。

（2）用拇指指尖或单食指叩拳，在肾上腺反射区、肾反射区、输尿管反射区、膀胱反射区处定点向足趾方向按压5~7次。

（3）用拇指指腹或拇指指间关节背侧屈曲，在大脑反射区、小脑反射区、三叉神经反射区、额窦反射区、鼻反射区处由趾端向趾根部方向推按5~7次。

（4）用拇指平推法由外向内推压颈椎反射区、颈项反射区，在眼、耳反射区定点各5~7次。

（5）用单食指叩拳，在斜方肌反射区、肺反射区由内向外压刮5~7次。

（6）用拇指桡侧在甲状腺反射区由后向前推按5~7次。

（7）用单食指叩拳，在胃、胰、十二指肠反射区定点按压，或由前向后推按5~7次。

（8）用单食指叩拳或拇指指腹，在横结肠、降结肠、乙状结肠及直肠反射区压刮5~7次；用单食指叩拳，在肛门反射区定点按压5~7次；用双食指叩拳，在小肠反射区定点按压并由前向后刮压5~7次。

（9）用单食指叩拳，在生殖腺反射区、前列腺或子宫反射区由后上向前下方刮推或用单拇指指腹推压5~7次。

（10）用拇指指腹或拇指指端在胸椎、腰椎、骶椎反射区由前向后推压5~7次。

（11）用拇指或双食指桡侧由横膈反射区、上身淋巴腺反射区、下身淋巴腺反射区向两侧同时刮推5~7次。

（12）用食指桡侧在尾骨（外侧）、膝、肘关节反射区由上而下再向前进行刮、点、推压5~7次；用单食指叩拳，在肩关节反射区侧、背、底3个部位由前向后各压刮5~7次，或双指钳夹肩关节反射区的背部和底部5~7次。

（13）用拇指指端在躯体淋巴腺反射区背面点状反射区进行定点按压，用单食指叩拳在底面点状反射区定点按压，各5~7次。

（14）用双拇指指端或双食指指端在扁桃腺反射区同时定点向中点挤按5~7次。

（15）用拇指指端或食指指端在喉、气管反射区，胸部反射区、内耳迷路反射区定点按压或按揉 5 ~ 7 次。

（16）用拇指指腹在坐骨神经反射区（内、外侧）由下向上推按 5 ~ 7 次，在肾脏、输尿管、膀胱 3 个反射区重复此手法操作 3 ~ 5 次。

3. 右足按摩顺序 右足与左足有相同的反射区，也有不同的反射区。相同反射区的按摩方法同左足，不同反射区的按摩方法如下：

（1）用单食指叩拳在肝脏反射区由后向前压刮 5 ~ 7 次。

（2）用单食指叩拳在胆囊反射区定点深压 5 ~ 7 次。

（3）用单食指叩拳在盲肠及阑尾、回盲瓣反射区定点按压 5 ~ 7 次。

（4）用单食指叩拳或拇指指腹在升结肠反射区由后向前推按 5 ~ 7 次。

4. 观察 观察局部皮肤情况、询问患者的反应，如有不适，立即停止，报告医生，及时处理。

5. 结束

（1）清洁、擦干局部皮肤，协助患者整理衣着，取舒适体位，整理床单位。

（2）询问患者感受，告知注意事项。

六、禁忌证

1. 足部有皮肤破损及烧、烫伤者。

2. 各种感染性疾患，如丹毒、脓肿、骨髓炎、蜂窝组织炎等。

3. 严重心脏病、肝病患者及精神病患者。

4. 饥饿、极度疲劳或酒醉后。

5. 患骨关节结核、肿瘤者不宜采用足疗法；骨折、脱位要用相应的整复手法进行复位并加以固定，未处理之前不宜采用足疗手法。

6. 各关节部位创伤性骨膜炎急性期禁止使用足疗手法。

7. 严重骨质疏松者禁止使用足疗手法。

8. 关节韧带的撕裂伤、断裂伤，不能用足疗手法。

七、注意事项及护理

1. 进行足疗时环境宜安静、整洁，注意温度适中（最佳温度在 40℃ ~ 45℃）。避免患者受风着凉，夏天按摩时不可用风扇吹双足。

2. 做足疗保健的时间以 30 ~ 40 分钟为宜，只有保持一定的温度和时间，才能保证药物效力得到最大限度发挥。

3. 饭前、饭后 30 分钟内不宜进行按摩。

4. 每次按摩后患者应饮温白开水约 500mL，儿童、心脏病患者、糖尿病患者饮水量可减少。

5. 女性患者在月经期间，不能刺激性腺反射区。

6. 长期接受足底按摩的患者，双足常出现痛觉迟钝现象。用盐水浸泡双足半小时，可使痛觉敏感度增强，从而提高治疗效果。

7. 有出血等症状、心脏病及身体虚弱者，足部按摩时间不宜过长，一般不超过10分钟。

8. 进行足底按摩的时候应避开骨骼突起处及皮下组织较少的反射区，以免挤伤骨膜，造成不必要的损伤。

9. 按摩后可出现下列短暂反应，患者不必惊慌，坚持数日后，反应可自行消失，不要放弃按摩。

（1）按摩后小便量增加、气味变浓、颜色变深。

（2）出现低热、发冷、疲倦、全身不适等症状。

（3）按摩后踝部肿胀，有淋巴阻塞现象者更为明显。

（4）下肢静脉曲张者，静脉曲张更明显。

（5）反射区疼痛明显或器官功能失调现象加重。

实践操作

一、工作任务

1. 足疗法的操作步骤（操作流程见图7-7，操作评分标准见表7-3）。

2. 足疗法的注意事项及护理。

二、用物及器械

治疗盘、遵医嘱准备的足浴药粉、热水瓶、足浴盆、一次性盆罩、座椅、小毛巾、方纱、水温计、钟表。

三、操作规范

1. 操作前准备

（1）评估。

（2）物品准备。

2. 操作过程

（1）带教老师进行集中示教。

（2）学生分组，按步骤进行操作练习。

3. 操作后整理

（1）整理

（2）记录

四、注意事项

1. 明确诊断，是否符合足疗适应证。
2. 注意足疗法的禁忌。

五、结果与讨论

1. 结果
2. 讨论

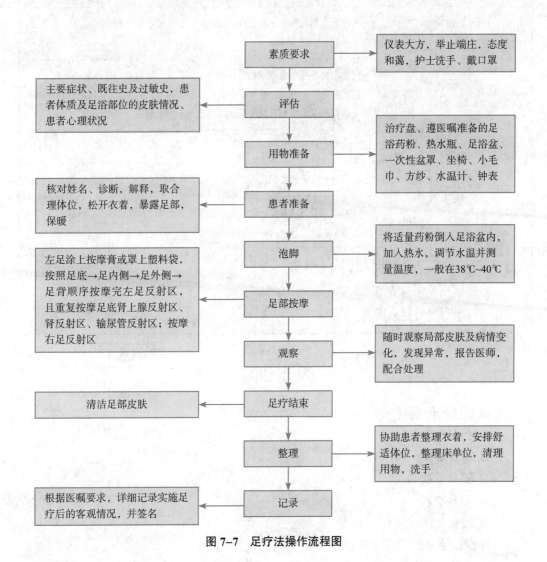

图 7-7 足疗法操作流程图

表 7–3 足疗法操作评分标准

编号	大步骤	操作步骤	要点	分数
1	评估	评估患者	1. 核对医嘱 2. 向患者解释治疗目的，操作过程，告知需要配合的事项	8
2	足疗前准备	用物准备	治疗盘、遵医嘱准备的足浴药粉、热水瓶、足浴盆、一次性盆罩、座椅、小毛巾、方纱、水温计、钟表	7
3		护士准备	洗手、戴口罩	4
4		环境准备	安静、整洁、通风，注意保暖	4
5	足疗操作	泡脚	将适量药粉倒入足浴盆内，加入热水，调节水温并测量温度，一般在 38℃～40℃	10
6		足部按摩	左足涂上按摩膏或罩上塑料袋，按照足底→足内侧→足外侧→足背顺序按摩完左足反射区，且重复按摩足底肾上腺反射区、肾反射区、输尿管反射区；之后按摩右足反射区	40
7		清洁皮肤	清洁足部皮肤	15
8	观察	观察处理	随时观察足部皮肤及病情变化，发现异常应报告医师，配合处理	4
9	整理	整理归位	协助患者整理衣着，取舒适体位，整理床单位，清理用物，归置原处	4
10	记录	洗手、记录、签名	洗手，记录（足疗时间及患者的反应等），签全名	4
11	总计	得分		

同步训练

1. 刷蜡法的使用频率是（　　）

　　A. 每日 1 次

　　B. 每日 2 次

　　C. 隔日 1 次

　　D. 隔日 2 次

　　E. 隔日 3 次

2. 蜡液浸泡法的温度最好控制在（　　）

　　A. 30℃～45℃

　　B. 55℃～60℃

  C.45℃～50℃

  D.40℃～50℃

  E.40℃～60℃

3. 足部按摩不可以调整人体的（　　　）

  A. 神经反射

  B. 血液循环

  C. 复位

  D. 生物全息

  E. 失眠

4. 活蜂蜇刺法针刺的部位是（　　　）

  A. 四肢裸露的皮肤

  B. 面部

  C. 腹部

  D. 皮肤娇嫩处

  E. 头部